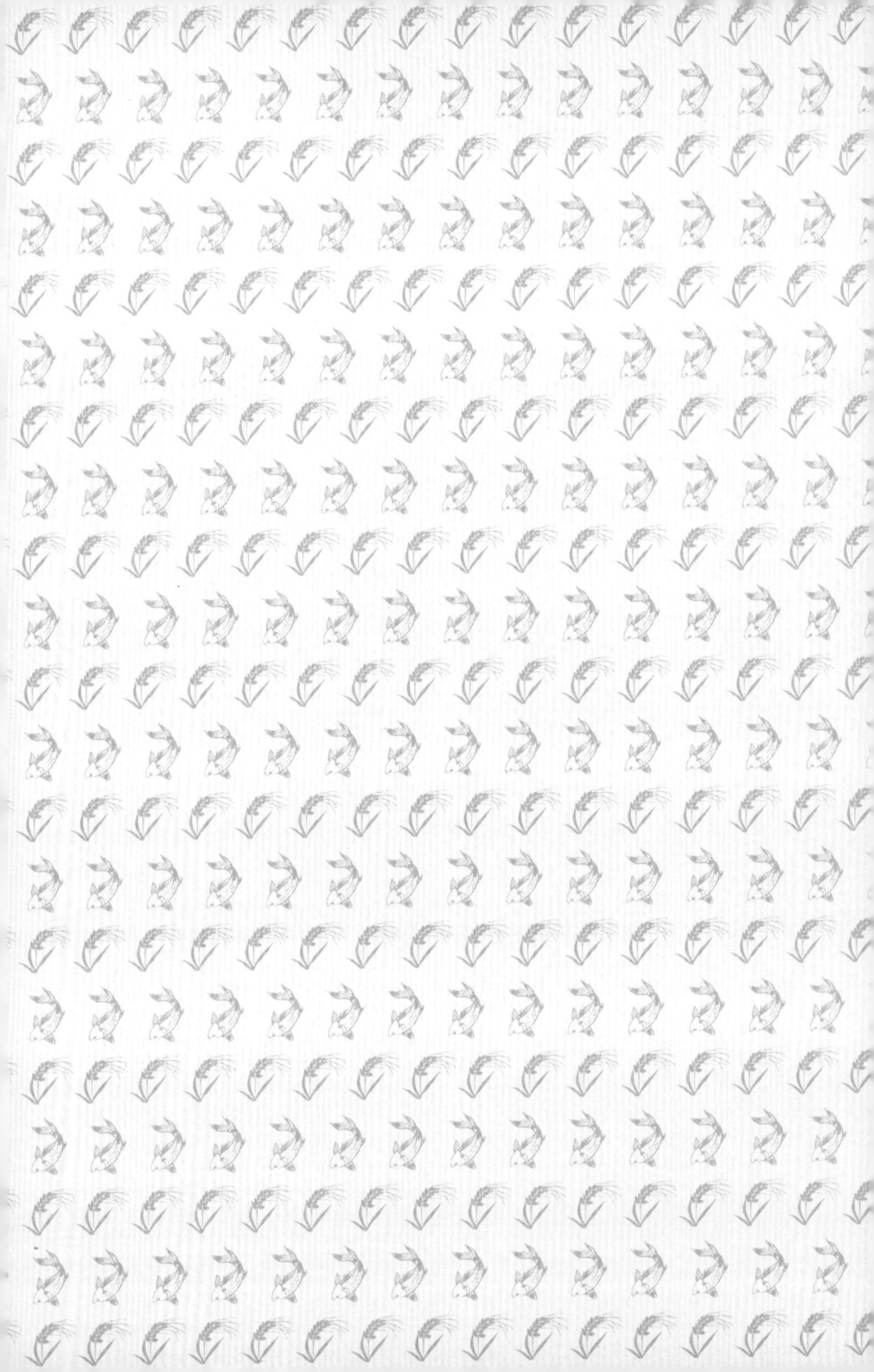

食物記

——食海拾趣，人间百味

傅维康 ◎ 著

海峡出版发行集团
福建科学技术出版社

图书在版编目（CIP）数据

食物记 : 食海拾趣，人间百味 / 傅维康著.
福州 : 福建科学技术出版社, 2024. 11. -- ISBN 978-7
-5335-7359-1

Ⅰ. R247.1

中国国家版本馆CIP数据核字第2024NW9916号

出 版 人　郭　武
责任编辑　沈贤娟
装帧设计　黄　丹
责任校对　林锦春

食物记——食海拾趣，人间百味

著　　者　傅维康
出版发行　福建科学技术出版社
社　　址　福州市东水路76号（邮编350001）
网　　址　www.fjstp.com
经　　销　福建新华发行（集团）有限责任公司
印　　刷　福建新华联合印务集团有限公司
开　　本　890毫米×1240毫米　1/32
印　　张　18
字　　数　345千字
插　　页　4
版　　次　2024年11月第1版
印　　次　2024年11月第1次印刷
书　　号　ISBN 978-7-5335-7359-1
定　　价　128.00元

作者简介

（2017 年摄于上海）

　　傅维康，1930 年生于福建长汀，1957
年毕业于上海第一医学院医疗系。历任上海
中山医院医师、上海中医药大学教授、上海
中医药大学医史博物馆馆长兼医学史教研室
主任。从事医学史研究 60 余载。曾受聘担任
卫生部医学科学委员会委员、全国高等中医
药院校教材编审委员会委员、《中国医学通
史·文物图谱卷》主编。撰著《中国针灸史话》

《中国医药历史漫话》《医药文化随笔》《民以食为天——百种食物漫话》《傅维康医学史生涯记略》《医史与文史札记选》等，其中《中国针灸史话》经外文出版社译为英文、日文、越南文、印尼文、西班牙文出版，《中国医药历史漫话》译为英文、法文出版；主编《中国医学史》《针灸推拿学史》《中药学史》等。曾被选为中华医学会理事、中华医学会医史学会副主任委员、中国科学技术史学会理事、中国自然科学博物馆协会理事、中国人类学会理事、中国博物馆学会高等学校博物馆专业委员会首届主任委员等。1993年，英国剑桥国际传记中心评价其为"20世纪将中国医学史介绍到世界的突出贡献者"。

自序

古语云："民以食为天。"食物是维持人生命与活动、保护人体健康、使人长寿的极其重要的物质。在人类生活发展史上，人类所发现、利用、培植以及创造的食物，品种繁多。从1979年起，笔者陆续选择各种食物撰写了篇幅长短不一的文章，文章内容主要是依据文献记载并结合笔者自身体会，大致上讲述该种食物的名称由来、食物考古、历史逸闻、营养成分、药食价值、食用注意事项等。但是，碍于各种食物史料欠详及其确切性，加之中外学术界对某些食物的发源地、所含成分、保健作用与副作用、食用注意事项等还存在不同观点，因此笔者对一些食物的撰述也存在某些差别。

2016年，笔者从自己历年所撰写的关于食物的文章中，选出100篇，以《民以食为天——百种食物漫话》为书名，于次年11月由上海文化出版社出版。2022年5月，国家新闻出版署公布《2022年农家书屋重点出版物推荐目录》，

《民以食为天——百种食物漫话》幸获列选，笔者深为感谢。

2018年以来，笔者从《民以食为天——百种食物漫话》中选出97篇文章进行不同程度的补充或修订，并从陆续新写的食物短文中遴选了23篇（面筋、茭白、香椿、蕹菜、菱角、腐竹、柠檬、金橘、荸荠、榛子、开心果、葵花子、鲈鱼、桂鱼、鳙鱼、鳝鱼、带鱼、墨鱼、鹅、牛肉、胡椒、芥末、豆豉），将上述两者记述的120种食物文章汇集成新书稿。2023年8月，福建中医药大学华碧春教授热心地向福建科学技术出版社推荐上述新书稿，经该社审核认可，以书名《食物记——食海拾趣，人间百味》出版。

在本书行将出版之际，笔者衷心感谢上海《家庭用药》月刊林祎雯编审、福建中医药大学华碧春教授分别撰文推荐《民以食为天——百种食物漫话》，并先后刊登于《家庭用药》月刊2018年第1期、《家庭中医药》月刊2018年第4期；衷心感谢健康报社人文编辑中心原主任孟小捷主编，安排穆新宇、刘美琴等编辑，自2020年至2022年，选用《民以食为天——百种食物漫话》所载文章，配以精美插图陆续在该报新媒体"健康报文化频道"转载推送；衷心感谢王丹、王荣根、甘锦奇、华碧春、侍茹、赵世安、袁卫等学者对出版本书的热忱协助；并向高度评价《民以食为天——百种食物漫话》的社会各界人士致谢！

《食物记——食海拾趣，人间百味》是日常生活中较常用的 120 种食物趣谈漫叙文章的结集，所收载文章力求具有一定知识性、可读性，尽可能顾及实用性、趣味性。书中某些内容，倘能引起读者的兴味，并从中获得某些知识和有益经验，笔者将感到莫大欣慰！

　　笔者已九十四高龄，限于体力、精神、阅读文献广度以及学识等诸方面因素，本书所记述食物之内容，未能面面俱到，有的可能有误，有的难免与日后之科学新论据、新认知有不相符之处。期望读者谅解、指正，谢谢！

傅纬康

2024 年 6 月 28 日

目　录

蔬菜

食物记——食海拾趣，人间百味

水果

食物记——食海拾趣，人间百味

食物记——食海拾趣，人间百味

五谷杂粮

粥食

·六大功能·

我得宛丘平易法，只将食粥致神仙。
——陆游《食粥》

自古以来，"粥"就是中国广大地区居民喜爱的主食形式之一。《周书》记载"黄帝始烹谷为粥"，表明中华民族食粥的历史十分久远。

粥有稠厚、稀薄之不同，在古代，其名称也有别。《广雅》称粥之厚者为"鬻（yù）"。此外，鬻还有卖、养育、使用、盗取、幼小等含义。至于如何煮成口感良好的粥品，清代进士、文学家、美食家袁枚（1716—1798）有颇为精辟简要的论述。他在《随园食单》里写道："见水不见米，非粥也；见米不见水，非粥也。必使水米融洽，柔腻如一，而后谓之粥。"对袁枚所述柔腻之粥品，笔者需补充一点，首先要求米是适于煮粥的良好品种。此外，古代文献对粥的厚薄等还有其他名称，本文不一一罗列细述。

清·吴其濬
《植物名实图考》

稻

食粥之益处，清代黄云鹄《粥谱》说："一省费，二味全，三津润，四利膈，五易消化。"其实，从更广泛的角度而言，粥食至少有六方面的意义和作用，也就是说有六大功能，即敬老、节约、救荒、疗疾、养生、美食。

《礼记·月令》记载："仲秋之月，养衰老，授几杖，行糜粥饮食。"《汉书·武帝纪》记载："民年九十以上，已有受粥法。"表明春秋战国时期到汉代，政府规定供应粥食作为一种奉养年老寿高者的福利。但后来此种规定未能得到切实贯彻，《汉书·文帝纪》记载："诏曰，今闻吏禀当受鬻者，或易陈粟，岂称养老之意哉！"这指出操办煮粥的人员作弊，他们利用储存多时的陈旧老米取代新米煮粥供应给寿高老人，已失去尊老、养老的原意。

人们长时间以粥代替饭食，其节约意义不言而喻。文渊阁大学士陈世倌（1680—1758）《煮粥诗》："煮饭何如煮粥强，好同儿女细商量。一升可作三升用，两日堪为六日粮。有客只须添水火，无钱不必作（一作'问'）羹汤。莫嫌淡薄少滋味，淡薄之中滋味长。"此诗既咏吟食粥之节约意义，同时还赞美食粥之滋味。从另一角度而言，食粥与家贫有密切联系。宋代秦观《春日偶题呈钱尚书》曰："日典春衣非为酒，家贫食粥已多时。"黄云鹄《粥谱·序》所说的"吾乡人讳食粥，讳贫也"，意思是说有的人忌讳说自己和家人食粥，怕被别人看不起。这都是穷困人家食粥度日实情之写照。

历史上，由于旱灾、水灾、虫灾以及战乱等，粮食歉收的情况屡有发生，对灾民、难民的善施之一，首先就是要解决其饥馑，而供应粥食则是最为简捷的应急办法。对此，中国历代史书及其他文献有颇多记述。《南齐书·刘善明传》记载刘善明家有积粟，因青州饥荒，躬身馆（zhān）粥，开仓以救乡里，幸获全济，人名其家田曰"续命田"。所谓"躬身馆粥"，是说亲自煮稀饭。《明史·蔡清传》引述林希元《荒政丛书》所载，嘉靖八年（1529）救荒"六急"之一为"垂死贫民急馆粥"。明代耿橘《荒政要览·条议荒政煮粥》提到荒年煮粥，全在官司处置有法，就村落散设粥厂。而《明史·王宗沐传》还详细列出"赈粥十事"。可见，粥食对于荒年灾民赈饥作用极大。

　　食粥疗疾，历代文献均有不少记述。两千多年前，《黄帝内经》的《素问·玉机真脏论》记载："浆粥入胃，泄注止，则虚者活。"所谓"泄注止"，是说止住泄泻。被尊为"医方学之祖"的东汉名医张仲景，高度赞赏食粥辅助疗病之效，他在《伤寒论》第一首方剂"桂枝汤方"中即提出："服已须臾，啜热稀粥一升余，以助药力。"明代医家韩懋（约1441—1522）《韩氏医通》记述了他采用食粥疗病的验案，曰："一人淋，素不服药，予教以专啖粟米粥，绝他味，旬余（病）减，月余痊。"引文中的"淋"字，中医学的含义为小便涩痛或小便滴沥不尽。古代中医还把粥食作为患病初愈者促使进一

［日］岩崎常正

《本草图谱》

糯米

步康复的食疗。明代名医吴有性在《温疫论》中力主"……大病之后，客邪新去，胃口方开……宜先与粥饮，次糊饮，次糜粥，循序渐进"。清代医家王士雄《随息居饮食谱》称许："病人、产妇，粥养最宜，以其较籼为柔，较糯不黏也。"如将米与不同的药物或食物合煮成各种药粥、菜粥，则疗病作用更广更大。清代医家章穆《调疾饮食辩》说："粥能滋养，虚实百病固己。若因病所宜，用果、菜、鱼、肉及药物之可入食料者同煮食之，是饮食即药饵也，其功更奇更速。"

食粥不仅能疗疾，还可养生，这是中国古人又一宝贵认识和经验。北宋诗人张耒《粥记》写道："每晨起，食粥一大碗，空腹胃虚，谷气便作，所补不细，又极柔腻，与肠胃相得，最为饮食之良。"南宋诗人陆游的《食粥》诗中，对粥的养生之功说得更加明白，曰："世人个个学长年，不悟长年在目前。我得宛丘平易法，只将食粥致神仙。"清代养生家曹庭栋在《养生随笔》中，大为推崇食粥的养生价值，认为"粥能益人，老人尤宜"，故主张老人应常食粥品，并且，他还特意在书中列出了具有养生疗病作用的粥品 100 种。

中国地域辽阔，各民族习俗不尽一致，各地民间用米配以各种食物、果子合煮成的粥品，五花八门，名目繁多，诸如赤豆粥、绿豆粥、红枣粥、芡仁粥、莲子粥、花生粥、甘薯粥、韭菜粥、羊肉粥、鱼生粥、海参粥、腊八粥等，它们有的是美味小吃，有的则兼有美食、美容、强身作用，真是风味纷呈，

清・吴其濬

《植物名实图考》

粟

功效各异，不胜枚举。

中国古人在煮粥和食粥的历史中，还有过某些轶闻趣事。

晋代名人魏咏之患先天性唇裂（兔唇），经殷仲堪帐下名医为他施行"割而补之"的整形手术后，遵医生之嘱，吃了一百天粥。此事见于《晋书·魏咏之传》中，这是古代中医成功施行修补兔唇之美容术的最早记载。

古代文献里，谈及唐代进士、诗人白居易（772—846）受赏赐"防风粥"之事。《金銮记》说，白居易任职于翰林院时，皇帝曾赐他"防风粥一瓯，食之口香七日"。吃过防风粥之后，"口香七日"，显然是过分夸张了。不过，既然防风粥能被皇帝作为赏赐之品，说明此粥之非同寻常。

《新唐书·李勣传》也记述了一则煮粥的故事。据载，唐代大将李勣晚年服侍患病的姊姊，亲手为姊煮粥，但因李勣长期在外行军与做官，对煮粥炒菜之类家务十分生疏，并且年事已高，煮粥时不留神，自己的长须竟然被炉火焚及。李勣的姊姊知悉后，立即戒止李勣以后不可再为姊煮粥了。李勣回答说："姊多疾，而勣且老，虽欲数进粥，尚几何？"坚持继续煮粥侍候姊姊。因此，后人把兄弟姊妹之间真挚深厚的感情，喻为"煮粥焚须"。此历史名人煮粥之佳话，也因之成为富含深意的成语。

北宋著名政治家、文学家范仲淹也有一则十分感人的食粥故事。他的少年与青年时期，都过着清贫生活，在刻苦攻读中度过，在此期间，他每日三餐吃的常是腌菜粥。《范仲淹年谱》载，范仲淹22岁时，读书于长白山，每天把粥盛于一器皿内，午餐吃一半，早、晚餐吃另一半。菜则是"断齑数茎，入少许盐以啖之，如此者三年"。齑（jī），此处指腌菜；啖（dàn），含义为吃。27岁时，就学于南都学舍，仍然以腌菜粥度日。有一留守之子也就学于此，目睹范仲淹之苦况，回家禀告父亲，其父即嘱咐他把官府饭菜带去送给范仲淹，但范仲淹始终不碰这些饭菜。留守的儿子见此情后，对范仲淹说：我父亲听说你很清苦攻读，特让我带可口的饭菜赠送你，而你一直不肯吃，是否"以相浼（měi，含义为沾污）为罪乎"？范仲淹深表谢意地回答："非不感厚意，盖食粥安之已久，今遽（jù，此处含义为突然）享盛馔，后日岂能啖此粥乎！"他正是为了日后自己仍能吃得起苦，所以没有接受留守赠送的美食。从这点也可看出，范仲淹后来的成就及他"先天下之忧而忧，后天下之乐而乐"的传世名言，同他青少年时期清贫生活和刻苦奋斗的磨炼，不无密切的渊源。

　　以上所述，虽属点滴，然而却从不同的侧面，反映出中国粥品与粥食文化的丰富多彩。

燕麦 ·有名有实·

救饥：采子，舂去皮，捣磨为面食。
——朱橚《救荒本草》

人类是从不断地尝试中逐渐认识食物的，进而对之获得更多、更深刻的认识，燕麦就是突出实例之一。

中国古代相当长时期，人们不仅认为燕麦不可食，甚至对它颇为鄙视，古代含有贬义的成语"兔丝燕麦"，即是"有名无实"之意。北齐历史学家魏收（506—572）编撰的《魏书·李崇传》记述："今国子虽有学官之名，而无教授之实，何异兔丝燕麦，南箕北斗哉！"北宋大臣、历史学家司马光（1019—1086）编撰的《资治通鉴·梁武帝天监十五年》引载了此段文字，所谓"南箕北斗"，其含意也是"有名无实"。之后，宋、元之际文史学家胡三省对"兔丝燕麦"注释说："言兔丝有丝之名而不可以织，燕麦有麦之名而不可以食……皆谓有名无实也。"引文中的兔丝，是指植物菟丝子，它虽有"丝"之名，然根本无丝，怎能织成丝织品？然而燕麦却是可食之物，例如明太祖朱元璋第五个儿子朱橚主编的《救荒本草》记载，燕麦"春去皮，捣磨为面食"。《本草纲目》记述燕麦"充饥滑肠"。现代科学更确证燕麦是大有益于人体保健的佳品。

正因燕麦对人体有多方面保健功效，1982 年，在美国举行了首届"国际燕麦大会"（International Oat Conference），主要宗旨是推动及加强各国燕麦研究人员和燕麦产业开发人员之间的交流与合作，促进高产优质燕麦的培育，使世界人民更好地利用燕麦。1985 年和 1988 年，先后举行了第二届、第三届"国际燕麦大会"，其后定为每四年举行一届。2012 年，由中国主办，在北京举行了第九届；2016 年，在俄罗斯圣彼得堡举行了第十届。原定于 2020 年在澳大利亚举行的第十一届"国际燕麦大会"，因世界许多地方发生新冠疫情而延期到 2022 年举行。该次大会预定，2026 年将在智利举行第十二届"国际燕麦大会"。上述历史充分表明燕麦受到世界人民的高度重视。

燕麦是禾本科一年生草本植物，野生者多生长于旷野、荒地、废墟。元代文学家迺贤的《南城咏古·妆台》写有反映野生燕麦生长环境的诗句，曰："废苑莺花尽，荒台燕麦生。"燕麦的得名，明代《本草纲目》记述是因"燕雀所食，故名"。所以，雀麦是它的又一名称，此外还有玉麦、莜麦、油麦、铃铛麦等别名。

燕麦的品种，以穗粒的皮是否易于脱落而分为两大类：穗皮不易脱落者称皮燕麦，世界上许多国家和地区栽种的多为此类；穗皮易于脱落者称裸燕麦，中国栽种的多为此类。现代研究发现，上述两类燕麦所含成分大致相近，主要为β-葡聚糖、不饱和脂肪酸、多酚类化合物及人体必需氨基酸等。

　　β-葡聚糖是由一系列葡萄糖分子聚合而成的非淀粉类多糖，它在人体内具有多种重要作用。一是β-葡聚糖可提升巨噬细胞活性，增强对侵入人体的致病菌、病毒和真菌的杀灭作用；二是β-葡聚糖在人体肠道内发酵产生丙酸、丁酸等，能抑制腐败菌，促进益生菌，防治便秘和某些原因的腹泻，减少肠道肿瘤的发生；三是β-葡聚糖在人体肠道内消化成黏稠胶状（俗称燕麦胶），把含有胆固醇的胆酸包裹，减少坏胆固醇（低密度脂蛋白胆固醇）被吸收；四是β-葡聚糖的黏稠性在胃内能延缓食糜排空，其饱腹感能减少进食量，并且也能减少肠道对糖分的吸收，起到调节血糖水平和减肥的作用；五是β-葡聚糖可提高造血功能，促进白细胞和红细胞生成，减轻辐射对人体的伤害；六是β-葡聚糖有良好的保湿性，能滋润皮肤，舒缓皮肤不适（如晒伤、皮炎等），促进皮肤伤口愈合，延缓皮肤老化，减少皱纹，用燕麦提取物可制成护肤美容品等。

　　燕麦所含不饱和脂肪酸较高于其他谷类食物，主要为亚油酸、亚麻酸，它们是人体必需的脂肪酸，具有维护细胞正常生理功能；提高脑细胞活性，增强思维和记忆力；降低胆固醇和甘油三酯；降低血液黏稠度，改善血液循环；合成前列腺素的前驱物质等作用。

燕麦含多酚类化合物，如阿魏酸、儿茶酚、维生素 E、类黄酮化合物等，在人体内产生抗氧化作用，消除有害自由基，延缓细胞衰老。

燕麦含有多种氨基酸，其中有比例较平衡的人体必需氨基酸 8 种，还有维生素 B_1、维生素 B_2、叶酸、纤维素、钙、磷、铁、镁、硒等，对维护人体生理功能，预防肿瘤等疾病，都发挥着各自的有益作用。此外，有学者研究发现，燕麦能吸收血液中的一些酒精，具有一定的解酒作用。

燕麦固然对人体具有多方面保健作用，但是为取得更好的实际效益，需注意掌握恰当的烹制方法和食用量，重点是使燕麦中的 β- 葡聚糖、不饱和脂肪酸及其他各种营养成分释出，尤其是 β- 葡聚糖经充分溶解形成黏稠胶状后，产生各项生理功能。通常的经验是生燕麦片用充足水温火煮 20~30 分钟，熟燕麦片用适量水温火煮 5 分钟。进食燕麦一次不宜过多，以免妨碍消化吸收。大便溏泄者暂不宜食燕麦。另有一种观点认为，燕麦滑肠，可能会导致孕妇腹痛和先兆流产症状，所以孕妇应谨慎食用。

最后需提及的是，以"麦片"为名的商品，不一定完全是燕麦制品，有的除了一部分燕麦，还加入了大麦、小麦、玉米、豆类、奶精、香精等（或其中某几种），因此选购麦片时需了解清楚。

面筋

·面粉之「筋」·

在中华历代人民发明创制的诸多食品中，面筋是又一美食。制作面筋的方法：取小麦面粉，加适量净水和少量食盐，拌匀后适当用力揉成面团，静置约 20 分钟，然后把它放入清水中反复搓洗，以洗去剩余面粉和杂质，最后成为不粘手而有韧性的块状物，即是生面筋。对此，宋代科学家沈括（1031—1095）在《梦溪笔谈》中生动地将它比喻为"凡铁之有钢者，如面中有筋。濯尽柔面，则面筋乃见。炼钢亦然"。

生面筋放入水中煮熟后取出，称为水面筋；生面筋用沸油炸成金黄色取出，称为油面筋。上述二者既可单独烹调成食品，也可与其他食物共烹饪，制成各种菜肴。对此，元代诗人、画家宋无（1260—1340）在《翠寒集》里高度赞赏面筋，曰："山笋麸筋味何深，箸下宜素又宜荤。黄润光亮喜入眼，

食物记——食海拾趣，人间百味

清·吴其濬
《植物名实图考》

小麦

浓汁共炙和鸡豚。"箸（zhù），即指筷子；豚（tún），泛指猪。

研究发现，面筋中富含蛋白质（主要由麦胶蛋白质和麦谷蛋白质组成），其含量高于瘦猪肉、牛肉、羊肉、鸡肉、鸡蛋；面筋还含糖类、纤维素、维生素（B_1、B_2、E、PP）、矿物质（钙、磷、铁、钾、镁、锌、铜、锰、硒）等。

面筋虽富含蛋白质和钙质等营养成分，但食用应恰当和适量。应避免将面筋与竹笋、菠菜、苋菜等草酸含量高的食物共烹饪，以防面筋里的钙与草酸结合为草酸钙，而减少人体对钙的吸收。油面筋所含油脂成分是高级脂肪酸甘油酯，在高温下会产生有刺激性气味的丙烯酸，长期食用油面筋会造成丙烯酸在体内积累，对人体有害。油面筋热量较高，体胖者不宜多食。元末明初，明太祖朱元璋听闻贾铭（约 1269—1374）是一位养生有道的老人，便特意召见他，了解长寿秘诀。贾铭对饮食保健深有研究，其在《饮食须知》里记载油面筋"多食难化，小儿病人勿食"。水面筋低脂、低糖、低热量，适于肥胖者和减肥者食用。

玉米

·雅号『珍珠』·

甘、平，无毒。主调中开胃。

——李时珍《本草纲目》

　　人类谷类食物中排名第三的玉米，据学者考证，其"祖先"是中美洲、南美洲北部和北美洲西南部的野生黍类。远古时代，生活于北美洲西南部和中美洲北部的墨西哥先民，最早食用某些野生黍类的籽粒。在距今约 6000 年前，他们栽培了变异性较强的野生黍类，使原本植株和结籽细小黍类，一代代演进，逐渐产生了数百个新品种，使之结籽增大、增多并且变得甜糯，成为后来的良种玉米。

　　正因墨西哥人最早并长期食用玉米，他们对玉米一直怀有不渝之深情。数千年来，流传着不少有关玉米的神话传说，也产生了和玉米有关的独特文化。在墨西哥人的日常生活中，玉米既是重要的主食，也是烹制众多菜式与点心的材料，无论是普通用餐还是喜宴乃至国宴，玉米食品都是不可或缺的。达可

玉米 （倪珊珊 绘）

（Taco）——油煎玉米粉卷饼（包裹鸡丝、沙拉、洋葱、辣椒等）、多迪亚（Tortilla）——玉米粉圆饼，都是墨西哥人十分喜爱的食品。墨西哥人对玉米之钟情，足以被一段名言证明，该名言节译成汉文大意为："我们创造了玉米，玉米也造就了我们……我们是玉米人。"这是何等深情感人之言！

1492—1502 年，航海家哥伦布（C. Colombo）一行人，四次从西班牙乘船先后到达北美洲、中美洲和南美洲一些国家与地区，他们从墨西哥等国家返回西班牙时，把玉米等植物种子带回，经栽培生长、繁衍，逐渐被引种到世界许多国家和地区。

玉米被引种到中国的具体时间已难查知，"玉米"之名是明代科学家徐光启（1562—1633）在《农政全书》里首先提出的，之前，见载于文献中的"玉麦"，即后来所称之"玉米"。现存中国古代文献中最早记载"玉麦"的，是明代医家兰茂（1397—1476）的《滇南本草》，书中说"玉麦须""味甜，性微温""治妇人乳结红肿……乳汁不通"。《滇南本草》成书于明正统年间（1436—1449），这表明在哥伦布从墨西哥把玉米带回西班牙之前，中国境内早已栽种玉米了。

　　对玉米之栽种与形态，成书于明嘉靖三十九年（1560）的《平凉府志》最早作了简要论述，曰："番麦，一曰西天麦，苗、叶如薥秫而肥短，末有穗如稻而非实。实如塔，如桐子大，生节间；花垂红绒在塔末，长五六寸。三月种，八月收。"文中"番麦"即玉米，番麦"塔"即玉米棒。

　　玉米对环境适应性强，易栽种，春玉米成熟早于其他谷类，而且未完全成熟的玉米也可煮食，是有助于人们度过"青黄不接"时期的良好食物。因此，玉米被引种到中国后，很快流传到许多地方"安家落户"，并且产生了诸多名称，有学者统计达 100 余种，诸如玉麦、番麦、玉蜀黍、苞谷、粟米、棒子、珍珠米，等等。玉米最初传入中国时，因很稀珍，曾被作为贡品进献给皇帝食用，因而有"御麦"之称。明代文学家田艺蘅《留青日札》写道："御麦出西番，旧名番麦，以其曾经进御，故名御麦。"

玉米品种繁多，颜色有白、黄、红、紫、彩；质地有甜、糯、普通等；用途有食用、饲料、工业原料；还有不同之产地和栽种季节，因此其所含成分不尽一致。一般而言，玉米含蛋白质、糖类、脂肪、卵磷脂、胡萝卜素和其他维生素（B_1、B_2、B_6、C、E 等）、矿物质（钙、磷、钾、钠、铁、镁、锌、硒等）、膳食纤维、叶黄素等。有报道称，玉米所含谷胱甘肽，被称为"长寿因子"，它在硒元素参与作用下，会生成谷胱甘肽氧化酶，对人体有延缓衰老的功效。黄玉米含较多胡萝卜素和玉米黄素。玉米黄素又称玉米黄质，对预防眼底黄斑变性和白内障有益。

需特别叙述者，紫玉米（也称黑玉米）含丰富的酚类化合物，它们包含在植物化学物之中。植物化学物是植物存活的重要物质，也是人类生存不可或缺的物质之一，它还具有防癌功用，主要是降低肠癌、乳腺癌和前列腺癌的发病率。紫玉米的花青素，是蓝红色的类黄酮物质，它的强效抗氧化作用，具有抗细胞突变之功效，并且能抗炎，促进人体血液循环，改善微循环，减少血栓发生，降低胆固醇。研究报道，紫玉米含 10 余种氨基酸、20 多种微量元素、多种维生素和天然色素，是上乘的营养佳品，故有"黑珍珠"之美名。

玉米的花柱和花头俗称玉米须，早在明代《滇南本草》已载述其治疗妇人乳结红肿、乳汁不通等，后人又发现了它的利尿、利胆道、消水肿等功效，如今可作为肾炎水肿、糖尿病、胆道疾病等的辅助食疗。

玉米油是从玉米胚芽中提炼出的，富含不饱和脂肪酸，还含有维生素 E、维生素 A、卵磷脂、β-胡萝卜素等，具有辅助降血脂作用，对心血管疾病、皮肤病、夜盲症等有改善作用。

玉米固然对人体有着诸多有益的保健治病功效，但也有缺陷，如缺乏赖氨酸和色氨酸，若长期以玉米为主食而缺少其他食物，会导致饮食不平衡，可能引起糙皮病、情绪抑郁、睡眠不宁等；又如，玉米含烟酸虽并不低，但因是结合型，不易被人体吸收。因此，食用玉米应同时进食富含赖氨酸、色氨酸、烟酸等的食物，如黄豆、豆腐皮、黑芝麻、香蕉等。

马铃薯

·山药蛋·

疗饥救荒，贫民之储。

——吴其濬《植物名实图考》

马铃薯的起源与传播

当今，全球人类的日常主食，米、麦等五谷类为第一位，马铃薯位居第二，然而它却又是重要的副食品之一，特别是在欧美式的快餐中，它具有"显赫地位"。

马铃薯为一年生或多年生茄科植物的地下块茎，最早的野生品种主要生长于南美洲安第斯（Andes）山区一带。有人推想，大约在一万年前，居住于上述地区的人们已食用野生马铃薯，还推想约在公元前5000年已将它进行人工栽培。

马铃薯发源地的具体位置，究竟相当于现今哪个或哪些国家的范围内？秘鲁（Peru）、智利（Chile）都自认为是马铃薯的故乡。据报道，由美国威斯康星（Wisconsin）大学发起的对马铃薯发源地的历史研究，通过对350种不同的马铃薯进行遗传标记检验，确定马铃薯的起源地为相当于现今秘鲁南部区域，并由该区域的原住民最早开展人工栽培。

马铃薯

据文献记载，16 世纪后半叶，西班牙到南美洲的殖民者，从秘鲁把马铃薯引种到西班牙。1586 年，英国人从西班牙把马铃薯引种到英国，由于英国自然条件适合马铃薯生长，且种植马铃薯较之种植谷类农作物易于管理，产量高。因此，至 17 世纪 50 年代，马铃薯便成为爱尔兰人民的主要粮食作物，继而，马铃薯逐渐在欧洲广大地区普及，成为欧洲居民的重要食物之一。1719 年，马铃薯被引种到美国，后来，它也成为美国居民的重要食物之一。

马铃薯的名称，著名的《韦伯斯特新世界词典》（*Webster's New World Dictionary*）记载，英语 potato 是从西班牙语的 patata 衍化而来的，而 patata 主要是源自古代南美洲安第斯山区原住民泰诺（Taino）语的 batata。上述三者的含义均指薯类，都没有用"马铃"来形容这些薯类。

17 世纪或稍前，上述薯类传入中国后，由于其易于栽种生长和产量高等特点，被河北、山西、山东、内蒙古、辽宁、黑龙江、吉林、陕北、云南、贵州等地区的农民积极引种，以致它在各地有着不同的名称，如洋芋、洋山芋、洋番薯之名，是

清·吴其濬

《植物名实图考》

阳芋

食物记——食海拾趣，人间百味

因它从外国传入，其他还有阳芋、薯仔、土豆、山药蛋等名。而马铃薯之名，是因有的品种外观似乎像挂在马身上的铃铛而得。形象化的"马铃薯"和"山药蛋"之俚名，可谓生动而颇有创意。

马铃薯传入中国后，较早对它的形态、栽培与食用价值等有较明确记述者，是清代状元吴其濬（1789—1847），他因历任翰林院修撰、礼部尚书、巡抚、督学等官职期间，曾迁徙、居住于中国北部、中部、南部、中南部、西南部许多地方，所以曾有"宦迹半天下"之称。由于对各地植物有着浓厚兴趣，吴其濬对其所到之处的各种植物进行考察，用了7年时间撰著，于1847年完成《植物名实图考》一书。该书记载了贵州、云南的"阳芋"和山西的"山药蛋"，说它们"根实如番薯""味似芋而甘，似薯而淡"，能"疗饥救荒"，这些记述均符合实际情况。

马铃薯的食药价值与食用注意点

马铃薯传入中国后，人们主要将马铃薯作为一种主食兼副食品利用。20世纪80年代以来，有中医文献记述，食用煮熟的马铃薯能健脾、和胃、润肺，对脾虚泄泻、大便干燥、虚劳久咳、尿频、乳汁稀少等有辅助治疗功效。对腮腺炎，用醋汁将生马铃薯磨汁外搽患处，干后再搽，反复多次涂搽后，能获得一定疗效。臀部肌肉因多次注射药物而形成的局部硬结，可用生马铃薯切片外敷局部，每日 3 次，施行数日后，硬结能逐渐消退。

现代科研得知，马铃薯富含糖类，有大量蛋白质，主要为易溶性球蛋白，称为"马铃薯蛋白"，具有较高的营养价值。马铃薯还含有胡萝卜素、维生素（B_1、B_2、B_6、C、E）、矿物质（钾、钙、磷、铁、镁、锌、硒）、纤维素等，其脂肪与钠含量低，是高脂血症、高血压等心血管疾病患者的适宜食物。

马铃薯有一特殊情况，当它被长时间放置于光线下时，会逐渐转变为绿色，并产生有毒性的龙葵碱；而当马铃薯发芽后，该部分表皮与肉质变成绿色或紫色，龙葵碱含量也增加，若食入则将引起中毒，其症状主要表现为头痛、腹泻、抽搐等，严重者甚至死亡，故须严予避免。

自从马铃薯的栽种扩展到全球广大地区以来，人们用马铃薯蒸、煮、炒、煎、烤、炸成的食品，种类繁多，食用马铃薯者不可胜数，其中，油炸马铃薯片、油炸马铃薯条更为许多人所嗜食，有的人食油炸马铃薯制品甚至成癖！21 世纪初以来，不少国家的食品卫生研究者和疾病防治机构，反复警示经常进食油炸马铃薯片和油炸马铃薯条，将会对人体造成危害。这主要是因为此类食品在油炸过程中吸入大量油脂和调味的钠盐等，加上食物经油炸可能产生某些致癌物质。英国心血管研究基金会对 1153 名 8~15 岁儿童调查发现，有 49% 的儿童每天至少吃一袋 35 克油炸马铃薯片，含油量达 3.5 小汤匙。若日复一日地吃油炸马铃薯片或马铃薯条，经过一段时日后，不仅会导致人体高脂肪和高钠，还会使人体发胖，进而引发心血管疾病、脂肪肝、糖尿病等，因此大力呼吁：亟须改变包括马铃薯在内的油炸食品的烹调方式和食用习惯！

世界马铃薯大会

基于全世界栽种马铃薯地区广、品种又十分繁多，1971 年，秘鲁在首都利马（Lima）成立了"国际马铃薯中心"（International Potato Center），继而，该中心设置了马铃薯胚质收藏库，据说有 5000 多种马铃薯在该库被认定了"身份"，其中，秘鲁发现的超过 3000 种。

20 世纪 90 年代初期，一些国家的有关人士和机构，组织召开非营利的"世界马铃薯大会"（World Potato Congress，WPC）。1993 年，在加拿大举行了首届"世界马铃薯大会"，主题是开展对马铃薯的科技、学术、产业、商贸等方面的交流与合作，促进共同提高与发展。

1994 年，在英国举行了第二届"世界马铃薯大会"，此届大会决定，以后每隔 3 年推选一个国家主办一届大会。后来因某些特殊情况，如社会上发生传染病流行而更改开会年份。因此，在其后的第三届至第十二届，分别在南非（1997）、荷兰（2000）、中国（2004，昆明）、美国（2006）、新西兰（2009）、英国（2012，苏格兰爱丁堡）、中国（2015，延庆）、秘鲁（2018）、爱尔兰（2022）、澳大利亚（2024）召开。

"世界马铃薯大会"从 1993 年举行第一届大会，至 2015 年第九届，中国先后被推选举办两届，主要原因为中国是马铃薯产量第一大国。据报道，2010 年全世界马铃薯产量估计为 3.2 亿吨，中国大陆的产量近 7500 万吨，居世界之冠。

马铃薯受到了全球性的关注，除了"世界马铃薯大会"，联合国粮食及农业组织对其也甚为关注。2005 年在该组织的一次大会上，秘鲁常驻代表提出关于马铃薯的增产和食用安全的建议，会议接受了其建议，决定将 2008 年定为"国际马铃薯年"（International Year of Potato），提请世界关注马铃薯的增产和安全食用等问题。

总之，人们不仅要研究培育良种马铃薯，促进马铃薯增产，同时还需研究推广卫生的马铃薯烹饪方式，注重食用健康，消除其弊端，希望食用马铃薯能获得更好的保健效益。

番薯

根蔓茎叶皆可啖，
岁凶直能救天灾。
——卢若腾《番薯谣》

　　清代以前，番薯是中国人从他国引种的可食植物中的佼佼者。"番"字有好几种含义，其中，中国古代对少数民族、外国、外国人、外国事物等往往加一"番"字，明代更是如此，如称外国为"番邦"，对从外国传入中国的薯类植物称为"番薯"等。

　　番薯为多年生藤本植物，原产地为美洲中南部。15世纪末，西班牙殖民者到达中南美洲，不久便把番薯引种到西班牙和其他一些欧洲国家。16世纪，西班牙殖民者统治吕宋（今菲律宾）时期，又把番薯传播到吕宋。番薯传入中国有不同的路线，其中较常提到的是，16世纪末，因经商而多次往返于吕宋和中国之间的福建人陈振龙，在吕宋有感于番薯易于栽种、产量高、味香甜、可代替粮食等诸多优点，认为倘若把它引种

五谷杂粮　　　　　　　　　　番　薯

番薯 （倪珊珊 绘）

到中国，将大有助益于解决中国缺粮地区的民食。可是，当时吕宋的西班牙统治者，禁止人们把番薯种外运他国。陈振龙经过思考和准备，于明万历二十一年（1593）把生长期的番薯藤和麻绳扎在一起，在航船中妥善培育，成功地运回福建长乐老家，随即和家人进行栽种，结果生长良好，收成丰硕，陈振龙全家为之兴奋不已。继而，他叮嘱儿子陈经纶把试种收获的番薯送呈当时福建巡抚金学曾，并陈述番薯"生熟可茹""功同五谷""民生所赖"等多方面优点和益处，恳求推广栽种，以解决民食和备荒。金学曾看到并品尝了前所不知的番薯之后，欣然同意陈振龙父子的请求，传谕福建各县推广栽种番薯，结

〔日〕岩崎常正

《本草图谱》

甘薯

果均获得好收成，对救荒充饥产生了很大作用。人们感念金学曾支持推广栽种番薯之功，特将它命名为"金薯"。

后来，陈振龙的子孙后代把番薯的薯种和栽种农艺，陆续传播到浙江、江苏、山东、河北以及其他许多地方，都获得满意的结果。因此，陈振龙的五世孙陈世元专门撰写《金薯传习录》，记述其祖上从吕宋把番薯引种回国的事迹，同时叙述金学曾推广番薯及其传播各地的情况。各地居民起初对番薯感到新奇，所以给它取名也不一致，如甘薯、朱薯、金薯、红薯、白薯、红苕、甜薯、山芋、地瓜等。

番薯传入中国后，主要供食用，人们还发现它对人体有补虚乏、益气力、健脾胃、防便秘等作用。明代医药学家李时珍（1518—1593）《本草纲目》引《异物志》记述番薯："南人用当米谷、果食，蒸炙皆香美。"其后，徐光启对番薯更是大为赞赏，说"甘薯所在，居人便足半年之粮"。他专门撰写的《番薯疏》，说番薯有"十三胜"，包括：①产量高，一亩数十石；②色白味甘；③有益人体；④遍地传生；⑤风雨不能损；⑥可当米谷度饥荒；⑦可充笾实［笾（biān），指古代祭祀或宴会时盛放果脯的竹器；可充笾实，指番薯可加工成果脯盛放于笾器内供祭祀或宴会之用］；⑧可以酿酒；⑨可做饼食；⑩生熟皆可食；⑪用地少而利多，易于灌溉；⑫不妨碍农耕；⑬番薯苗遭蝗灾后仍能复生。

20世纪50年代以后，尤其是20世纪末以来，若干国家、地区的学者对番薯深入研究后，更增进了有关它对人体强身与防病功效的认识。

红心番薯含大量糖类、α-胡萝卜素、维生素、胶原黏液物质，还含氨基酸、钙、铁、镁、钾等。因此，番薯能减少人体血管脂肪沉积、维护动脉弹性、保持关节腔润滑及皮肤滋润；番薯属碱性食物，能调节人体酸碱平衡；其所含纤维素和果胶，能防治便秘；所含钾元素，对高血压、中风有辅助治疗作用；所含脱氢异雄固醇，具排毒防癌作用。2004年春，世界卫生组织（World Health Organization，WHO）公布的一份研究结果显示，番薯被排列在"最佳蔬菜"之榜首。

紫番薯，又称紫薯、黑薯，除了具有红番薯的成分和功效，它所含蛋白质更易被消化吸收；含较多花青素，在人体内清除自由基的效用更大；硒、钙、铁等矿物质的含量也多于其他番薯，故有更好的清除自由基和防癌保健功效。

番薯含大量淀粉，食用番薯需注意之处：一是最好不要生吃，因较难消化，并且有的营养成分未充分释出；二是蒸煮熟的番薯趁热吃较易消化吸收，煮熟的番薯冷却后，据说其淀粉分子重新组合会变硬，较难消化吸收；三是番薯在胃里会刺激分泌胃酸，对胃肠道溃疡者不利；四是不要多吃，因它含一种氧化酶，在胃肠里会产生大量气体，引起胃肠胀气、打嗝、肛

紫薯

门排气。番薯经加工做成的番薯干，能使上述胃肠胀气等获得明显改善。番薯干实质上也是果脯，驰名的福建连城红心番薯干，据说在清朝乾隆年间曾被选为进献宫廷的贡品。

番薯皮含碱量多，若连皮吃太多，会使胃肠不适。番薯被黑斑病菌感染后，会产生番薯酮、番薯酮醇，使番薯皮出现黑褐色斑点，此种番薯对人体有害，须弃之。

山药

· 药食均佳 ·

　　山药，古老的薯蓣科多年生缠绕藤本植物。中国古人很早就食用野生山药块茎，并对它进行栽培驯化。山药并非初始之名，早于此名称者有薯蓣（yù）（《山海经》），署豫、山芋（《神农本草经》），薯蓣、诸署（《吴普本草》），玉延（《名医别录》）等。山药名称的由来，是因为署豫、薯蓣名称两度须避讳皇帝之名，历经一改再改之后确定。第一次是"豫""蓣"两字，和唐朝"代宗"李豫之名同字或同音，故署豫、薯蓣被改为薯药。第二次是"薯"字和宋朝"英宗"赵曙之名同音，故薯药又被改为山药，并一直沿用至今。

　　山药品种甚多，据报道，在近 600 种山药之中，可供食用和药用者仅约十分之一，主要为人工种植的家山药、田薯等。中国古代人民和医家在生活及医疗实践中，总结出河南怀庆、

食物记——食海拾趣，人间百味

薯蓣

新乡地区的山药品种，质地优良，故称为怀山药。人们日常生活中用山药烹饪菜肴，蒸、煮、炒、氽，风味各异。笔者家乡福建汀州客家菜"药薯羹"，就是用当地产的山药，刮去皮，切成丁后，再与香菇丁、肉末、香葱、盐等共煮成的美食。

山药对人体的医疗保健功效，现存最早的中药典籍《神农本草经》记载："补虚羸，除寒热邪气，补中益气力，长肌肉，久服耳目聪明。"其后，中医文献还载说，山药能治疗腹胀、泄泻、腰痛、尿频、遗精、健忘等。《本草纲目》则概括山药具有"益肾气、健脾胃、止泄痢、化痰涎、润皮毛"之功效。山药对人体不仅能单独产生医疗保健作用，还可以和其他药物配伍，组成治疗诸多疾病的不同方剂，历史上著名者如温补肾阳的"金匮肾气丸"（《金匮要略》），滋补肝肾的"六味地黄丸"（《小儿药证直诀》），补气健脾、祛湿和胃的"参苓白术散"（《太平惠民和剂局方》），主治尿频、遗尿、遗精的"缩泉丸"（《校注妇人良方》），以及"玉液汤"等。

现代科学实验分析，山药块茎含薯蓣皂苷、黏液质、果胶、胆碱、淀粉、蛋白质、多巴胺、多酚氧化酶、纤维素等，以及若干种维生素、矿物质。有学者研究认为，薯蓣皂苷是合成女性荷尔蒙的先驱物质，有促进新陈代谢的功效；黏液蛋白能预防心血管脂肪沉积及动脉粥样硬化，同时能减少皮下脂肪沉积；多巴胺能扩张血管，改善血液循环；山药果胶为一种诱生干扰素的物质，能增强 T 淋巴细胞活性，提高网状内皮系统吞噬功能，增强免疫力，抑制肿瘤细胞增殖；山药所含可溶性纤维，能推迟胃内食物排空，从而控制饭后血糖上升；山药中所含微量元素硒，对预防肿瘤也有助益。

用山药食疗滋补人体，不热不燥，作用和缓，对于手术后或病后身体虚弱者，以及接受化学疗法、放射疗法导致身体抵抗力下降者，进食山药、红枣等作为药物治疗之辅助，很有裨益。

新鲜山药容易和空气中的氧气产生氧化作用，刮去皮的山药不宜长时间露置于空气中，应尽可能减少其营养成分的损失。生山药黏液里含皂苷，手或皮肤接触该种黏液后，会导致过敏反应而发痒，可用盐水或醋搽拭止痒。

绿豆

人们在日常生活中，谈到某些琐碎小事时，往往会以绿豆作比喻，"芝麻绿豆小事"即是常常被用到的一句谚语。然而从绿豆对人类的日常生活和医疗保健方面考察，它却是大有裨益的食物与药物。元代农学家王祯就曾盛赞绿豆"乃济世之良谷也"。李时珍也高度评价绿豆"为食中要物……真济世之良谷也"。

绿豆为豆科一年生草本植物，中国是它的主要发源地之一。中国古人很早就以绿豆作为粮食，如煮绿豆粥、蒸绿豆饭、酿绿豆酒。将绿豆磨成细粉，可做绿豆沙、绿豆糕、绿豆粉皮、绿豆粉丝。宋代陈达叟在《本心斋蔬食谱》里对绿豆写下十六字"赞"："碾破绿珠，撒成银缕，热臛金石，清澈肺腑。"绿豆经水浸湿后萌发的绿豆芽，是菜中佳品，南宋诗

清·吴其濬

《植物名实图考》

绿豆

人方岳称赞它为"玉髯"，明代诗人陈嶷则形容它为"冰肌玉质"。明代航海家郑和奉朝廷之令，率领庞大明朝船队7次远航重洋，在储备供众多海员长期航行的食物过程中，推想绿豆便是必备的一种，它营养丰富，既可经加工萌发成绿豆芽作蔬菜，又可制成各种绿豆点心。它还有一个重要优点，即体积细小，便于大量储藏运输。

中国历代人民在食用绿豆过程中，逐渐发现了它对人体的医疗保健功效，诸如解暑止渴、清热解毒、补益元气、滋润皮肤、消浮肿、利小便、减消渴、益视力、疗丹毒等。用绿豆磨成绿豆粉，除了具有和绿豆基本相同的营养及医疗保健功效外，它还可作外用药取效。绿豆粉和滑石粉以2：1的比例拌匀成"爽身粉"，可治暑月痱子。将绿豆粉置于洗净的锅内，经微火炒成浅黑，用米醋调成糊状，涂敷于初起痈肿处，能减轻乃至防止其发展。将绿豆粉和芝麻油调成糊状，涂敷于皮肤溃疡处，能减轻疼痛与炎症，并促进溃疡愈合。

此外，古人把绿豆或绿豆壳（又名绿豆衣）置于枕芯内作枕，应用一段时间后，有助于明目和治疗头风头痛的效果。根据中药学理论，绿豆味甘、性寒，故认为"脾胃虚寒滑泄者忌之"（《本草经疏》）。为便于普通民众对绿豆性能功效的了解与利用，明代医学家李梴在《医学入门》一书中，用歌诀予以介绍："绿豆甘寒解诸毒，热风消渴研汁服。更治霍乱消肿浮，作枕清头明眼目。粉掺痘疮不结痂，脾胃虚人难克伏。"

现代科学研究得知，绿豆含蛋白质、糖类、脂肪、胡萝卜素、硫胺素、核黄素、烟酸，还含有丰富的钾、镁、磷、锌、硒等矿物质，对人体保健大有裨益。

研究者认为，绿豆除具有补益消暑、解毒保肝等功效外，还有良好的美容作用，它能保持皮肤滋润、维护皮肤弹性、排除皮脂及皮肤深层废物、减少皮肤色斑、防治皮肤粉刺与汗疹等。以绿豆粉调制的面膜敷脸，能延缓面部肌肤老化。

据报道，绿豆芽是高水分、低糖、低脂肪（含量仅约0.1%）、富含维生素C和食物纤维的"瘦身菜"。它既能减肥，又能降低人体胆固醇含量。取绿豆芽50克、甘草10克、红糖适量煎汤服食，对消除过敏、解酒、解毒有一定效果。

明·刘文泰等
《本草品汇精要》

绿豆

在日常生活中，绿豆经加工可做成绿豆汤、绿豆糕、绿豆沙月饼等多种点心小吃。绿豆芽与其他食物相互搭配，凉拌热炒的菜谱名目繁多，在一定程度上丰富了人们的物质生活。

　　绿豆价廉物美，兼具营养保健和疗病功效，现今人们更深入地认识与利用绿豆和绿豆芽，表明中国古人称赞绿豆为"济世之良谷"，确有一定道理。

赤豆

·祛湿消肿·

人们饮食中常见的赤豆，其实包含了另一种大同小异的赤小豆，两者是豆科一年生草本植物赤豆和赤小豆的种子，它们还有红豆、红小豆、朱赤豆、小豆等别名，久而久之，赤豆成为它们的泛称。

中国是赤豆的主要发源地之一，中国人食用赤豆，历史久远。赤豆饭、赤豆粥、麦饭赤豆羹等，都是人们的主食的数种形式。李时珍说赤豆"可煮，可炒，可作粥、饭、馄饨馅并良也"。正因赤豆可作为粮食充饥，它在中国古代还曾被巧妙地用于战争，并因此取胜。《东观汉记·邓禹传》记载，东汉光武帝刘秀登基不久，派遣前将军邓禹率军进攻赤眉起义军，在一次战斗中，赤眉军佯败，故意撤退，特地留下一部分辎重，并且把整袋整袋赤豆遮盖在辎重上面。

邓禹部队占领赤眉军阵地后，士兵们发现赤眉军撤退时"来不及运走"的大量赤豆，纷纷只顾搬取赤豆补充军粮，就在此时，赤眉军迅速杀个回马枪，结果邓禹部队溃不成军而大败。

中国古人很早就采用赤豆治疗疾病，自汉代以后的文献记述，服食赤豆有助于利尿祛湿、消退水肿、排脓血、止泄泻、治脚气病、强健筋骨、产妇通乳汁等。生赤豆研成粉末，以清水或蜂蜜调成糊，外敷患病局部，可治疗痄腮（大多指腮腺炎），《本草纲目》引《朱氏集验方》说，宋仁宗（赵祯）在东宫时，患痄腮，命道士赞宁医治。赞宁取小豆（即赤豆）七十粒研为细末，（调成糊）敷之而愈。用调湿的赤豆粉末外敷患病局部，李时珍说"其性黏，干则难揭"，并介绍说"（调）入苎麻根末即不黏"。

现代研究发现，赤豆含蛋白质、糖类、脂肪、纤维素、胡萝卜素、硫胺素、核黄素、维生素E、烟酸、钾、镁、钙、铁、锌、锰、硒等，是对人体有益处的红色食品。特别需要强调的是，有报道称赤豆具有较好的延缓人体细胞老化的作用；赤豆含钾丰富，能利尿消肿，对防治心血管疾病有裨益。

煮赤豆汤须在其煮烂以后加糖，太早加糖则赤豆难以煮烂。此外，赤豆在人体胃肠道内有时可能发生胀气、积食等情况，如果加入适量陈皮，则可克服其胀气、积食的缺点。

赤豆是普通的食物，然而却能被烹调成众多特色食品，赤豆汤、赤豆糕、豆沙包、豆沙粽、豆沙汤圆、豆沙春卷、豆沙馄饨、豆沙月饼等，它们既是可口点心，又是补益食物，无论是在人们日常生活中，还是在欢度年节的时辰，常常有它们的踪影，这是大家都很熟悉而毋庸细说的。

芝麻

· 物小功大 ·

补五内，益气力，
长肌肉，填髓脑。

——《神农本草经》

"捡了芝麻丢了西瓜"，这句中国人很熟悉的谚语，引申为只着眼于无关紧要的小事物，却忽略了重要得多的大事。然而，从人们的日常生活和医疗保健角度考察，芝麻的用途却是不小的。

现今通称的芝麻，在古代有数种名称，如东汉《神农本草经》称为胡麻、巨胜；唐代孟诜《食疗本草》称为油麻；宋代寇宗奭《本草衍义》称为脂麻；等等。对于胡麻、巨胜之名，南北朝时期陶弘景较早作了解释，说它"本生大宛，故名胡麻"，并说"纯黑者名巨胜，巨者，大也"。大宛是中亚古国，位于费尔干纳盆地一带。明代李时珍综合前人记述和自己意见，说胡麻是"汉使张骞始自大宛得油麻种来，故名胡麻"，指出"油麻、脂麻谓其多脂油也"。学者李璇《中国栽

清·吴其濬

《植物名实图考》

胡麻

培植物发展史》则载说，脂麻是中国原产植物，原产地为云贵高原一带。但是千百年以来，中国文献上更多见载的是胡麻，可能是缘于《本草衍义》所载的"胡地所出者皆肥大……其色紫黑……取油亦多"。

黑芝麻，中国古人最初是作为谷物之一食用，而在食用过程中，逐渐发现它不仅能充饥，还具有某些医疗保健作用。晋代医学家、炼丹术家葛洪（284—364）《抱朴子》记载："巨胜，一名胡麻，饵服之不老。"历代文献记载黑芝麻有多方面医疗保健功效，诸如治虚赢、补五脏、益气力、长肌肉、强脑髓、明耳目、乌须发、生秃发、利大小肠、治便秘、助产妇催乳等。把生的黑芝麻研磨成泥状，可用于涂敷外治烫灼伤处或长期不愈合之伤口。

胡麻油又称"芝麻油""麻油""香油"，李时珍说"入药以乌麻油为上，白麻油次之"。内服芝麻油能防治便秘，平时大便溏薄者不宜食用。民间有利用香油医治感冒后咳嗽的办法：一两香油加热之后，打入一个鲜鸡蛋，随后以沸水冲入搅匀，待温热时喝下，早、晚各 1 次，据说按此法喝 2~3 天即可取效。宋代药物学家苏颂《本草图经》介绍将香油外涂疮肿局部，能减轻疮肿疼痛并促进创口愈合。明代孙志宏《简明医彀》记述，对婴儿肛门先天闭锁症的医治，在施行开通肛门的手术后，用绢帛卷成相当于手指粗的圆条，将其浸透香油塞于肛门内，既能促进手术伤口愈合，又可防止肛门伤口粘连狭

窄。就当时历史条件而言，此项措施颇具科学性。

据现代科学分析，黑芝麻种子和白芝麻种子所含成分大致相近，均有芝麻素、芝麻酚及人体生理上所必需的油酸、亚油酸、维生素 E、叶酸、卵磷脂、蛋白质及多种矿物质等。维生素 E，又称生育酚，有助于发育、预防流产、延缓动脉硬化与衰老、防治神经性皮炎等；卵磷脂，有助于维护脑组织功能、延缓衰老、改善心脑血管功能等。黑芝麻与白芝麻比较，前者维生素 E、钙和铁含量较高，后者镁和锌含量较高。用白芝麻榨出的芝麻油，芳香味更浓郁，是增添菜肴美味的常用调味品之一。总之，有着重要作用的芝麻，称得上"物小功大"！

芝麻可制成芝麻酱、芝麻糊、芝麻饼、芝麻汤圆等食品，人们在日常生活中，适当地食用芝麻与芝麻油，寓保健于饮食之中，其作用并非微不足道也。

莲子

·生机绵长·

秋江岸边莲子多，
采莲女儿凭船歌。
青房圆实齐戢戢，
争前竞折漾微波。

——张籍《采莲曲》

莲子是多年水生植物莲的种子。在很古老的年代，中国先民就采食莲子了，对此，无论是出土文物还是文献记载，都能找到有力的佐证，前者如考古人员在河南郑州大河村遗址，一处距今五六千年前的房基遗址台面上，发现两颗已碳化的莲子；后者如现存最早的诗歌总集《诗经》吟咏的"山有扶苏，隰有荷华""彼泽之陂，有蒲与荷"，诗句中的"荷"，即是"莲"的另一名称。

莲和荷的得名趣闻

"莲"与"荷"的得名，颇为有趣。植物中的绝大多数，通常是先开花，后结果实，而莲则是在开花的同时，它的胚珠"莲蓬"即开始萌生。明代王象晋《群芳谱》在论述"莲"

时，说"凡物先华而后实，独此华实齐生"。而此前，李时珍在《本草纲目》中写道："莲者连也，花实相连而出也。"至于"荷"的得名，相传有一说法认为莲梗支撑着硕大的叶和花，当果实成熟后，还要负载沉重的莲蓬。支撑和负载，都是"荷重"，因此"莲"又有"荷"之称。此外，莲子还有莲实、莲肉、莲米、藕实、菂、水芙蓉、水芝丹、泽芝等别名。

莲子的品质，依品种、产地、农艺技术、采收季节等的不同而有差别。就采收季节而言，大致在农历大暑前后采收的莲子，称为"伏莲"或"夏莲"，其颗粒大、肉质厚、胀性好、口感酥；立秋之后采收的莲子，称为"秋莲"，其颗粒小、肉质薄、胀性差、口感硬。

莲子、莲子心的保健功效

自古以来，人们在食用莲子的过程中，便体验到莲肉具有多方面的医疗保健作用，中医学总结为补中、安神、益胃、强筋、利耳目、固精、止带下、止泻等，可用于体虚、失眠、腰酸、遗精、白带多、尿频、溏泄、久泻等的辅助治疗，对延缓衰老、美容、预防流产及早产有助益。莲子心（莲肉中央的青绿色胚芽），又名莲薏、苦薏、薏，具有清热、安神、强心、固精等功效。由于莲肉干涩，莲心苦寒，中医学认为消化不良、胃肠胀满或大便燥结者，暂不宜食莲子；大便溏泄者、经期与孕产期妇女、体质虚寒者，也都暂不宜食莲子心，体健者也不可长期食此物。

人们不仅将莲子与其他药物配伍治病，更在日常生活中，用莲子做成莲子汤、莲子羹、莲子糕、莲子酥、莲蓉、冰糖莲子、莲子罐头等，还把莲子和其他食物炖煮成莲子红枣汤、莲子银耳汤、八宝粥、八宝饭等，这些食品中的莲子，也能或多或少产生保健作用。

莲子、莲子心的营养成分

据现代科研报道，莲肉含蛋白质、糖类、多种维生素、多种矿物质（磷、钾、镁以及锰含量较高），还有荷叶碱、油酸、亚油酸、木犀草苷、槲皮素、氧黄心树宁碱等；莲子心含莲心碱、荷叶碱、芸香苷等。荷叶碱能降血脂和抑制自由基，有助于防治高胆固醇血症和动脉硬化；油酸和亚油酸是良好的不饱和脂肪酸，被称为"安全脂肪酸"，能降低血液中总胆固醇和坏胆固醇含量，却不降低好胆固醇（高密度脂蛋白胆固醇）含量，有利于维护血管弹性、促进微循环，并能减少高脂血症、高血压、动脉硬化、心肌梗死等的发

莲房

《本草图谱》

〔日〕岩崎常正

病率；木犀草苷有助于维护血管弹性和降低胆固醇，减少动脉硬化的发生；槲皮素能降低毛细血管脆性、增加冠状动脉血流量、降血脂、降血压、祛痰、止咳等；氧黄心树宁碱能抑制鼻咽癌；莲心碱有强心、抗心律失常、降血压、抑制血小板凝集等作用；芸香苷，又名芦丁，具有增强血管弹性和减少血管脆性的作用，有利于防治高血压、脑血管出血、视网膜出血和血管性紫癜等。

莲肉和莲子心对人体的多方面医疗保健功效，正是上述主要成分和其他成分的综合作用，而莲子所具有的绵长生机之突出特质，可能也是它产生医疗保健作用的重要因素。

千年莲子绵长生机

对于莲子所蕴藏的勃勃生机，明代文学家谢肇淛在《五杂组》中写道："今赵州宁晋县有石莲子，皆埋土中，不知年代，居民掘土，往往得之数斛者，其状如铁石，而肉芳香不枯，投水中即生莲叶。"赵州宁晋县即今河北省境内。被埋于土中的中国古莲子，不只赵州宁晋县一处。据载，20世纪初，人们在中国辽东半岛新金县普兰店东郊发现了大量古莲子，1918年初夏，孙中山先生东渡日本，带去中国出土的古莲子4颗，作为礼品之一赠送给日本友人田中隆，对他支持中国民主革命表达感谢之意。之后，田中隆请日本古生物学家大贺一郎对中国的4颗古莲子进行研究。大贺一郎对之进行测定，认为它们约有千年之久；并且，对它们精心培育，后竟萌芽生长出新株。后来，中、日、美、俄等国人士，陆续在普兰店及中国多处地方挖掘到古莲子，经培育研究，有不少古莲子也萌发了新株，充分确证了古莲子的绵长生机。

莲子、莲子心的民俗逸事

颇为有趣者，莲子以它所具有之特点，自古以来与中华文化产生了不少关联。

众多莲子在生长过程中，被包裹在莲蓬之中，"籽满莲蓬"正是对它的生动形容。因而在中国有些地方的民俗中，有以莲子作为贺礼之一，赠送给新婚喜庆的家庭，寓意为"多子多福""子孙满堂"。

莲子心虽苦，但世人常以其为鉴，启迪心性，劝谕他人。唐代诗人李群玉的诗作《寄人》道："寄语双莲子，须知用意深。莫嫌一点苦，便拟弃莲心。"此诗从字面上很容易理解，即劝导人们应吃得起苦。但是，因"莲"与"怜"同音，"怜"字既有"怜悯""怜惜""怜顾"等含义，也有"喜爱""疼爱""爱慕"等意思，并可引申为爱情、恩情、情谊、思念等。李群玉上述诗句中的"莲心"，谐音"怜心"的含义是前者，其深层含义是劝谕人们不要把对他人的怜悯心抛弃了。再者，"莲子"谐音"怜子"。"子"的含义甚多，"儿女""男子""你""您"是其含义的数种。因此，与

莲子 （倪珊珊 绘）

"怜子"谐音的"莲子"，曾被用于隐喻爱情。南朝乐府民歌《西洲曲》即是历来常被不少人士提及的实例，曰："……采莲南塘秋，莲花过人头。低头弄莲子，莲子清如水。置莲怀袖中，莲心彻底红。忆郎郎不至，仰首望飞鸿。"

石莲验卤

在中国历史上，莲子曾对熬制食盐及其产品之检验起一定作用。中国古代制盐，为取得效益，需先观察莲子在卤液中呈现的上浮或下沉状况，借以测估卤液中的含盐量，然后再决定该卤液是否值得用于熬制食盐。对于莲子在不同液体中的沉浮状况，唐代文学家段成式（约 803—863）在《酉阳杂俎》中写道："（石）莲入水必沉，唯煎盐咸卤能浮之。"石莲是经霜之后颜色暗沉、质地坚实的莲子，投入比重小于莲子的普通水中，必然下沉，只有在含盐分浓度高的卤液中会上浮。

最早具体记载用莲子测估卤液盐分大致浓度的文献，是编撰成书于北宋太平兴国年间的《太平寰宇记》，作者为文学家、地理学家乐史（930—1007），他在书中写道："取石莲十枚，尝其厚薄，全浮者全收盐，半浮者半收盐，三莲以下浮者，则卤未堪。"也就是说，浸入卤液中的 10 颗莲子，若

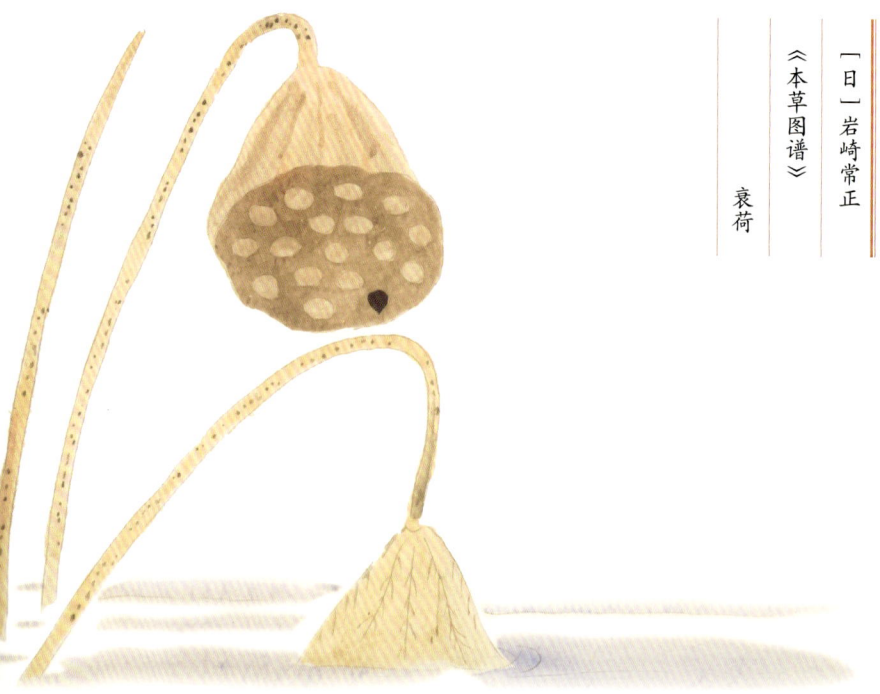

［日］岩崎常正
《本草图谱》
衰荷

全部上浮，取此卤液熬盐能获得好效益；若上浮的莲子低于3颗，那么此卤液的盐分含量低，是不值得用于熬盐了。

在宋代，取莲子测估卤液大致浓度，还被用于检查盐商出售食盐之质量。宋代历史学家姚宽（1105—1162），一度被任命担任产盐地区台州（辖境为现今浙江镇海、宁海等地）的主管官员，为杜绝盐商熬制出售劣质之食盐，他也采用"莲子试卤法"，见载于他撰著的《西溪丛语》："予监台州杜渎盐场日，以莲子试卤，择莲子重者（五颗）用之。卤浮三莲、四莲，味重；五莲尤重。莲子取其浮而直，若二莲直，或一直一横，即味差薄。若卤更薄，则莲沉于底而煎盐不成。"从上述记载看，姚宽用五颗莲子测估卤液的盐分浓度，分为四个等级：五颗莲子全部竖直浮于卤液上面，表示盐分浓度最高；三颗或四颗莲子浮于卤液上面，表示浓度次高；两颗竖直浮于卤液上面，或者一颗竖直、一颗横向浮于卤液上面，表示浓度稀；全部莲子沉于卤液底部，表示浓度更稀薄，不能用于熬制食盐。宋代测估卤液盐分浓度法，以现今科技衡量，显得很粗浅，但以当时历史条件衡量，无疑具有重要历史意义。

最后，煮莲子如何能较快酥烂？首先应是能煮酥烂的莲子品种，熬煮方法之一是，不宜把莲子浸于冷水中，而是先把锅内净水煮沸，紧接着把需煮的莲子用清水冲洗干净沥干，随即倒入锅内沸水中煮15分钟后熄火，盖上锅盖让莲子在锅内热水中焖酥烂。

薏苡仁·「薏苡之谤」

梧桐夜雨词凄绝，
薏苡明珠谤偶然。
——朱彝尊《曝书亭集·
二十卷·酬洪升》

　　"薏苡之谤"，是东汉"伏波将军"马援常食薏苡仁健身遭到诽谤诬告的典故。马援（前14—49），字文渊，扶风茂陵（今陕西兴平）人，年轻时曾任王莽"新朝"新城郡"大尹"（太守）；后依附割据陇西地区、自封"西州将军"的隗嚣（？—33）；之后，又投效称帝之前的刘秀（前6—57）。公元25年，刘秀称帝"光武"，建立东汉王朝，以"建武"为年号。建武十一年（35），马援被刘秀派往陇西郡任"太守"。建武十七年（41），又被封为"伏波将军"，并受命率军前往交趾平定"二征起义"。马援在交趾期间，为抵御该地区暑湿瘴气侵袭，常食当地所产薏苡仁。《后汉书·马援传》记载："初，（马）援在交趾，常饵薏苡实，用能轻身省欲，以胜瘴气。"

清·吴其濬

《植物名实图考》

薏苡

交趾地区生长的薏苡，种仁颗粒大，质优，马援在交趾时，不仅常食薏苡仁，而且有意把它引种到内地。后来，他奉命率军班师，特选当地薏苡良种打包装载了一整车运回。

在马援北返内地的过程中，权贵们看到他有一辆车满载着一包包物品，即臆断是他从南方地区搜刮并据为己有的奇珍异宝，但碍于马援当时仍然很受汉光武帝器重，故权贵们还不敢贸然向朝廷诬告马援。

不久，马援奉命率军进击武陵"五溪蛮"时，病死于军中，有的权贵认为时机已到，急切上书朝廷，诬告马援以前从南方运回整车之物，全为珍珠稀宝。《后汉书·马援传》载说："南方薏苡实大，援欲以为种，军还，载之一车，时人以为南土珍怪，权贵皆望之。援时方有宠，故莫以闻。及卒后，有上书谮之者，以为前所载还皆明珠文犀。"后来，由此所衍生的"薏苡之谤""薏苡谤""薏苡之谗""薏苡明珠"等词汇，被用于表示某些人遭诬告蒙冤之意。王定保《唐摭言·好及第恶登科》曰："是知瓜李之嫌，薏苡之谤，斯不可忘。"陈子昂《题居延古城赠乔十二知之》曰："桂枝芳欲晚，薏苡谤谁明。"杜甫《寄李十二白二十韵》曰："稻粱求未足，薏苡谤何频。"李渔《玉搔头·拾愁》曰："忠能格主，不蒙薏苡之谗；功每先人，曾最麒麟之选。"朱彝尊《曝书亭集·二十卷·酬洪升》曰："梧桐夜雨词凄绝，薏苡明珠谤偶然。"这些诗句中，分别引用了上述薏苡组成的词汇。

薏苡仁为一年生或多年生禾本科植物薏苡的种仁，在各地、各种文献中有颇多名称，诸如薏苡、薏米、薏仁、苡仁、苡米、米仁、薏珠子、回回米等。薏苡在中国许多地方都有生长，薏苡仁很早就被中国古人食用和药用。两千多年前，古代医家已把薏苡仁用于健脾利湿、清热排脓。《神农本草经》中，薏苡仁被列为"上品"，说它主治筋急、拘挛不可屈伸、风湿痹、下气，久服轻身益气。东汉名医张仲景把薏苡仁和其他药物配伍成多首方剂，《金匮要略》所载"薏苡附子败酱散"为薏苡仁、附子、败酱（草）三味药杵为末，水煎饮服，适用于治疗"肠痈"（大多指阑尾炎）。

　　汉代以后的中医文献，更屡屡见载薏苡仁之医疗功效。例如，《名医别录》载薏苡仁"除筋骨邪气不仁，利肠胃，消水肿，令人能食"；《食疗本草》载"去干湿脚气"；《本草拾遗》载"炊饭作面食，主不饥，温气；煮饮，止消渴"；《本草纲目》载"健脾益胃，补肺清热，祛风胜湿，炊饭食治冷气，煎饮利小便热淋"；等等。

　　经现代科学分析得知，薏苡仁含蛋白质、脂肪、糖类、膳食纤维、维生素 B_1、维生素 B_2、烟酸、维生素 E、矿物质（钾、磷、镁、铁、锰、锌、硒）、薏苡素、薏苡酯、薏苡醇、β-谷甾醇、γ-谷甾醇等成分。

　　薏苡仁作用缓和，用量需较大并长时间食用，才能取得明显效果。研究报道，常食薏苡仁，可提高人体免疫和防癌功

薏苡

能，使皮肤光泽细腻，防治粉刺，减少老年斑、妊娠斑以及过敏反应等。薏苡仁所含水溶性膳食纤维，能在人体肠道内吸附胆汁中的胆盐，减少肠道对食物油脂的消化与吸收，也减少胆盐在小肠末端被回收和重复利用，从而促使肝脏释出贮存的胆固醇代谢为胆盐，人体内的胆固醇含量因此得以降低。由于薏苡仁所含成分颇多，有的医疗保健作用机制还有待人们继续研究获知。总而言之，古往今来，人类食用和药用薏苡仁，强身益体，防疾疗病，功用可谓大矣。

食物记——食海拾趣，人间百味

奇雅子

·护心佳品·

20 世纪 90 年代以来，在一些营养学文献中，被特别强调其营养价值的"奇雅"，是依据英文名词 chia 的音译（另有音译为"奇亚"）。由于当代学者们对"奇雅"种子的多方面有益于人体的新发现，此种古老的植物及其种子获得人们高度青睐！

学者们考证认为，"奇雅"起源于中美洲古老的墨西哥和危地马拉地区，墨西哥的先民——玛雅（Maya）人和阿兹特克（Aztec）人，在距今约 3500 年前已采食野生"奇雅"的种子；约在距今 3000 年前，他们已栽培"奇雅"。chia 原为 chian，后来其末尾的"n"被略去而成为 chia 了。据载，chian 是转译自墨西哥原住民那瓦特（Nahuatl）族语之词汇，含义为"力量"。

3000 多年前，墨西哥先民常食的奇雅子，随着年代推移和某些原因，逐渐式微，至 20 世纪 90 年代以前，它仍不被很多人所知。如今，它又被人们重新关注和赞赏，是缘于学者们对它具有防治人类心血管疾病等多方面优异功效的新认知。

20世纪50年代以来，人类心血管疾病患病率逐年上升，为寻找原因及防治措施，学者们进行了多方探索。20世纪70年代初，学者们发现生活于北美洲东北部格陵兰岛（Greenland）的爱斯基摩（Eskimo）人罹患心血管疾病者远远低于世界其他地方，经调查，他们主要食物中有北冰洋里的海狗肉和海狗油。学者们研究分析，海狗油富含 ω-3（omega-3）不饱和脂肪酸，对人体发育、生理功能及保健有着极重要作用，其功效主要有抑制肝脏内合成脂质和脂蛋白；降低血中胆固醇与不良胆固醇；降低甘油三酯；提升良性胆固醇量；预防动脉硬化与冠心病（冠状动脉粥样硬化性心脏病）；舒张血管，降血压；抑制血小板凝集，降低血液黏度，防止血栓形成；减少发生偏头痛次数和持续时间，减轻偏头痛症状；改善脑部血液循环，减少心律失常，降低心率；消炎，减轻关节疼痛；滋润皮肤，促进真皮分泌胶原和弹性纤维，减少皮肤皱纹；协调人体免疫功能和防癌作用等。

人体不能自行产生 ω-3 不饱和脂肪酸，必须从食物中获得。因此，20世纪80年代起，医学界提倡食用深海鱼油制品，帮助人体获得所需的 ω-3 不饱和脂肪酸。但人们食用一阶段之后，发现有缺陷，一是随着海洋遭到越来越多的重金属等有害物质污染，鱼油也可能被污染；二是鱼类含胆固醇；三是鱼类是人体常见的过敏原；四是因海洋遭污染及渔民过度捕捞，海洋鱼类资源日趋匮乏。

基于上述原因，学者们继续积极寻找能提供 ω–3 不饱和脂肪酸的理想食物。至 20 世纪 80 年代末，学者们发现墨西哥有些地区居民的心血管病患病率较低，通过进一步调查他们的传统食谱，了解到玉米、豆类、苋菜和奇雅子是他们常食之物。继而学者们专门对奇雅子进行分析，发现其 ω–3 不饱和脂肪酸的含量特别丰富，高于深海鱼油，也是目前所知冠于其他食物者。并且，奇雅子所含 ω–3 不饱和脂肪酸和 ω–6 不饱和脂肪酸的比例很合适，这使前者得以发挥其作用。

　　研究者强调指出，奇雅子不仅富含 ω–3 不饱和脂肪酸，它所含其他多种营养成分及其作用亦有益于人体。一是富含抗氧化物质，包括维生素 C、维生素 E、绿原酸、栎皮黄素、山奈酮醇等，这些物质既有较强的抗氧化能力，还有助于预防动脉硬化、减少血栓形成、延缓衰老和防御肿瘤；二是含多量膳食纤维，利于胃肠道蠕动，助消化，使大便通畅，并把肠道内有害物质吸附排出；三是能吸收大量水分（将奇雅子浸泡于水中 10 分钟，据说能吸收大于其本身质量八九倍的水分），因此，食用已吸收大量水分的奇雅子之后，能产生饱腹感，对体胖者可起到减少进食其他食物的作用，同时食用吸收大量水分的奇雅子之后，可使体内保持较长时间的水分和能量，长跑运动员或长途行军者可获得较持久的耐力；四是其蛋白质含量高于大豆和牛奶等，它含有谷氨酸、精氨酸等 20 种氨基酸；五是含卵磷脂，有利于促进大脑发育，改善记忆，保护肝脏功能，降血脂，降胆固醇，使胰脏正常分泌胰岛素，减少胆结石形成，延缓衰老，润肤等；六是含钙、磷、钾、镁、铁等矿物质，所含硼元素能提高更年期妇女雌激素含量，有助于减少骨质流失。孕妇食用奇雅子，不仅对孕妇本身保健有利，同时还有益于胎儿脑组织和眼睛的正常发育。此外，奇雅子低钠，没有胆固醇，这些对人体保健都是有利因素。

奇雅为唇形科一年生草本植物，生长于热带、亚热带地区，因含有天然抗御害虫成分，不需用杀虫剂，所以没有污染。奇雅子成熟期短，一年能收获三四次，作为可供食用之资源，潜力巨大；它还因含多种抗氧化物质，而不易变质，便于储存和运输。

奇雅子没有难闻之臭气和难食之怪味，口感清纯，可供食用的方式多种多样，方法简便，通常取干燥奇雅子 10~15 克，浸于 250 毫升温开水或冷开水（浸于牛奶或果汁或咖啡或可可等均可）中，30 分钟后即可食用，最好是餐前 30 分钟食用，俾能产生饱腹感以达到减少进食其他食物之效果。也可将奇雅子浸于冷开水或其他饮料中，置于冰箱内，便于需要时食用。奇雅子还可以和其他食物相拌或者共烹调食用，一般加热食用，奇雅子的营养成分中，除了一些不耐热成分受到不同程度减损，ω-3 不饱和脂肪酸等多种成分基本上不被破坏。

食用奇雅子虽极少引起过敏反应，但过敏体质者、患出血性疾病者、长期服用抗凝血剂者、血压偏低者、消化功能不佳者等，还是不要食用，其余广大人群均适宜食用。近 10 年来，不少人称赞奇雅子为"奇异子"（MagicSeed），也有不少人颂扬奇雅子为"超级食物"（SuperFood）。

奇哉！保健功效卓著的奇雅子！

蔬菜

蔬
菜

菌菇类

黑木耳

·有益降脂·

　　黑木耳，简称木耳，别名云耳、光木耳、细木耳、黑菜、耳子、木蛾、树鸡等，木耳的这些名称有的在文献上有简略解释。例如，李时珍《本草纲目》记载木耳："曰耳曰蛾，象形也……曰鸡曰枞，因味似也。"古人对树鸡还另有一解释："树鸡，木耳之大者。"树鸡大概是因质优而颇为有名，故它在古人诗文中屡有反映。例如，唐代文学家、哲学家韩愈（768—824）有《答道士寄树鸡》一诗，在标题里就以"树鸡"为名；宋代文学家、书画家苏轼（1037—1101）则写有"黄菘养土膏，老楮生树鸡"之诗句。

　　中国古人食用和栽培黑木耳，年代久远，他们发现自然环境中许多树木枯腐之后都会生长着寄生的木耳，而生成于不同树种的腐树干上的木耳，其质量也有差别。李时珍就曾指出：

"木耳各木皆生，其良毒亦必随木性，不可不审。"正因有此种认识，古人主要采食生长于桑、槐、楮、榆、柳5种腐树干上的木耳，称为"五木耳"，另也采食生长于枣、柞等树干上的木耳。

在中华民族的饮食和食疗史上，木耳的菜谱繁多。6世纪中期，北魏农学家贾思勰的《齐民要术》，最早对木耳菜谱之一的"木耳菹"做法有较具体的记述，即采集长成于枣树，或桑树，或榆树，或柳树干上的湿软木耳，放入水中煮至五沸以消除其腥味，然后把木耳捞起置于冷水里淘洗干净，再用酸浆水过一遍，冲洗干净，取出木耳切成细条，最后同豆豉汁、酱油、米醋、生姜末、花椒末以及少量胡荽、葱白一道拌匀，食之"甚滑美"。

古人在食用黑木耳的过程中，逐渐察觉到它对人体有滋养强壮、清肺益气、生津补血、去瘀生新、润肠通便等功用，因而木耳早已被用于某些疾病的辅助治疗。例如缺铁性贫血，可煮食黑木耳和红枣；月经量多，可煮食黑木耳和红糖；便秘、痔疮出血，可煮食黑木耳和柿饼；脱肛，可煮食黑木耳和黄花菜；等等。

根据现代科学知识，黑木耳属担子菌门蘑菇纲木耳科。木耳菌丝生长于腐木或其他基质所形成的子实体上，外观分别有红褐色、棕褐色、黑褐色等，其实质为半透明的胶质，所含成分依生长的不同树种而不尽一致。其通常含有蛋白质、脂肪、卵磷脂、脑磷脂、鞘磷脂、多种维生素、植物胶原、食物纤维、甘露聚糖、木糖、葡萄糖、发酵素、生物碱、铁、碘、硒、钾、钠、钙、磷、镁等。

黑木耳能降低血小板凝集性，防止血栓形成，降血脂和胆固醇，延缓动脉粥样硬化，颇有益于防治冠心病与脑中风。黑木耳的植物胶原有很强的吸附力，它在肠道内能把误食入的粉尘、头发、谷壳等各种异物吸附排出体外。黑木耳中的生物碱能促进消化道及泌尿道的腺体分泌，有助于防治胆结石、肾结石。黑木耳所含的甘露聚糖、木糖和食物纤维，对减少人体血糖波动及调节胰岛素分泌有一定帮助，是糖尿病患者的良好食物。黑木耳的卵磷脂、脑磷脂等有利于维护脑力和记忆力。此外，黑木耳还具有防止贫血和便秘、延缓衰老、减少肿瘤发生，以及减肥等诸多方面的保健功效。

烹饪后的黑木耳，易被人体消化吸收，是优良的菜肴和食疗佳品。例如，黑木耳 30 克、猪瘦肉 200 克、红枣 20 枚，煮熟，每日食 1 次，适于面部色斑或暗黑者食用；黑木耳、黄花菜各取适量同炒，适于高血压、冠心病患者食用；黑木耳、豆腐各取适量同炒或同煮，适于动脉硬化、冠心病患者食用；等等。

黑木耳对某些疾患还有外治功用，有报道称黑木耳可外治褥疮：清除杂质的黑木耳 30 克，洗净，焙干，研成细末，加入白砂糖 30 克，两者混合拌匀，用适量温开水调成糊剂。褥疮患处的分泌物或脓液用生理盐水清除，将黑木耳白砂糖糊剂外敷于褥疮患处，每天换药 1 次，直至痊愈。此糊剂何以能治疗褥疮？据认为白砂糖和黑木耳都有很强的吸水作用，外敷于褥疮溃疡处，能吸除褥疮的分泌物，促进溃疡愈合。

由于黑木耳有降低血小板凝集作用，月经期间妇女、施行手术之前后及拔牙者，最好少食或暂不食黑木耳，避免增加出血。有出血倾向者应慎食黑木耳。黑木耳因有润肠通便作用，慢性腹泻者也不宜多食，以免加重腹泻。

还需提及的是，黑木耳用清水泡发后，需另用清水洗净，最好是当天泡发当天烹调食用，以保营养成分。泡发的黑木耳，如当天不能全部用完，剩下的即使放入冰箱内也不宜放置太久，避免其营养成分损失太多和可能被有害细菌或霉菌污染而对人体造成危害。

黑木耳

香菇

下箸极隽永，加餐亦平温。

——汪藻《食十月蕈》

南宋进士、文学家汪藻（1079—1154）在《食十月蕈》中写道："下箸极隽永，加餐亦平温。"蕈（xùn），此处指香菇。诗中高度赞赏香蕈的隽永滋味。

其实，香蕈的美味早在两千多年前的文献中就明确记载了，彼时，"香蕈"被称为"菌""菌子"。战国末期，《吕氏春秋·本味》载述"和之美者……越骆之菌"，意思是"越骆"地区出产的香蕈，是调和菜肴使之味美的佳品之一。那时候的"越骆"，大致相当于现今广西南宁西南、广东雷州半岛及海南。但是，中国先民采食野生菌类植物的年代，远比战国时期久远许多。

中国古人把香菇称为"菌"，此字结构中有"囷"，其含义主要为"圆形谷仓"和"聚拢"。推想，大概是古人观察

香菇 （倪珊珊 绘）

到香菇的顶部呈圆形伞状，并且是成丛聚拢生长，因此借用"囷"形容香菇的外观与生长特征；又因它是草本类植物，故加上草字头（艹）而成为"菌"字。至于"菌"的含义后来也指细菌，那是19世纪中叶以后，科学家陆续发现了种类繁多的微生物之后，中国学者将其中一大类译称为细菌，它们与古代汉语所称的菌菇不是一回事。

由于野生菌菇有的有毒，有的无毒，中国远古时代先民，在寻找食物的"尝百草"过程中，有的人吃进了某些有毒的菌菇而失去了生命，有的人吃进某些菌菇安然无恙，并且还发现有的菌菇"闻之馨香，食之鲜美"，久而久之，各种有毒、无毒的菌菇被人们区分出来。然而野生之菌菇，种类繁多，有毒或无毒，并不是人人都能完全认清，以致长期以来误食有毒菌菇者并不鲜见。西晋文学家、政治家张华（232—300）《博物志》记载说，菌类"食之有味，而每毒杀人"。清代王士禛（1634—1711）《香祖笔记》也写道："天平山僧得蕈一丛，煮食之，大吐，内三人取鸳鸯草啖之，遂愈；二人不啖，竟死。"鸳鸯草，即金银花也。幸而，自人类懂得栽培无毒菌菇之后，采食野生菌类中毒者已大为减少。

中国是世界上最早对香菇开展人工栽培的国家。元代农学家王祯《农书》认为，汉代已有人工栽培香菇，惜所述不详。成书于隋代（581—618）作者不详的《山蔬谱》记述："永嘉人以霉月断树，置深林中，密斫之，蒸成菌，俗名香菇，有冬春二种，冬菇尤佳。"霉月，指梅雨月份。南宋嘉定二年（1209），何澹纂成的《龙泉县志》记载了吴三公（原名吴昱，约1130—1209）的人工培植香菇方法，所述较具体，被后世尊为杰出种菇专家。

香菇依出产地、生成时间、外观及性味等，名称多达数十种，菌、香菌、蕈、香蕈、冬菇、花菇、厚菇等，是人们常用之名，其中，香蕈和蕈可说是最准确地反映了它的馨香美味特征。"蕈"字结构中的"覃"字，中国历史上第一部字典——东汉许慎《说文解字》解释："覃，长味也。"明代李时珍则解释说："蕈，从覃。覃，延也。蕈味隽永，有覃延之意。"

香菇

中国历史上，人们很早就把香菇列为"山珍"之一，取香菇单独烹饪或与其他食物共烹调，菜谱十分繁多，人们因之而获得了诸多美味享受。

根据现代科研报道，香菇的各种成分及含量，因品种不同而不一致，以冬菇（干品）而言，主要是富含香菇多糖、香菇太生、香菇酸、香菇腺嘌呤、双链核糖核酸、维生素D原、烟酸、磷、钾、镁、锌、锰及膳食纤维；其次是含多量蛋白质、糖类、不饱和脂肪酸、多种酶、钙、铁、硒；此外还含胡萝卜素等营养成分。

香菇多糖能提升人体免疫功能和抑制肿瘤；香菇太生能降血脂、降胆固醇；香菇酸分解生成的水溶性香菇精是香菇产生香味的主要成分之一；香菇腺嘌呤也是产生芳香的另一成分，具有降血脂、降胆固醇作用；双链核糖核酸是促进产生干扰素的诱发剂，干扰素能使人体细胞产生抗病毒蛋白，并提升吞噬细胞活力，从而增强其"吞食"病原物的效用；维生素 D 原经日晒或紫外线照射，转变成维生素 D，有助于钙质吸收利用，从而增强对骨骼、牙齿等的保健；香菇中的多种酶，能补充人体对消化酶及氧化酶等的需要；不饱和脂肪酸有助于预防血管硬化。

香菇煮汤，汤色黑，主要是香菇含铁质和谷甾醇所致。人体受阳光照射时，体内谷甾醇能转变为维生素 D，有助于预防佝偻病。麻疹患者进食香菇，能促使疹子透发，加快康复。

总之，香菇所含诸多成分对人体防治多种疾病与保健延年均能发挥许多微妙的效用，值得善加利用。但需提及的是，烹饪香菇前，不宜将香菇置于水中泡洗太久，以避免损失过多营养成分和香味。

根茎类

竹笋 · 『刮肠篦』

此州乃竹乡，春笋满山谷。
山夫折盈抱，抱来早市鬻。

——白居易《食笋》

　　冬季降临，又是冬笋大量上市的时节。笋，实际上是竹的嫩芽，所以，笋又被称为竹芽、竹牙。唐代诗人张籍（约767—约830）的《春日行》写有"春日融融池上暖，竹牙出土兰心短"。诗句中的"竹牙"即竹笋。此外，笋还有竹萌、竹胎等别名。苏轼《送笋芍药与公择》的诗句，即是把竹笋称为竹萌，曰："故人知我意，千里寄竹萌。"

　　"笋"字出现之前，文献上已有"筍（sǔn）"字。《说文解字》对"筍"字解释为"竹胎也"。"筍"字是中国古人依据其生长特性所造出的，它由"竹"和"旬"两大部分构成，前者表示竹；后者"旬"字的含义之一为十日，也就是表示竹子的根部长出的嫩芽，十天内为筍，竹子生长出的嫩芽超

食物记——食海拾趣，人间百味

过十天之后就成为竹子了。

　　中华民族食用竹笋的历史久远。早在两千多年前《诗经·大雅·韩奕》中，已有"其蔌维何？维笋及蒲"的诗句。其后，历代赋诗赞咏食笋者不乏其人，唐代白居易《食笋》写有"紫箨坼故锦，素肌擘新玉"，箨（tuò），即笋壳；宋代陆游《周洪道招食江西笋归为绝句》赞赏"色如玉版猫头笋，味抵驼峰牛尾狸"；宋代高僧赞宁还撰写《笋谱》专书，详细叙述竹笋的产地、种类、名称、烹食、民俗及故事等。历史上，竹笋由于价贱而被文人寒士用于佐餐，所以它被称誉为"寒士山珍"。

竹笋　（倪珊珊　绘）

古人在食用竹笋的过程中，逐渐体验到它的性味寒凉，有化解热性痰咳，以及利尿、通肠、解酒等作用，但它不易消化，且滑利大肠，不宜多食。赞宁《笋谱》记述竹笋"俗谓之刮肠篦，惟生姜及麻油能杀其毒"，并说凡食笋者，譬如治药，得法则益人，反之则有损。

植物学上，竹类属于多年生禾本科植物，多生长于丘陵、旷野，基本上不受污染。竹类一年四季都能生出竹笋，人们通常依采收季节将其分为冬笋、春笋、鞭笋三大类：冬季从土中掘出的竹芽为冬笋，春季采得的已出土之竹芽为春笋，夏、秋季期间竹芽横向生成的新竹鞭的嫩端为鞭笋。上述三者，以冬笋质量为佳。

食物记——食海拾趣，人间百味

现代科研报道，新鲜嫩竹笋含较多酪氨酸、精氨酸、天冬氨酸、甜菜碱和嘌呤类等物质，所以味鲜。有些品种的竹笋略带苦涩味，是因酪氨酸衍生的类龙胆酸以及较多量的草酸所致。

竹笋的成分中，营养素虽很平凡，但竹笋低脂、低糖和含大量粗纤维，却对人体保健颇为有益。它作为人类蔬食之一，不仅不会增加人体的血脂、血糖，还有助于减少对脂肪的吸收，古人称它为"刮肠篦"，可理解为"刮去"肠道内的油脂。因此，竹笋可作为高脂血症、高血压、糖尿病患者的辅助治疗食物，并且又是有助于防治便秘和有益于减肥的食品。

竹笋因含多量草酸，在人体内和钙结合后有可能形成结石，因此用竹笋烹饪菜肴之前，应把它置于沸水中汆烫 15 分钟左右，以减少其草酸。竹笋的粗纤维在人体胃肠道

竹子

内不易消化，所以消化不良及消化功能减退者，尤其是老年人，不宜多食竹笋。此外，竹笋尚含有某些致过敏物质，体质过敏者也应慎食。

竹笋经加工制成的罐头、笋脯、笋干等，维生素 C 虽受到破坏，但消除了不少草酸和致过敏物质，其不良作用也因之减少了。用笋干和五花猪肉及佐料烹煮的笋干红烧肉，笋干既吸收猪肉一部分油脂而更为滑嫩，又以其鲜味与猪肉相糅合，而成为一道美味的菜肴。

茭白

·粮食变佳蔬·

其米甚白而滑腻，作饭香脆。

——李时珍《本草纲目》

中国古人的植物类食物，起初做粮食，后来变成蔬菜，茭白就是很突出的例子。茭白的原植物是苽或称菰（苽和菰均读作 gū），是禾本科多年水生宿根草本植物。正常生长的菰，每年开花、长穗，秋天结籽，称为菰米。两千多年前，《周礼·天官·膳夫》记载："凡王之馈，食用六谷。"东汉经学家郑玄（172—200）援引经学家郑司农（？—83）注释："六谷：稌、黍、稷、粱、麦、苽。"稌（tú），指稻；稷（jì），此处指粟；苽指菰米。

菰米有雕苽、雕胡、雁膳、茭米等别名。菰米何以称雕苽、雕胡？现存古代文献未见确切说明，李时珍认为是讹传。至于雁膳之名，明代状元、文学家杨慎（1488—1559）认为，菰米是飞雁喜食，故称雁膳。雕胡之名虽然缘由不明，可是从两千多年前起，却一直沿用了很长时间，历代文人赞赏菰米饭的诗作，不少诗句称之为雕胡。例如，唐代杜甫《江阁卧病走笔寄呈崔、卢两侍御》写道"滑忆雕胡饭，香闻锦带羹"；唐代王维《登楼歌》写道"琥珀酒兮雕胡饭，君不御兮日将晚"；唐代诗人元稹（779—831）《春分投简阳明洞天作》写道"琼杯传素液，金匕进雕胡"；宋代陆游《村饮示邻曲》写道"雕胡幸可炊，亦有社酒浑"。这都因用菰米做饭，口感好、滋味香美。明代李时珍《本草纲目》特载述菰米"皮黑褐色，其米甚白而滑腻，作饭香脆"。

菰既然是颇受人们喜爱的粮食农作物，后来又怎么变成了蔬菜"茭白"？李时珍根据自己的认识和经历，说"菰，本作苽，茭草也。其中生菌如瓜形，可食，故谓之菰"。据现代学者科研得知，菰在生长过程中，花茎被对人畜无害的菰黑粉菌侵入后，菰花不能正常开放，却使本应开花处的茎部细胞增生，逐渐膨大，形成类似纺锤形的嫩茎——茭白。

茭白之别名颇多，诸如菰菜、菰首、菰笋、茭首、茭笋等，并且还被趣称为"小儿臂"。但"茭白"则是最为常用之名，它最早见载于宋代苏颂《本草图经》，曰："今江湖陂泽中皆有之，即江南人呼为茭草者，生水中……春亦生笋，甜美堪啖，即菰菜也，又谓之茭白。"而"茭白"的得名，是"其根交结，茎嫩白"。其中"交"字加上草头偏旁而成为"茭"；"茭"字连接茎嫩白的"白"字，就成为"茭白"

清·吴其濬

《植物名实图考》

菰

了。古代中国长江中下游地区（特别是江南地区）的农民，在浅水中栽培茭白作蔬菜食用，体验到它质嫩味美，因而将其和莼菜、鲈鱼并称为"江南三大水产美食"。正因为茭白成为美味蔬菜，所以明代以后，农民主要栽培茭白供蔬食，而栽种其原植物生产菰米作粮食则逐渐趋于式微。

中国古人以茭白作蔬菜食用，除了享受其美味，还体验到它有解热、解酒、催乳、利大小便等作用。据现代科研报道，茭白所含膳食纤维、木质素具有通便作用，它们在人体肠道内与胆酸、胆固醇结合随同粪便排出，并且能减少肠道肿瘤发病率。茭白所含黄酮类物质，有助于提高人体抗氧化能力和免疫力。茭白的豆醇成分能抑制酪氨酸酶活性，阻止黑色素生成，有益美肤。茭白味鲜，主要是含谷氨酸，同时还含天冬氨酸等多种氨基酸。茭白低热量、低脂，无胆固醇，适于高脂血症、高血压、糖尿病患者以及减肥者食用。

最后需要提及的是，茭白虽质嫩味美，但不要生吃。茭白因含大量草酸和嘌呤，食用时须尽可能减少上述二者的含量。有一种简便的办法是烹饪前，把茭白切成段，再切成片或细条，放入沸水里汆烫5分钟，捞出后，加进调料进行烹饪，最好是用蒸的方式，这样营养成分损失较少；若用油炸则营养成分损失较大。还有，食用茭白，一次不要过多；痛风患者、易患结石者则须慎食茭白。有报道说，服用磺胺类药物者亦建议暂不食茭白。

芦笋

·抗癌良蔬·

汉文"芦笋"之名，早在两千年前就出现了，那是指中华大地固有的多年生植物芦苇的嫩芽，又称"芦尖"，因外观似小竹笋，可食，所以称为"芦笋"。唐代张籍《江村行》写道"南塘水深芦笋齐，下田种稻不作畦"和宋代苏轼《和文与可洋川园池三十首·寒芦港》写道"溶溶晴港漾春晖，芦笋生时柳絮飞"，两位诗人吟咏芦笋的诗句，都是指芦苇的嫩芽。

清末年间，从外国传入中国的一种多年生宿根植物，因其嫩茎外观似竹笋，所以人们也把它称为芦笋。上述两者其实并非同一种植物，前者为禾本科，后者为百合科。

本文所述之芦笋，是指后者，它原产于地中海沿岸和小亚细亚地区。希腊位于地中海西南岸，是芦笋发源地之一，据认为古希腊人最早取芦笋作蔬食，称芦笋为 asparagos，意思是嫩

芦笋

枝或发芽笋，可能也是因其外观似竹笋而得名，后来，英文芦笋之名 asparagus，即是由上述希腊之名称衍生而来。亚洲有的国家的芦笋因从欧洲传入，所以又称之为"欧洲竹笋"。

百合科芦笋，又名石刁柏，据学者考证，地中海沿岸地区人民食用该种芦笋历史久远，三千年前，古埃及的壁雕里已出现了芦笋的图案，两千多年前，上述地区已有人工栽培的芦笋。在古代，叙利亚、希腊、西班牙、罗马等国家的人民广泛食用芦笋，并且体验到它的某些食疗作用。2 世纪，出生于小亚细亚、后来对西医学影响深远的古罗马名医盖仑（C. Galen），推崇芦笋是一种至为有益的蔬菜。但是在芦笋传入法、德、英、美等国家之初期，并未引起人们的注意，后来才逐渐受到重视。17 世纪时，据说法国国王路易十四（Louis XIV，1638—1715）曾下旨建专门温室栽种芦笋供其食用。芦笋烹调简易，质脆嫩，味甘香，富营养，早已成为西餐宴客常食之菜。如今，芦笋在许多国家与地区被广为栽种，更是受到世人欢迎的蔬菜之一。

芦笋在国际上受到重视，可从后述情况看出。据报道，20 世纪 50 年代初，欧洲植物育种研究会发起成立"国际芦笋

食物记——食海拾趣，人间百味

研讨会"（The International Asparagus Symposium，IAS），先后举办了4届有关芦笋的国际会议。1974年起，上述"国际芦笋研讨会"改由"国际园艺学会"（International Society for Horticultural Science，ISHS）领导。1985年举行第六届"国际芦笋研讨会"时，决定以后每四年举行一届会议，至2022年，已举行了15届，开会地点设在西班牙。

自20世纪以来，学者们对芦笋深入研究分析后，对它的成分和作用获得了更多认知。芦笋含蛋白质、脂肪、糖类、甘露聚糖、胆碱、膳食纤维、维生素（A、B_1、B_2、B_6、B_{12}、C、E、K等）、矿物质（钙、磷、铁、镁、钾、钠、铜、铬、钼、硒等）等。对多数人而言，芦笋都是很合适的蔬菜。它含有各种人体必需氨基酸，且其比例较合适，所含矿物质也优于其他蔬菜，尤其是有防癌作用的微量元素硒含量颇多。

癌症患者若持之以恒进食适量芦笋，经过一段时日后，多数能获得不同程度的辅助食疗效果。1979年第12期《癌肿信息期刊》（Cancer News Journal）刊登的《芦笋之于癌肿》（Asparagus for Cancer）一文，特别报道了淋巴腺癌、膀胱癌、肺癌、皮肤癌患者进食芦笋所获得的良效，所以有人称誉芦笋为蔬菜中的"抗癌之星"。

芦笋富含叶酸，有助于预防营养性巨幼细胞贫血。怀孕期间的孕妇适量食用芦笋，不仅能预防上述贫血，还有助于预防胎儿神经管发育缺陷，降低无脑儿或脊柱裂的发生等。芦笋是

维生素 B_6 的良好来源，该种维生素是组成人体某些辅酶的成分，它参与氨基酸等物质的代谢反应，并且对妊娠呕吐、放射性呕吐等有治疗作用。芦笋含较多量芦丁，对提高血管弹性、降低血管脆性，以及心血管保健，均有裨益。芦笋含有丰富的天冬氨酸，颇为有趣的是，英文天冬氨酸和芦笋取了同一个名词：asparagus。天冬氨酸的作用，一方面帮助人体对矿物质的吸收，提高耐疲劳能力；另一方面加快神经运动。据学者测定，癫痫患者体内的天冬氨酸的含量高于正常值，而忧郁症患者的天冬氨酸含量则低于正常值。

总之，芦笋低脂、低糖、少钠、多叶酸，富含膳食纤维、多种维生素以及矿物质，不仅是防御癌症的良蔬，而且对血脂紊乱、心血管疾病、膀胱炎等都有良好的食疗功效。此外，它还具有助消化、利尿、通便、排毒、消水肿、减肥、美容等多方面作用。

莴苣

黄瓜翠苣最相宜，
上市登盘四月时。

——陆游《新蔬》

　　中国古代，蔬菜被冠以"千金菜"高贵称号者，莴苣似称得上"首屈一指"，因其菜种是从他国引入，当初大概曾付出高昂的代价吧！曾任北宋朝廷官职的陕西人陶谷（903—970）在《清异录》中记述："呙国使者来汉，隋人求得菜种，酬之甚厚，故因名'千金菜'，今莴苣也。"所谓"呙国"，有人推想可能是阿富汗，因该国也是莴苣起源地之一，且与中国毗邻，故此说有一定依据；另有人推想是日本，因日本在古代称"倭"，汉文读音与"呙"相同，但此说证据不足。

　　莴苣为一年生或二年生菊科植物，起源地主要在地中海沿岸的东南一带及亚洲西部地区。一般认为，莴苣菜种大约在晋代时传入中国，"苣"字是因该种蔬菜"叶似白苣"（据宋代《墨客挥犀》记述）。莴苣也称莴菜，其叶称生菜，茎称莴笋、莴苣笋、香莴笋等，之所以有"笋"字，是因其茎外观有些像竹笋。削皮后的莴苣茎，外观似玉，晶莹悦目，食之质嫩、味美、爽口，可供凉拌生吃或熟食，还可做成酱菜、泡菜等。莴苣叶主要供烹调熟食。

自古以来，喜食莴苣者不计其数，有些文化名人的诗作中，写有反映莴苣的内容，其中如唐代杜甫曾携童子兴致勃勃地栽种过莴苣，但因未掌握一定的农艺和栽种莴苣要诀，以致播下种子后，20 天都未萌芽出土，却长出许多野苋，对此，他写了《种莴苣》长诗，其中有"苣分蔬之常，随事艺其子，破块数席间，荷锄功易止"，但"两旬不甲坼，空惜埋泥滓"，竟然出现"野苋迷汝来……翻然出地速，滋蔓户庭毁"的情况，杜甫在诗中借野苋之"邪干正"事例，隐喻小人恶行当道、君子横遭欺压的令人愤慨之心情。宋代陆游《新蔬》写道："黄瓜翠苣最相宜，上市登盘四月时。莫拟将军春荠句，两京名价有谁知？"反映两京（长安、洛阳）新上市的莴苣，价格昂贵到"有谁知"的情况？！

中国古人食用莴苣，发现能促进产妇分泌乳汁、消化食物、清除口臭、洁白牙齿、利尿、消肿等，但认为患眼疾者应忌食莴苣。现代科研获知，莴苣的成分除含有叶绿素、纤维素、若干种维生素与矿物质等，还有数个特点：一是有多量莴苣素，能促进胃液与胆汁分泌和胃肠蠕动，改善食欲、消化能力；二是它的茎和叶中含白色乳液，所以莴苣的拉丁名称 *lactuca* 中的

清·吴其濬

《植物名实图考》

莴苣

"lac"即是牛奶之意，此种乳状液有轻度止痛和催眠作用；三是它含有一种芳香烃羟化酯，能分解食物中的致癌物质亚硝胺，有助于减少胃癌、肝癌、肠癌等发生，并能减轻癌症患者接受放射疗法及化疗的副作用；四是含较多钾，有助于利尿、降血压、减轻对心房的压力；五是所含氟元素有益于牙齿保健。

如今，莴苣已在世界上许多地方广为栽种，莴苣起源地之一的巴勒斯坦阿塔斯（Artas）地区，现仍盛产莴苣。据报道，阿塔斯民俗中心（Artas Folklore Center）于1994年举办了第一届历时数天的"阿塔斯莴苣节"（Artas Lettuce Festival），其后每年举行一届历时数天至十余天的"阿塔斯莴苣节"，除了有一年未举办外，至2024年为第三十届，借"莴苣节"之举办，推动该地区农业的发展。这表明，莴苣在阿塔斯地区不仅仅是一种美味营养蔬菜，还被赋予一定的文化内涵。

莲藕

·藕断丝连·

冷比雪霜甘比蜜，
一片入口沉疴痊。

——韩愈《古意》

藕，莲藕的简称，是莲的根茎，多生于池塘或水田里。由于它横向生长之特点，中国古人把它比拟为耕田农具的"耒"，又因它是草本植物，"耒"字加草头就成为"藕"字了。李时珍在《本草纲目》中写道："藕善耕泥，故字从耒，耒者耕也。"

中华民族食用莲藕的历史久远。藕以质脆嫩、味甘美、色洁白而获得若干美名，诸如玉龙臂、玲珑玉、雪藕等。藕可生吃熟食，可单独食用，更能与其他食物调配烹饪成名目繁多的菜式，如糖醋藕片、莲藕炒山药黑木耳、莲藕玉米排骨汤、香煎藕饼、糯米桂花糖藕等。

人们在食藕的过程中，体验到它兼有药食价值。食用藕的医疗功效历代中医药文献多有记载，总体认为生藕甘寒，具有

生津、止渴、清热、散瘀、止呕、止血、通便、解酒等功效；熟藕甘温，具有开胃、滋补、生肌、止泻、固精等功效。清代医家吴鞠通创用并记载于《温病条辨》的"五汁饮"，生藕汁是其中配伍之一（另四者为梨汁、荸荠汁、鲜苇根汁、麦冬汁），主要用于高热、口舌干燥、唾液黏稠的辅助治疗。

藕的外治作用，主要有止血、消肿、止痛、愈创伤等功效。生藕汁滴入鼻出血者的鼻腔内，能对症治疗出血；跌伤肿痛可用生藕捣烂外敷局部消肿止痛；冻伤皲裂，可用蒸熟之藕捣烂外敷局部。

藕的两段相接之处称为"藕节"，作药物之用，通常被炮制为"藕节炭"，功能为止血、散瘀，主要用于咳血、吐血、鼻出血、尿血、便血、血崩等症。藕经加工制成的藕粉，主要有调理胃肠、解暑生津、滋补安神等功效。藕粉也可做成甜点闲食。正因藕在人们生活和医疗上的多方面有益作用，韩愈曾在《古意》中以"冷比雪霜甘比蜜，一片入口沉痾痊"之诗句，对藕高度赞颂。

藕的成分因品种不同而不尽一致，据报道，除了总体上含蛋白质、糖类、维生素、膳食纤维等之外，其突出点：一是钙和磷的含量较多，对骨骼具有保健功效，所含铁质有益于防治缺铁性贫血；二是鞣质含量多，有良好的收敛、止血、止泻功效；三是含黏液蛋白和膳食纤维，与人体内胆酸盐及甘油三酯结合后，从肠道排出，从而减少对脂类的吸收，有利于血管和心脏保健；四是所含儿茶酚类化合物有助于人体提升抗氧化能力，降低血黏度和防止血栓形成，以及防癌；五是藕含多酚类化学物质，若用铁锅烹饪，则多酚类物质与铁锅的铁离子发生反应，产生呈现紫色或蓝色的有色铬而使藕变色。据介绍，莲藕洗净切片后，浸于有少许白醋的清水中半小时，然后烹饪，能避免藕变色。

藕节含多量鞣质，收敛作用显著。内服藕节炭对溃疡性结肠炎、单纯性腹泻及胃肠道出血症状有治疗作用。藕节炭粉剂外用于皮肤伤口，有利于伤口止血及形成痂膜。藕粉除含大量糖类外，还含有蛋白质、脂肪、鞣质、维生素、铁、磷、钙等，其中糖类在胃肠道易转化为葡萄糖等而被吸收，对胃肠道出血、缺铁性贫血、单纯性腹泻、高脂血症、产妇与病后体虚、营养不良等有辅助食疗功效，老年人长期适量食用藕粉，对滋补身体大有裨益。

藕不仅兼具食用与药用价值，还与中华文化有若干联系。成语"藕断丝连"正是因藕的特性而产生。研究者观察得知，每段藕内有 7 条或 9 条纵向螺旋状导管（中国古人称之为孔窍），藕被不太大外力折断时，其螺旋状导管会出现细丝相连现象，"藕断丝连"即来源于此，人们因而常以此比喻某些男女之间表面上似乎断了关系，但实际上情意仍未断。此外，有人还把"藕断丝连"巧妙地和另一成语编成对子："瓜熟蒂落，藕断丝连"，匹配自然，生动有趣。

"藕"字衍生于"耦"字，据解释"耦"既指两人各持一农具并肩而耕，还指配偶。而"藕"与"偶"同音，所以，有的地方民间的婚姻喜宴，特地采用藕作菜肴或甜点，寓意为婚姻美满。

莲

莲藕 （倪珊珊 绘）

　　藕生长于泥土中，但本质洁白，中国人常以藕"出淤泥而不染"形容为人清廉高洁者。宋代陈达叟在《本心斋蔬食谱》中谈到藕时，曾赋以"中虚七窍，不染一尘，岂但爽口，自可观心"的赞咏诗句。

洋葱

「蔬菜皇后」

珑玲满盘，味极甘辛。

——吴震方《岭南杂记》

　　洋葱是一种很古老的百合科植物，二年生或多年生草本，其起源地多认为是西南亚，主要在古波斯（今伊朗）和阿富汗等地区。洋葱耐干旱，其鳞茎（葱头）能久贮，易运输，早已被引种到亚、非、欧、美洲广大地区，被人们作为蔬菜食用，并且曾被称为"蔬菜皇后"。古代有些地方还把洋葱视为神圣之物。据说在五千年前埃及的古墓中，洋葱被用作陪葬品；有的建筑物墙壁上，画有洋葱图案；欧洲中世纪时，有的国家、地区发生战争，有战士把洋葱头作为饰物挂在胸前，冀望能得到保佑，并增添勇气和力量。中国和波斯人民交往之历史已有一千多年，然洋葱传入中国的时间相当迟，清代以前的文献，尚未见洋葱栽种和食用的记载，这的确有些令人费解。

洋葱

　　洋葱又名胡葱、圆葱、球葱、玉葱，20 世纪以来，其成分和对人体的医疗保健作用，陆续被学者们研究查证。洋葱的突出特点为低脂、低钠、富含挥发性成分。其所含硫氨基酸、二烯丙基二硫化物等，有降低人体血脂、防治血管硬化的功用。上述硫化物、洋葱中的大蒜素，在较短时间里，对金黄色葡萄球菌、白喉杆菌、大肠埃希菌等以及数种真菌有杀灭作用，并可保护牙齿，减少蛀牙。其所含前列腺素 A，能扩张血管、增加冠状动脉血流量、降血压、降低血液黏度及预防血栓形成，有益于防治高血压、高脂血症等心血管疾病。

　　洋葱含有一些降血糖物质，对糖尿病患者有辅助治疗效用；其挥发性芳香成分，能减除食物腥膻，提高食欲，促进胃肠道对食物的消化与吸收。洋葱的某些成分在人体内转化成的槲皮素，能提升对致癌物侵害的防御力。有报道说，洋葱有抑制组胺作用，对缓解支气管哮喘有一定助益；而且它具有利尿作用，是肾性水肿患者的合适食物。

此外，洋葱所含蛋白质、多糖、芥子酸、桂皮酸、维生素C、钾、磷、钙、镁、碘等，对人体增加骨质密度、促进新陈代谢、减肥以及其他方面，能产生相应效用。

洋葱的保健作用，大部分是其挥发性物质所产生的，这些物质在空气中和烹调过程中，易遭到不同程度的破坏，因此，加热烹调洋葱时间不可过长。

刚切开的洋葱，有强烈的刺激性，往往会使人眼睛流泪，为减轻其刺激性，洋葱在被切细之前，先浸于净水中片刻后，将能改善此种情况。

正因洋葱的某些刺激性，狐臭者勿食洋葱，眼疾患者暂时不宜食洋葱，孕妇也不宜多食洋葱。

洋葱

芋芳

·叶阔根硕·

香似龙涎仍酽白，
味如牛乳更全清。

——苏轼

　　"香饭青菰米，嘉蔬紫芋羹"，这是王维《游感化寺》中的诗句，其中被称赞为嘉蔬的紫芋，就是芋芳。

　　中国是芋芳主要发源地之一，中国人食用芋芳，历史久远。"芋"之得名，相传西汉初，毛亨、毛苌的《毛诗》解释说："芋之为物，叶大根实，二者皆堪骇人，故谓之芋。"引文中的"二者皆堪骇人"六个字特别点出了芋的叶和根二者很大而惊人的突出特征，依此推想，中国古人最初看到芋的叶片广阔，根（块茎）硕大，非常稀奇地发出"吁"的惊叹声！因此推想，"吁"字可能曾经一度也表示"芋"，但是，芋芳是草本植物，所以后来"吁"字的偏旁"口"被草字头（艹）取代，故而成为"芋"。

　　现今，通常泛指一物的芋芳、芋头、芋子等名称，其最初含义有所不同。古人把芋的"根"（块茎）称为芋头、芋魁，

110　　　　　　　食物记——食海拾趣，人间百味

清·吴其濬

《植物名实图考》

芋

芋艿

也称为芋母、母芋；从芋母四周衍生出的圆形小体，称为芋子。人们还根据芋子的形态，把它比拟为母芋生出的乳头而称之为"芋奶"，后来，其奶字的偏旁"女"字被草字头（艹）取代，因而成为芋艿。

芋头外表有褐色蓬松的粗毛和细毛，古人依据其外观，把它比拟为蹲伏于地上的鸱（chī），而称之为"蹲鸱"。鸱，指背部毛色灰褐的一种鸟类。南宋状元、诗人王十朋（1112—1171）在《食芋》中写道："我与瓜蔬最相宜，南来喜见大蹲鸱。"诗中以"大蹲鸱"形容大芋头。

芋头和芋子虽然"其貌不扬"，但经去皮烹调的芋艿食品，名目繁多，给人以香、柔、滑、糯之嗅觉与味觉享受。芋芋艿既可单独煮食，又可与其他食物烹调出多种美味菜肴。其中，福建西部汀州客家美食芋子饺尤具特色，其把洗去泥土的芋艿放入水中煮熟透，取出剥除皮，与番薯粉（等量或略多）一起揉均匀，做成饺子皮，包入馅料成为芋子饺，无论是蒸还是煮，芋艿饺子皮的香味以及滑、糯、韧口感，远非面粉饺子皮可比。

每年中秋节前后，芋艿是人们常食之品，不少地方还形成了含义不同的食芋民俗。据说，广东《顺德县志》有"八月望日，尚芋食螺"的记载，八月望日，是指农历八月里，月亮最圆的那一天，也就是中秋节。另据说，台湾高山族雅美人的民俗之一：若某家在中秋期间有新渔船下水，往往把芋头放置船舱，因"芋"和"鱼""余"谐音，寓意捕鱼丰收和年年有余。在庆祝新船下水仪式后的第二天，船主人把芋头取出，分送一部分给亲友、邻居，祝愿大家都有好运。

根据现代科学知识，芋艿是天南星科植物的地下球茎，其成分因品种不同而不尽一致。总体而言，它属碱性食物，富含淀粉、蛋白质、B族维生素，所含矿物质中有大量的氟，还有钙、磷、铁、钾、镁、锌、钠。芋的淀粉颗粒小，易被消化吸收，但胃肠功能不良者还是不宜多食，体质过敏者应慎食芋艿。

芋艿含多量特殊的黏液皂素，对皮肤、黏膜有刺激性，所以芋艿须煮熟之后才可食用。为避免芋艿黏液皂素对皮肤的刺激，在剥除芋艿皮、清洗芋艿时需戴手套，若手和皮肤接触芋艿黏液而发痒，可用姜汁搽拭止痒。

白萝卜

· 洁白如酥 ·

　　古代汉语中有"三白"一词，含义之一是指白萝卜、盐和米饭，因三者都是白色。唐代杨晔《膳夫经手录》说："萝卜，贫窭之家，与盐、饭皆（偕）行，号三白。"窭（jù），贫寒之意。宋代朱弁（1085—1144）《曲洧旧闻》记述苏轼有一天对担任过进士考官的刘贡夫谈及自己和弟弟年轻时，在准备考科举学习功课期间，常以"三白"果腹，"食之甚美，不复信世间有八珍也"。刘贡夫听到苏轼所言，即问"三白"指何物。苏回答："一撮盐、一碟萝卜、一碗饭，乃三白也。"可见中国古代，白萝卜常是贫困者的下饭之菜。

　　白萝卜是十字花科一年生或二年生草本植物，原产于中国，中国古人栽种白萝卜的历史至少已有两千年了，因品种与下种时间之不同，一年四季均有收成，以冬季耐寒者为优。白

食物记——食海拾趣，人间百味

清·吴其濬

《植物名实图考》

莱菔

萝卜的别名颇多，如莱菔、芦菔、萝白、萝北、土酥、秦菘、紫菘、温菘等。《农书》解释"土酥"之得名是因萝卜"洁白如酥也"。明代李时珍说"菘乃菜名，因其耐冬如松、柏也"。

中国古人栽种白萝卜，主要供日常蔬食或与其他食物搭配烹饪菜肴。李时珍高度赞赏白萝卜"根、叶皆可生可熟、可菹可酱、可豉可醋、可糖可腊、可饭，乃蔬中之最有利益者"。中国古人很早就把白萝卜作为药用，谚语"秋季萝卜赛人参"，正是人们认识到白萝卜的某些保健功效的反映。其实，它在医疗上还有更广泛的作用。中医学认为，白萝卜生者味辛，药性冷；熟者味甘，药性温平。其有促进消化、排除胃肠胀气、消滞通便、化痰止咳、利咽清音、益五脏、散瘀血、利小便、解醉酒、除腥膻等功效，常食白萝卜能使人皮肤白嫩。生白萝卜还有外治用途，偏头痛患者可用生萝卜汁滴鼻对症治疗（左侧偏头痛，取萝卜汁滴入右鼻腔内；右侧偏头痛，则滴入左侧鼻腔内）。人体局部碰伤，皮肤未破者，将生白萝卜捣烂外敷局部，有助于消肿减痛。

此外，白萝卜子也具有消食除胀、定喘化痰、利大小便的作用。韩愗首创并记载于《韩氏医通》的"三子养亲汤"，即是用紫苏子、莱菔子、白芥子三味药组成的名方，适于治疗实证咳嗽多痰及食少难化，其中莱菔子（即白萝卜子）主要发挥消食导滞与行气祛痰的作用。

白萝卜的营养成分虽然多数含量不高，然而却有其特殊之处。其所含淀粉酶，能促进食物中的淀粉消化，防止胃肠道食物积滞与胀气；它含有"干扰素诱生剂"，能激发人体正常细胞产生抗御病毒与癌细胞的"干扰素"；其所含木质素和辛辣物质，既有助于脂肪代谢，减少脂肪在皮下堆积，又能提升巨噬细胞吞食致病菌，并能分解致癌的亚硝酸胺，降低癌症的发生率。白萝卜所含上述成分固然有利于人体保健，但它们会因高温而受到不同程度的损耗，所以烹饪白萝卜的时间不可太长。如若生吃白萝卜或把白萝卜做成泡菜吃，它所含上述物质将能发挥更好的效用。将白萝卜切成条，用适量食盐加工制成萝卜干，能使白萝卜保存较长一段时间以供食用。

明·刘文泰等
《本草品汇精要》
莱菔

白萝卜 （倪珊珊 绘）

　　值得一提的是，白萝卜不含胆固醇，脂肪含量很低，而钾含量相对较多，是高脂血症、高血压等心血管疾病患者及肥胖者的适宜食物；它含硒元素较多，所以对防御癌症也有裨益。

食物记——食海拾趣，人间百味

胡萝卜

·富含胡萝卜素·

宽中、下气，散胃中邪滞。
——吴瑞《日用本草》

汉文"胡"字，主要是姓氏，还有其他数种含义，其中之一是中国古人对北方、西方的民族和事物，都加上"胡"字。"胡"，也泛指来自国外者。胡萝卜就是从国外传入中国的一种蔬菜。

胡萝卜为一年生或二年生伞形科植物，原产于地中海沿岸一些地区，古希腊人称它为 carrot，含义为橘红色肉质根类蔬菜。随着年代的推移，各地区、各国人民互相往来，胡萝卜逐渐被引种到全球广大地区。约在 13 世纪的元代，胡萝卜由伊朗经"丝绸之路"传入中国，之后许多地方农民陆续引种，依品种和栽种地的不同，它还有红萝卜、黄萝卜、红芦菔、丁香萝卜等名称。

中国各地农民先后引种胡萝卜，兼作蔬食和家畜饲料，但在起初一段时期，民众食用胡萝卜并不普遍，元代至清代的医籍对胡萝卜食疗作用的记述，均颇为简略。例如，元代吴瑞撰成于 1329 年的《日用本草》说："宽中、下气，散胃中邪滞。"明代李时珍《本草纲目》说："元时始自胡地来，气味微似萝卜，故名……主治下气补中，利胸膈肠胃，安五脏，令人健食，有益无损。"1796 年刊行的清代黄宫绣《本草求真》记述："胡萝卜……能宽中下气，而使胃肠之邪与之俱去也。"

人类食用胡萝卜的历史虽然久远，但是对其在人体内产生重要保健功效的科学认知，主要是在 19 世纪初以后，由不少国家的学者们陆续对它进行科学分析与验证之后而获得的。

胡萝卜含多种成分，其中含量特别丰富、对人体保健功效特别突出者为 β- 胡萝卜素。1831 年，德国化学家瓦肯罗德尔（Heinrich Wilhelm Ferdinand Wackenroder，1798—1854）从胡萝卜汁中首次分离出橙色脂溶性结晶物质，并将其称为"胡萝卜素（carotene）"。后来，学者们实验发现该物质有数种异构体，主要为 α 型、β 型、γ 型，其中以 β 型活性最高。1919 年，瑞士化学家保罗·卡瑞尔（Paul Karrer，1889—1971）经动物实验，确证胡萝卜素在小肠黏膜和肝脏内通过生化作用能转变成维生素 A，因此胡萝卜素又被称为"维生素 A 原"或"前维生素 A"（provitamin A）。

胡萝卜不仅富含胡萝卜素，还含有蛋白质、脂肪、糖类、

清·吴其濬

《植物名实图考》

胡萝卜

胡萝卜　（倪珊珊　绘）

果胶、挥发性芳香油、B 族维生素、维生素 C、矿物质等。经常适当食用胡萝卜，能对人体产生多方面保健效益，主要是能有效提供转变成维生素 A 的物质；减少人体细胞遭受自由基损害；维护皮肤细胞和呼吸道上皮细胞生理功能；防治夜盲症和眼干燥症，减少或延缓发生白内障，保护视力；促进婴幼儿生长发育；降血脂；防治便秘，减少有毒物质滞留于人体内；提升人体免疫功能等。还有，癌症患者在接受化疗期间，若同时进食胡萝卜，则有助于减轻化疗产生的恶心、食欲减退、白细胞减少等副作用。

　　据报道，天然胡萝卜素转变成的维生素 A，与人工合成的

食物记——食海拾趣，人间百味

维生素 A 相比，具有很大的优越性。后者是化合物质，服入过量后，可能导致发生易激动、食欲减退、视力模糊、皮肤瘙痒、毛发脱落、关节疼痛等不良反应，而食用胡萝卜则不会出现上述副作用。

食用胡萝卜固然对人体有诸多保健功效，但也不宜连续大量进食，因为胡萝卜素过量会使人的皮肤出现橘黄色；对妇女还可能妨碍卵巢黄体素合成，导致月经紊乱，甚至不排卵、不孕。停食胡萝卜一段时间后，上述症状将消失。

根据胡萝卜的特性，烹调和食用胡萝卜时需注意。因胡萝卜素是脂溶性物质，生吃胡萝卜则不易使其所含胡萝卜素分解出来，所以必须用油炒熟或煮熟之后食用，希望能吸收到更多的胡萝卜素。胡萝卜素易氧化，烹调加热胡萝卜过程中，需用锅盖盖住，以避免胡萝卜和空气接触，减少胡萝卜素损失。由于胡萝卜素会被酸醋破坏，因此不宜用大量酸醋烹调胡萝卜。食用胡萝卜时，不可同时饮过多酒精浓度高的酒，因酒精和胡萝卜在肝脏内可能产生有害健康的毒素。此外，有个别报道说，胡萝卜不宜和白萝卜同烹饪，认为前者含有维生素 C 氧化酶，会破坏后者的维生素 C，但一般报道未提及。

叶菜类 —

韭菜 ·『起阳草』·

　　土生土长于中华大地的韭菜，生活于古老年代的中国先民很早就食用了，因此，它也称得上是"元老级"蔬菜。两千多年前，韭菜不仅被古人食用，还被作为一种祭祀品，《诗经·七月》里的"献羔祭韭"即是佐证。另一点能说明韭菜是元老级蔬菜的是，它很早就同元老级的白菜相提并论，被认为是蔬食中最味美者。南北朝时期，齐武帝萧赜的长子萧长懋（文惠太子）曾向当时著名学者周颙请教："菜食何味最胜？"周颙回答说："春初早韭，秋末晚菘。"

　　韭菜的得名，主要缘于它的生长特点，新栽种的韭菜生长出的长叶经剪割之后，逐渐地又生长出新叶，一年之中可供剪割四五次。《礼记》所载"韭曰丰本"及"韭音久"，即含有此意。东汉许慎《说文解字》解释"韭"字，认为其字形是表

食物记——食海拾趣，人间百味

示它从地面生长出的叶子，其字义是"一种而久生者，故谓之韭"。明代《本草纲目》也说："韭，丛生丰本，长叶青翠……剪而复生，久而不乏也。"正因韭菜有多年生宿根，数年之中可供人们多次剪割做蔬食，故又名"长生韭"，并被趣称为"懒人菜"。此外，韭菜还有草钟乳、起阳草、一束金等别名。

虽然，韭叶被剪割后能旺盛再生，但并非任何时候都可剪割，古人总结指出"剪忌日中"，所以，唐代诗人杜甫《赠卫八处士》有诗句"夜雨剪春韭"。

用韭菜叶、韭菜花做主料或配料，无论是炒、煮还是做馅，均能烹调出名目繁多的美食。陆游在《稽山农》诗中高度评价韭菜"园畦芼韭胜肉美"。中国古人在食用韭菜过程中，还体悟到它的疗疾功效，韭菜叶、花和根有温中、行气、活血、化瘀、解毒作用；韭菜子有补肝肾、补阳作用，其"起阳草"之别名即缘于此。

历代中医文献记载用韭治疗的疾病颇多，具体如韭叶和鲫鱼煮汤内服治疗下痢；煮食韭叶、韭根补体虚、开胃、益阳、止尿血；煮韭汁外洗痔疮；韭菜子（一至三钱）煮食治疗尿频、遗尿、遗精、腰酸膝冷等。

据实验报道，韭菜含蛋白质、脂肪、糖类、胡萝卜素、核黄素、维生素 E、维生素 K、挥发性成分、含硫化合物、粗纤维、草酸等。矿物质钾含量相对较高，钠含量低，硒含量高于黄芽菜、花椰菜、芥菜。韭菜的挥发性成分和含硫化合物，是

产生韭菜特有辛辣气味的物质，上述成分和化合物具有促进食欲、扩张血管与发汗等作用，对食欲不佳、高血压、冠心病等有一定的辅助食疗效果。含硫化合物对铜绿假单胞菌、志贺菌属、大肠埃希菌、金黄色葡萄球菌等有抑制作用。韭菜富含粗纤维，能促进肠蠕动，防治便秘。韭菜粗纤维还能把人们有时误吃进消化道里的头发、金属碎屑等包裹，予以排出体外，因此，韭菜在肠道内起到了"清道夫"的妙用。

韭菜含蒜氨酸和蒜酶，两者平时"互不干涉"，但切碎的韭菜，其切口与空气接触，蒜氨酸在蒜酶"催化"下，产生浓烈的挥发性辛辣气味的蒜辣素。为减少此种具有保健功效物质的损失，切碎的韭菜应及时烹调食用。

与韭菜"同根生"的韭黄，《农书》记载其培植法："至冬，移根藏于地屋荫中，培以马粪，暖而即长，高可尺许，不见风日，其叶黄嫩，谓之韭黄。"韭黄与其他食物搭配，可烹调成多种美味佳肴，如韭黄炒蛋、韭黄炒肉丝、韭黄肉丝豆腐羹等。

韭菜含草酸，服食牛奶粉、牛乳等含钙丰富的食品，不要同时吃韭菜，避免草酸和钙结合成草酸钙而妨碍人体对钙的吸收，也减少体内形成结石的可能性。

由于韭菜根部易发生虫害，据说有的菜农在韭菜根部施以大量强烈杀虫剂，因而上市的韭菜可能残留农药。为了避免农药中毒，必须将韭菜充分洗净，并将其浸于清水中15分钟，取出后多次冲洗，然后切断烹调食用，以保安全和健康。

白菜

·蔬菜元老·

起源于中华大地的白菜，是中华民族蔬食中的"元老级"蔬菜。1954 年，中国考古工作者在西安市附近"半坡村"新石器时代一处住房遗址，发现一个陶罐内盛放了已经炭化的植物种子，据研究其中就有白菜籽，经测定距今约 6000 年了，表明中华民族的先民食用白菜历史之久远。

文献记载，白菜最初称为"菘"，这是因为即使在寒冬，白菜仍具有如同松树般的耐寒特性，"松"字加草字头（艹）就成为"菘"字了。对此，宋代陆佃《埤雅》简明扼要地解释说："菘性凌冬不凋，四时常见，有松之操，故其字会意。"后来，明代李时珍在《本草纲目》进一步说明："菘，即今人呼为白菜者。"

有趣的是，白菜不仅隆冬不凋，而且经历霜"打"之后，

明·沈周《写意图册之白菜》（局部）　台北故宫博物院藏

反而更增添了它的甘甜之味，"浓霜打白菜，霜威空自严。不见菜心死，翻教菜心甜"。据说这是后世诗人白居易对白菜耐寒特性的赞咏诗句。

南北朝时期，菘已成为人们喜食的蔬菜之一。陶弘景说，菘是菜中最为常食的。南北朝宋、齐时期著名学者周颙是现存古代文献记载最早高度赞誉菘的美味者。他是在回答齐武帝萧赜的长子萧长懋提问时作出明确评价的，见载于《南史·周颙传》，曰："文惠太子问（周）颙：'菜食何味最胜？'颙曰：'春初早韭，秋末晚菘。'"之后，南宋文学家刘彦冲因有感于周颙对晚菘（白菜）的高度赞赏，特写了《园蔬十咏·菘》，曰："周郎爱晚菘，对客蒙称赏。今晨喜荐新，小嚼冰霜响。"诗中所说的"周郎"即指周颙。

白菜 （倪珊珊 绘）

后来，据说清帝乾隆（一说道光）也曾对白菜赋诗赞咏："采摘逢秋末，充盘本窖藏。根曾滋雨露，叶久任冰霜。举箸甘盈齿，加餐液润肠。谁与知此味，清趣惬周郎。"诗中对白菜的采收季节、窖藏贮存、耐寒持久、滋味，以及对人体润肠功效等的描述，真切有趣。

白菜品种繁多，中国古人曾以他们当时所栽种的做了一些简单的分类，《本草纲目》中记述："一种茎圆厚微青，一种茎扁薄而白，其叶皆淡青白色……燕京圃人又以马粪入窖壅培，不见风日，长出苗叶皆嫩黄色，脆美无滓，谓之黄芽菜，豪贵以为嘉品。"其实，青菜和白菜之名，通常互用，黄芽菜则又名"大白菜"，另有胶菜、绍菜之称，前者是因山东胶州

食物记——食海拾趣，人间百味

三里河、丁家庄一带出产的质优而得名。

　　中国古人视为"豪贵嘉品"的黄芽菜，历来是人们喜爱的蔬菜，而在棚栽蔬菜尚未出现或还不普遍的年代，中国北方地区冬季新鲜蔬菜品种少，耐寒且可窖藏的大白菜，成了该地区居民在冬、春季节一段时间里的"当家菜"。并且，大白菜还可加工成泡菜、咸菜等，从而解决人们对蔬菜的不时之需。在明代，中国出产的良种大白菜被引种到朝鲜后，不仅成为当地人民喜爱的蔬菜，还成为他们加工为泡菜的主要原料。

　　中国地域辽阔，许多地方都能栽种白菜、大白菜等，各有不同优良品种，天津、沧州地区也有其良种大白菜。19 世纪末，一位天津人士曾到广州居住过，他以"羊城旧客"为笔名，撰著《津门纪略》，并于 1898 年出版，书中说天津"黄芽白菜胜于江南冬笋者，以其百吃不厌也"。再者，天津、沧州地区有些民众在冬季把大白菜与粗盐、大蒜等加工腌制成"天津冬菜"，其色淡黄、气清香、味鲜美，是做菜、熬汤的佳品。

　　白菜及其同类的青菜（青梗白菜）因在许多地方一年四季都能栽种，生长期短，产量高而价廉，无论是新鲜的还是腌制成咸菜的，都是平民百姓的家常菜，也是清贫知识分子之下饭菜。也正因此种情况，早先被称赞为"菜食中最胜"的白菜，逐渐受到达官贵人及富裕者的贱视，但可贵的是中国古代有些清廉的官员与平民百姓同甘共苦、生活俭朴，平时也多以青菜、萝卜和粗饭果腹。

元·钱选《五蔬图》（局部）　台北故宫博物院藏

食物记——食海拾趣，人间百味

明嘉靖年间，一位承袭世职的刘玺，被委任为总管水道运粮的"督漕总兵"，这是一个"肥差"，但刘玺担任此官职五年，卸任回家时，两袖清风，行李空虚。据载，他担任督漕总兵期间，"居官清慎自持，莅事五年，罢归，行李萧然"，人们称他"青菜刘"。对明代清官刘玺，清人张岱《夜航船·清廉》也写道："刘玺，龙骧卫人，少业儒，长袭世职，居官廉洁，人呼'青菜刘'，或呼为'刘穷'。"

　　提到清官与白菜，明代两位清官徐九思和笪继良，先后以白菜作画及雕刻白菜于石碑，借以警醒自己、告诫当官者必须廉政爱民。徐九思在担任江苏句容县令期间，请画家在县衙门内的醒目墙壁上画了一大棵白菜，他自己则在白菜的画里题了："为民父母，不可不知此味；为吾赤子，不可令有此色。"

出生于句容并在句容长大的笪继良，可能对句容县衙门内墙壁上的白菜画印象深刻，后来他担任江西铅山县令时，于明万历四十七年（1619）仿效徐九思的做法，请石匠在一块高四尺五寸、宽两尺的石碑上，雕刻了一大棵白菜，并刻了："为民父母，不可不知此味；为吾赤子，不可令有此色。"然后将它竖立于县衙门内显要位置。这块极具历史意义和现实意义的白菜碑，经历了400余年，还留存在江西铅山县，是一件极有价值的历史文物。

此外，清代一位受朝廷之命担任过多种官职的于成龙（字北溟），先后做过知县、知府、按察使、直隶巡抚、两江总督等，廉政爱民，长期与平民百姓共甘苦，以青菜等粗菜淡饭为常食，百姓由衷感戴他并亲切地称他为"于青菜"，康熙皇帝也赞誉他为"清官第一"。

虽然，白菜因价廉而被某些达官、富豪及无知者所贱视，但不少有识、高雅之士依然尊白菜为大有益之良蔬。

清代"扬州八怪"之一的画家李鱓（1686—1762），特以稻穗和白菜为主题画了一幅《秋稼晚菘图》；而"扬州八怪"的另一位书画家郑板桥（1693—1765），特为之赋诗《题李复堂〈秋稼晚菘图〉》，曰："稻穗黄，充饥肠。菜叶绿，作羹汤。味平淡，趣悠长。万人性命，二物担当。几点濡濡墨水，一幅大大文章。"

两位名家对极其普通的稻谷和白菜，用画和诗精炼生动而

白菜碑（鹅湖书院　叶正林拍摄）

又意趣盎然地表达赞颂之情，为丰富多彩的中华文化宝库增添了一份可贵的财富。

诚然，白菜对人们的生活和保健确实有所"担当"。中医学认为，进食白菜能养胃、生津、清热、排毒、化痰、止热咳、润肤、养颜、解酒、利尿、通便。鲜白菜叶经捣烂成泥状，可用于涂治漆疮，将白菜煮汁可用于洗治冻疮，等等。

现代科研报道，白菜所含成分因品种不同而不尽一致，主要特点是富含胡萝卜素、维生素 C、叶酸、膳食纤维、钙、磷、果胶、硒和钼等。

白菜和肉类同烹饪，既增添肉味鲜美，又能减少肉中产生致癌的亚硝酸胺。中华民族历来的烹调方法中，就有将猪肉和白菜剁碎，加佐料拌匀为菜肉馅，用于包饺子、馄饨或做包子等。这些食品兼有改善口感、提升美味和增益人体保健之效果。

生活经验和科学研究证明，猪肉和白菜混合调配烹饪，确为一种良好的"荤素搭配"方法。此种"荤素搭配"做馅的办法，流传到日本等国后，之所以受到人们欢迎，其来有自。

不过，烹饪后的白菜最好在当餐吃完，不宜放置到隔天吃，也不要吃未腌透的白菜。

香椿

山珍梗肥身无花，
叶娇枝嫩多权芽。
长春不老汉王愿，
食之竟月香齿颊。
——康有为《咏香椿》

　　众所周知，蔬菜绝大多数是草本植物，较少取之于木本植物，而香椿属于后者。中华大地是香椿主要起源地之一，从中国现存古代文献看，早在距今两千多年前，《庄子·逍遥游》曾载述一则关于椿树的神话："上古有大椿者，以八千岁为春，八千岁为秋。"大椿即椿树。由于上述记载，后来，用"椿"字组成的词汇有"椿年""椿龄""椿岁""椿寿"等，都是比喻为长寿以及用于祝愿和祝福高寿。在古代，还以"椿树""椿庭"指父亲，"萱堂""萱花"指母亲。因而，"椿津""椿庭"意为父亲对儿子进行教导；"椿庭萱室""椿庭萱草堂"指父母；"椿萱并茂"则是指父母健在。

　　椿树有香椿、臭椿两大类，中国人是人类中最早食用香椿者，主要是食其嫩芽，所以它有"树上蔬菜"之称。香椿芽有椿芽、椿芽儿、香椿头、椿头、椿巅等多种名称。嫩枝上的香椿叶也可供蔬食，《本草纲目》记述椿树"嫩叶香甘可茹"。因此，香椿虽主要指香椿芽，但有时也包括香椿叶。香椿既可单独烹饪，也可与其他食物同烹调。清光绪十九年（1893）进士、曾任清朝皇宫藏书楼"文渊阁"校理的薛宝辰，崇尚素食，其所撰《素食说略》载述："香椿以开水淬过，用香油、盐拌食，甚佳；或以香油与豆腐同拌，亦佳。白椿瀹过，以油、盐拌食，尤清香而腴。"

中国古人在采用香椿蔬食过程中，发现它还有开胃、改善食欲、清热解毒、止血固精、止赤白带、利尿等药用价值。以新鲜香椿芽捣汁搽面，经过一段时日，能滋润皮肤、养颜美容。香椿叶捣成糊，外敷于跌伤处，能消肿止痛。

科研报道，香椿属楝科多年生落叶乔木，其芽和叶含丰富蛋白质，特别值得称道的是其中亮氨酸、异亮氨酸、赖氨酸、胱氨酸、丙氨酸、酪氨酸、苏氨酸、缬氨酸、天冬氨酸和丝氨酸的含量显著高于其他许多蔬菜。香椿还含有丰富的磷和锌，而钠含量低，都是其优点。此外，它还含有多种维生素、糖类、叶绿素、纤维素等，也对人体产生相应的保健作用。

香椿所含香椿素，是挥发性芳香族物质，中国古人食用香椿后，体验到其能改善食欲，现代科研发现，主要是其芳香类物质所产生的作用。香椿含维生素 E 和某些激素成分，能滋润皮肤、延缓衰老。有报道认为它们还可能有助孕作用，值得有关学者验证。

香椿在萌芽初期，含有微量硝酸盐，随着时间的推延，椿芽里的硝酸盐含量也逐渐增多，因此，食用椿芽最好在其萌芽初期；采下的椿芽不可放置太长时间，以避免其中硝酸盐转化为致癌的亚硝酸盐。为消除椿芽里的硝酸盐、亚硝酸盐，可将其放入沸水中汆烫五六分钟以确保食用安全。再者，香椿芽或香椿叶，最好不要腌制食用。有过敏体质者不宜食香椿。另有报道称，孕妇早期应慎食香椿，避免可能发生流产，惜未细述何以致之。

香椿除了可供人类作蔬食，其木材也有很好用途。香椿树之主干高耸挺直，质地密实坚固，不易裂开，可做栋梁；再者，其木质纹理细腻美观，还略带芳香，被誉为"中国桃花心木"，是制作家具的良材，堪称"物尽其用"！

荠菜

·济济而生·

当今，在人们的蔬菜品种中，荠菜称得上是佼佼者。然而，早先自然界天然生长的荠菜，只是很普通的一年生或二年生之野草，很容易生长，世界上许多地方都有它的踪迹，常出现在旷野、田埂、路边、庭园、屋旁，唐代诗人白居易《早春》中的"满庭田地湿，荠叶生墙根"，正是对它生长环境的一种写照。

荠菜植株伏地而生，叶密成丛，《本草纲目》载述："荠生济济，故谓之荠。"济济，即是众多之意。"济"字的三点水偏旁被草字头偏旁取代，就成为"荠"字了。该书对荠菜别名"护生草"还引述解释为夜晚点油灯时，用荠茎作"挑灯杖"，能避免蚊虫和飞蛾骚扰而具"护生"作用。荠菜的地米菜、鸡脚菜、菱角菜、清肠草等其他别名，其得名大概各有其缘由。荠菜的英文名称说来也很有趣，它竟然是和含义为"牧羊人钱包"同一个英文词汇"shepherd's purse"。之所以发生此种情况，是因为有一类荠菜的果荚略呈三角形，体积虽很小，但形状据说有些类似古代小亚细亚、欧洲某些地区一些民族牧羊人的钱包，故借用其名。

中国先民在很古老的年代就已采食荠，并且体验到其味甘美。春秋时期，《诗经》已把荠菜甘美之味作为其他食物滋味的对照，如《诗经·邶风·谷风》载"谁谓荼苦，其甘如荠"。食过荠菜的人，对其真切滋味，自会有一种亲身体验，陆游就曾赋诗《食荠》，抒发他在异乡品尝到当地美味荠菜而"忘归"家乡的高兴心境，诗曰："日日思归饱蕨薇，春来荠美忽忘归。"而早在西晋时，文学家夏侯湛因赞赏荠菜生长特点——越冬耐寒沉潜，入春繁茂成长，专门为之作《荠赋》，留下了"见芳荠之时生，被畦畴而独繁。钻重冰而挺茂，蒙严霜以发鲜"之名句。

中国古人采集荠菜，既可单独炒食，还可将其剁碎做馅或煮羹，《尔雅》最早载说："荠味甘，人取其叶作菹及羹亦佳。"菹（zū），含义为切碎（菜、肉）。可见现今大众喜爱的荠菜羹、荠菜馄饨、荠菜饺、荠菜炒年糕等美食，其来有自。

中国历代人民在取荠菜作蔬食的过程中，发现它对人体有益胃、清热、明目、利水、止血等作用，可作为吐血、咯

荠

血、便血、月经过多、麻疹患者等的辅助食疗。取洗净鲜荠菜
60~120克，加水煎汤，可用于鼻出血、牙龈出血者内服治疗。
洗净鲜荠菜 30~60 克、红糖 30~60 克，置于锅内微炒后，加水
煎服，可治疗产妇腹痛。取洗净荠菜根与车前草各 50 克煎汤
内服，可作肾炎水肿患者的辅助治疗。

根据现代科学知识，荠菜所含成分繁多，主要有荠菜酸、乙酰胆碱、季铵化合物、橙皮苷、类黄酮物质、二硫酚硫酮、蛋白质、脂肪、糖类，以及多种维生素、矿物质（钾、钙、铁、钠、锌、硒等）、胡萝卜素、叶绿素、山梨醇、纤维素等。

实验证明，荠菜酸能缩短凝血和出血时间，故有止血作用；乙酰胆碱和季铵化合物能降低胆固醇；橙皮苷能提升维生素 C 含量，并有助于抗菌消炎、防治冻伤、糖尿病和白内障；类黄酮物质有助抗氧化，延缓细胞和机体衰老；荠菜纤维能促进肠蠕动，有助于防便秘。荠菜属于有良好抗癌作用的十字花科植物，它所含二硫酚硫酮和硒有抗癌效用。

需要提及的是，有人经动物实验发现，荠菜具有促使子宫收缩的作用，因此孕妇不宜多食，以避免可能引起的流产或早产。但总体而言，食用荠菜对人体有多方面保健作用。自然界野生荠菜的茂盛期，主要在农历三月，中国古代民间谚语"阳春三月三，荠菜当灵丹"，看来有一定道理。

马兰 ·杂处漫生·

不知马兰入晨俎，

何似燕麦摇春风？

——陆游《戏咏园中春草》

　　在中国人的诸多蔬菜里，马兰和荠菜本属于很平常的野菜，却因别有一番滋味而成为人们颇为喜食的蔬菜。

　　马兰为多年生菊科植物，对生长环境的条件要求不高，生长性很强，中国中部和南方广大地区的山坡、旷野、湖畔、路旁、田边等处都能生长，所以在许多地方几乎常有它们的踪迹，因而在各地也就有着不同的名称，其中，"马兰"为常用之名。古代汉文，"马"字的含义之一是表示"大"，所以《本草纲目》中记载马兰"其叶似兰而大"，故称为马兰。此外，它还有马兰菊、田边菊、路边菊、马兰头、马拦头、拦路生等别名。田边菊和路边菊之名，是因马兰花似菊花，生长于田边、路旁。关于马兰的别名马拦头和拦路生，据说是因马喜吃马兰，马行走之处若看到有马兰生长则停步不前而猛吃马兰。对此，明代作家、画家、进士王磐（1470—1530）撰述的《野菜谱》画有马兰简图，并写道："马拦头，拦路生，我为拔之，容马行。"

中国人采食马兰的历史相当久远，可能早在远古"神农尝百草"年代的先民就已食用了。在中国现存古代文献里，秦代的《田律》曾简略提及马兰，似乎是最早见载者。在中华民族的生活史上，马兰是一种兼可作蔬、救饥和药用的野菜。

朱橚《救荒本草》中收载了马兰作为救荒食物之一，简要介绍了消除其辛味及烹调法。清代王士雄《随息居饮食谱》赞赏马兰"嫩者可茹、可菹、可馅，蔬中佳品，诸病可餐"。清代顾景星《野菜赞》也介绍将马兰"（用）盐汤汋过，干藏、蒸食，又可以作馒馅"。

唐代陈藏器较早记述了马兰治疗瘀血之功效。其后，中医文献记载了食用马兰具有清热、利湿、消肿、解毒及治呕血、咽喉肿痛等作用。民间还将马兰用于某些病症的对症外治，如鼻出血者，将洗净的鲜马兰榨汁滴鼻以止血；缠腰火丹（腰肋间疱疹性皮肤病，即带状疱疹）者，将洗净的鲜马兰捣成泥状外敷局部治疗；乳腺炎者，用洗净的马兰捣烂后，外敷局部消炎；用马兰煮汤外洗痔疮等。

马兰品种颇多，主要分为红梗和白梗两大类，两者均可熟食或生吃。马兰的草酸含量虽低于菠菜，但生吃马兰，最好先用开水汆烫 2~3 分钟，再用冷开水冲洗，以消除其辛涩味，然

马兰

后加佐料、配料拌匀作凉菜。

　　根据现代科学知识，马兰所含成分因品种不同而不尽一致，但总体而言，都含有蛋白质、脂肪、糖类、纤维素、叶绿素、胡萝卜素、维生素（B_1、B_2、C、E）、矿物质（钙、磷、钾、钠、镁、铁、锌、硒等）、挥发油（主要为乙酸龙脑酯、甲酸龙脑酯、酚类、萜烯等）。据报道，马兰含有 17 种氨基酸，其中 7 种是人体必需氨基酸。马兰含有较多胡萝卜素、维生素 C、维生素 E 以及硒，有助于延缓人体衰老，并可提高免疫力和防癌。马兰的钙、磷、钾、镁、铁、锌、硒含量均高于菠菜，并且其钙、磷、铁均较易被人体吸收，因而对人体的骨骼、血液等有较好的补益作用。马兰的龙脑酯和萜烯能消炎，前者还能镇痛。其酚类物质有助于消除人体自由基、抗衰老、美容、抑制动脉粥样硬化、抑制病毒和防癌等。

马兰含大量钾元素，固然能补充人体对钾的需要，但若进食大量马兰，将增高血中钾浓度，导致超过肾脏排泄钾的功能，反而对人体造成危害，因此，在短时间内，不可进食过多马兰，肾功能减退者更应慎食或暂不食马兰。孕妇也应慎食马兰。

菠菜 · 『红嘴绿衣』 ·

嘴上红飘一点，
身上绿蔓千茎。

——杨恩元《西江月·
咏菠薐》

"嘴上红飘一点，身上绿蔓千茎，鲜鲜寒俎荐菠薐，味兴晚菘同永。"这是清末进士杨恩元（1875—1952）所写《西江月·咏菠薐》的上阕，此处虽未引录全词，但词作者对菠薐菜形、色、味的赞赏之情，已跃然纸上。

菠薐菜即菠菜，为一年生或二年生藜科草本植物，原产地波斯（即今伊朗），所以也称"波斯草"，这两种汉文菜名均非原产地固有含义。据说菠菜最先被引种到印度、尼泊尔，6世纪传播到阿拉伯国家，13~14世纪传到欧洲一些国家，18世纪传到北美地区。菠菜是怎么传入中国的？明代《本草纲目》引唐代《刘宾客嘉话录》说："菠薐种出自西国，有僧将其子（带）来，云本是颇陵国之种，语讹为波陵耳。"而"颇陵国"在何处？菠薐菜何时引种到中国？未见文献详述。《唐会

明·刘文泰等

《本草品汇精要》

菠薐

要》认为，（唐）太宗时尼泊罗（尼泊尔）献波薐。后来，"波"字加上草字头（艹）成为菠薐菜。

菠薐菜也简称菠薐，因根部红色，故有红根菜、赤根菜、鹦鹉菜、珊瑚菜等别名。中国古人食用菠菜，发现它有通血脉、利五脏、止渴、润燥、通肠、解酒等作用，根部功效尤良，认为久病、痔疮、便秘者宜常食。

现代科研报道，菠菜富含蛋白质、脂肪、糖类、β-胡萝卜素、维生素C等，是居胡萝卜之后含有较多β-胡萝卜素的蔬菜，因而有良好的抗氧化、延缓衰老、减少发生视网膜退化及防治夜盲症的功用。菠菜的赖氨酸与色氨酸含量相对较高，对促进人体（尤其儿童）生长发育、预防皮肤病和抑郁症、调节情绪、改善睡眠等均有助益。

菠菜味涩，主要是含多量草酸所致。草酸与钙或铁或镁结合后，形成难以溶解的草酸盐，既妨碍人体对钙、铁等物质的吸收利用，还可能在人体内产生结石。中国历来的菜谱里，菠菜和豆腐同烹调是常被采用的做法，并且曾有过一些雅名，清代文学家袁枚在《随园食单》中说："菠菜肥嫩，加酱水、豆腐煮之，杭（州）人名'金镶白玉板'是也。"可是，根据现代营养学知识，未经消除大部分草酸的菠菜，同豆腐一道烹调，殊为不妥。为了尽可能多地除去菠菜中的草酸，烹饪前先把菠菜放入沸水中余烫一二分钟，捞出沥干后，再同已基本烹饪好的豆腐略加烹调，即可放心食用。

茼蒿

·「无尽菜」·

渐觉东风料峭寒，青蒿黄韭试春盘。

——苏轼《送范德孺》

茼蒿是一种具有特殊气味的植物，原产地主要在地中海沿岸，中国也是它的发源地之一。茼蒿为一年生或二年生菊科草本植物，其花有些像野菊花，并能散发近似菊花的芳香，所以，生长在地中海沿岸的茼蒿，主要被人们作为一种观赏植物。

生长在中国的茼蒿，它从很古老的年代起便被人们作为蔬菜食用，古人依据它有类同于"蒿"之清气，颇长一段时期里称它为"同蒿"或"同蒿菜"。因它是草类植物，后来，"同"字加上草字头（艹）而成为"茼蒿"或"茼蒿菜"。此外，古人还根据茼蒿有些类似菊花的芳香，所以又有菊花菜、菊花蒿等名称；另外，它还有蓬蒿之别名。茼蒿易于生长繁茂，其上部嫩叶被剪、摘之后，下部叶腋处又会萌发新芽，并继续生长出叶子，人们又可再次剪、摘烹食，在其生长期里，能重复剪、摘数次，所以它又有"无尽菜"之美名。

茼蒿的特殊气味，有人喜欢，有人则否，不过，前者似乎居多，这从一些古诗中可以得到佐证。例如，苏轼《送范德孺》写道"渐觉东风料峭寒，青蒿黄韭试春盘"，诗句中的青蒿实际上是指茼蒿；陆游《初归杂咏》写道"小园五亩剪蓬蒿，便觉人间迹可逃"。这两首诗反映了两位诗人彼时彼地取食茼蒿相异其趣的意境。

现代科研报道，茼蒿含有多种对人体有益的成分，如胡萝卜素（多量）、叶绿素、叶红素、叶酸、维生素（B_2、C、K等）、矿物质（多量钾和钠、钙、磷、铁、锌、硒等）、氨基酸（丝氨酸、苏氨酸、脯氨酸等十数种氨基酸），以及特殊香味的挥发油、胆碱、纤维素等。茼蒿属低脂肪、低热量蔬菜，具有辅助缓解头胀、促进消化、除口臭、排出浓痰、改善贫血、疏通便秘、减少尿频等食疗作用。古人认为体质虚寒而腹泻者，应慎食或暂不食。

烹饪茼蒿，熟得快，而它所含挥发性物质遇热却极易挥发掉，所以茼蒿不可长时间加热。为避免茼蒿的挥发性成分损失太多，最好是把它放沸水里汆烫 2~3 分钟后捞出，然后拌佐料和食用油进食。

把茼蒿作为火锅的一种蔬菜食料，能促进对鱼类、肉类蛋

明·刘文泰等

《本草品汇精要》

同蒿

白质的消化，使之更易被人体吸收和利用。但是，如前所述，茼蒿中的挥发性有益物质，遇热很容易受损失，所以把茼蒿放入火锅汤里后，煮 2~3 分钟即宜取出拌佐料食之，故它有火锅的"速配蔬菜"之称。

茼蒿所含茼蒿素，具有抗拒虫食的活性成分，虽然它有此特性，但有的菜农为使茼蒿有好的"卖相"和增加产量，在栽种、出售过程中给它施用违规农药。食品安全检查者发现，茼蒿的叶基部位是最易残留农药之处，所以在烹饪茼蒿之前，须把其叶基摘除，并且要仔细冲洗干净。

烹饪蔬菜，其中不少成分被溶解在汤里，从营养学角度，通常是主张蔬菜汤不要弃而不食，但也不尽然，有的蔬菜汤里，因含有过多草酸或其他某些不利于人体的成分，所以不宜食用。茼蒿的钠含量相当高，其菜汤也不宜食。患肾炎者更应忌食茼蒿。

苋菜

·补血益眼·

苋菜是中国古人在很早的年代就开始食用的植物，汉代初期，中国最早解释词义的专书《尔雅》载有"蒉（kuài）"，注释为"赤苋"，后来的学者进一步解释说："赤苋，一名蒉，今苋菜之赤茎者也。"

苋菜也称米苋，为苋科一年生草本植物，有绿苋、赤（红）苋、彩苋等品种，生长特点与形态特征为梗直立，分枝少，任其生长，则茎高叶茂，易被看见。所以宋代学者陆佃在《埤雅》中谈到，"苋"字的由来是因为苋之茎叶，皆高大而易见，故其字从见，指事也。

中国古人以苋作蔬食之后，逐渐体验到它对人体的某些保健作用，尤其是"苋实"（苋菜子）的功用似乎更被重视。所以在现存古代最早的中药学专书《神农本草经》里，没有写到苋菜叶和茎，只记载了"苋实"，说它"味甘寒，主青盲，明目除邪，以利大便"。中医学所说的"青盲"，是指眼球外观无异常而视力逐渐减退乃至失明之症。正因苋菜子的明目功效，所以清代医学家王士雄在《随息居饮食谱》中记载，古人所造"苋"字，是因为人食用苋菜子之后，能使眼睛更看得见，所以"苋"字结构中有"见"字，他深深感佩"古圣取义之精"！

然而，苋菜对人体的保健作用并不限于苋菜子。中医学认为，食用苋菜的叶、茎、根，具有清热、利窍、通血脉、利大小便、助麻疹透发等作用。以洗净新鲜苋菜根捣烂外敷未破皮之伤处，能消肿止痛，外治跌打损伤；用苋菜煎汤外洗患处，能止痒，治疗漆过敏性皮炎。此外，古人还将洗净的新鲜红苋菜捣烂，外敷于指甲染红，北宋苏颂记述："紫苋茎叶通紫，吴人用染爪。"所谓"吴人"，是指以苏州为中心及其周围地区的居民；"染爪"，即是染红指甲。

现代科研报道，苋菜所含营养成分，因品种不同而不尽一致，总体而言，大部分与其他蔬菜相近，但有它的不同特点。人们通常认为，菠菜是营养价值很高的蔬菜，但苋菜有若干优于菠菜之处，以矿物质含量而言，苋菜的铁和钙都明显高于菠菜，并且较易被人体吸收；苋菜还含维生素 K，所以是贫血和失血者、临产孕妇和产妇、骨折者、接受手术者等的辅助食疗良蔬，因而有"补血菜"之誉。

苋菜富含镁，是它的又一特点，镁对人体有多种重要作用，诸如激活体内多种酶，维持核酸结构稳定性，抑制神经兴奋，参与体内蛋白质合成，调节肌肉运动与体温，提高人体抗病能力与防癌功能等。

研究者认为，糖尿病、肾炎、甲状腺功能亢进、肿瘤等病患，体内镁被过多排去或耗损，进食苋菜能补充缺失的镁。糖尿病患者补充镁，能改善其糖耐量，减少胰岛素用量，对控制血糖有帮助。苋菜富含镁，对维护冠状动脉与心功能有密切关系，并且它低钠，所以适合心血管疾病患者食用。

胡萝卜素对维护人体视力有着重要作用，苋菜含有可观的胡萝卜素，中国古人对苋实明目功效的体验，由此获得了有力的佐证。

此外，苋菜所含糖类、氨基酸、维生素（B、C、E等）、矿物质（磷、锌、硒等）以及叶绿素、纤维素，也能对人体分别产生保健功效。

肾功能不良者，肾的排钾作用下降，因此肾病患者应少食或暂不食含钾量高的苋菜；苋菜有润肠作用，大便溏薄或腹泻者，也应少食或暂不食苋菜。

蕹 菜

· 『南方之奇蔬』 ·

蕹菜味甘，平，无毒。

——《嘉祐本草》

　　"南方之奇蔬"，是西晋文学家、植物学家嵇含，于公元 304 年撰成的《南方草木状》一书中，对在水中生长旺盛的蕹菜的赞誉。蕹菜得名由来，说法不一，明代《本草纲目》所述比较符合实况，书中写道："蕹与瓮同，此菜唯以瓮成，故谓之瓮。"并说在春天把上一年收藏于土窖中的蕹菜种，取出后"瓮以粪土，即节节生芽"。《本草纲目》所述"瓮"菜之名，因是草类植物，据此推想，"蕹菜"的"蕹"字，是"瓮"字的"土"字被去掉后，换上草字头（艹）而成。

　　上述史料，足以否定有些人认为中国原产蕹菜由外国传入的不符实情论述，其中如北宋福建人范正敏《遁斋闲览》牵强附会之论："瓮菜本生东夷，人用瓮载其种归。"又如清朝康熙年间进士陈大章《诗传名物集览》也是牵强附会载述："瓮

清 · 吴其濬

《植物名实图考》

蕹菜

食物记——食海拾趣，人间百味

菜，蔓生……自番舶以瓮带来，故名。"

据植物学知识，蕹菜为旋花科一年生或多年生草本植物，在潮湿环境很容易生长，耐炎热，再生力强，存活于春末至秋末，中国南部、东南部、西南部地区和东亚、南亚等地区为主要起源地。蕹菜因生长于水中或栽种于陆地而有水蕹和旱蕹两大类。蕹菜茎中空，通常称空心菜。其别名有通菜、蓊菜、瓮菜、藤藤菜、藤菜等。

中国长江以南大多地方出产蕹菜，但出产于福建的似早有盛名，陶谷在所撰《清异录》中记述"蕹菜出闽中"。长期生活于北宋陕西和京城河南开封的陶谷，在撰著中特别写道"蕹菜出闽中"，表明至迟在距今1000多年前，福建（闽中）出产的蕹菜已相当驰名了！1935年出版的《最新厦门快览》记载，厦门市思明南北路在填土铺成道路前，原有一段名为"长寮河"的小河，因河中生长繁茂蕹菜而被趣称为"蕹菜河"。对此，清朝光绪年间福建籍举人王步蟾《鹭门杂咏》收载所写诗句："瓮菜青青瓮菜河，河滨小户利偏多。每当夏始春余候，撷叶搴茎涉绿波。"厦门早年也称鹭岛。

蕹菜可供食用期长，烹饪蕹菜，茎和叶最好分别操作（因茎和叶被炒熟或煮熟时间不同）。笔者所知，家乡福建长汀客家通常做法是蕹菜摘下叶的茎，切成段用佐料单独炒熟食，摘下的叶子洗净后投入沸水中烫熟捞出，拌以酱油、芝麻油（或其他食用油）食用。此种烹调法暗合现代科学所知可除去蕹菜中多量草酸。中国人自古取蕹菜作蔬食，除了助餐与营养，发现它还具有清热、解暑、解毒、利尿、润肠、通便等作用。

现代科研报道，蕹菜所含成分，有亮氨酸与赖氨酸等数种氨基酸、糖类、叶绿素、叶酸、维生素（A、B_1、B_2、C、E）、矿物质（钙、磷、钾、钠、镁、铁、硒）、膳食纤维、木质素、草酸等。蕹菜含较多量草酸，不宜和牛奶同食。

有报道说，将新鲜蕹菜茎焙极干，研成细末，与适量茶子油拌成糊，涂搽于带状疱疹患处，每日二三次，据说 5 日左右对局部症状有一定缓解。此法似可供带状疱疹患者参考。

莼菜

·美味润滑·

思乐泮水，薄采其茆。
——《诗经》

杜甫《秋日寄题郑监湖上亭三首》曰："羹煮秋莼滑，杯迎露菊新。"苏轼《忆江南寄纯如五首》曰："若话三吴胜事，不惟千里莼羹。"以上两首诗都有咏莼之句，前者还特别赞赏了食莼的润滑之感受。

中华大地的中部、东南部和西南部是莼菜的主要起源地，黄河中、下游以南以及云南、广西、广东、福建、山东等有湖泊池沼的地区，多有莼菜生长，而以西湖、太湖所产的莼菜尤为驰名。如今，亚洲、大洋洲、北美洲、非洲等许多地方，也有着莼菜的踪迹。

莼菜为莼菜科多年生水生草本植物，中国古代称为茆或蓴（chún，莼的异体字），或称水葵。早在《诗经》中已有"思乐泮水，薄采其茆"的诗句，三国时代陆玑《毛诗草木鸟兽虫

鱼疏·薄采其茆》注释说：“茆与荇相似……叶可生食，又可煮，滑美。江南人谓之莼菜，或谓之水葵，诸陂泽中皆有。”

自古以来，莼菜是中国人喜爱的食物，古代突出的实例，吴郡（苏州地区）人张翰为了食到故乡莼菜，不惜辞去外地官职，返回家乡吴中（苏州地区）重享莼菜等之美味。《晋书·张翰传》记述：“……翰因见秋风起，乃思吴中菰菜、莼羹、鲈鱼脍，曰‘人生贵得适志，何能羁宦数千里以要名爵乎？’遂命驾而归。”后来，由此衍生了表示思乡而辞官的“莼羹鲈脍”和“莼鲈之思”的成语。中国古人对莼菜的推重，还见载于南北朝时期贾思勰的《齐民要术》，作者高度评价说：“茆羹之菜，莼为第一。”茆（mào），指可供食用的水草或野菜。

莼菜的得名，是缘于它的嫩茎像细丝，“莼”字结构中的“纯”字，含义之一是“丝”，所以莼菜又名莼丝。莼菜的茎、叶含丰富的胶质，性能润滑，具有类似葵菜一样润滑的特性，所以莼菜别名水葵、凫葵、露葵，三者均有“葵”字。莼菜另一别名“马蹄草”，李时珍说是因其叶形似马蹄。此外，莼菜还有水莲叶、湖菜等名称，大概也各有其依据。

供食用的莼菜，通常采其尚未露出水面的卷叶及嫩梢。取莼菜和大米合煮成的蔬菜粥，有清香嫩滑的口感。但是，莼菜没有其他明显的滋味，它宜和鱼、虾或其他食物共烹调方能产生不同的滋味，诸如鲈鱼莼菜羹、鲫鱼莼菜羹、莼菜银鱼羹、莼菜鱼丸汤、莼菜香菇冬笋汤、虾仁拌莼菜等。

中国古人食用莼菜，体验到它对人体有清热、解毒、醒酒、逐水、消肿、止呕、通肠等效用。鲫鱼莼菜羹很适合作为糖尿病患者的辅助食疗菜品。新鲜莼菜洗净，捣成糊状，可用于未溃烂的疔疮的外敷治疗。

根据现代科学知识，莼菜生于池塘或河湖中，是睡莲科多年生宿根水生植物，根茎匍匐生长，茎细长如丝，叶背分泌的透明状黏液属多糖物质，具有降血脂、降血糖和抗肿瘤的作用。莼菜富含维生素 B_{12}，对巨幼红细胞贫血及恶性贫血患者，可作为辅助食疗。莼菜还含蛋白质、胡萝卜素、维生素 C、钙、磷等，它低脂、低糖、低热量，不含胆固醇，适宜高脂血症、高血压、糖尿病患者及减肥者食用。莼菜豆腐西红柿汤，兼有三种食物所含之营养成分以及西红柿的番茄红素和酸味，对妊娠早期反应所出现的恶心、呕吐、食欲下降、嗜酸等症状，有良好的缓解与改善作用，是妊娠早期的良好食谱之一。中医学认为，莼菜性寒而滑，体质虚寒者、月经期妇女、大便溏薄者不宜多食。

莫道农家无宝玉，遍地黄花是金针。

——苏轼

黄花菜为百合科多年生草本植物，作蔬菜食用主要是其花蕾，因其花朵多为黄颜色而得名。一种花蕾细长似针，又称金针菜。

文献记载，中华大地是黄花菜原产地之一，它对土壤适应性强，比较耐干旱、耐寒、耐半阴。中国人栽种黄花菜作蔬食，历史久远。人们虽然主要以其花蕾作蔬菜，但并不局限于此，明代朱橚《救荒本草》就曾指出金针菜的花、叶、芽都是"嘉蔬"。黄花菜既可单独烹饪成数种有特色的素食，更可与其他食物搭配烹调出名目繁多的菜式菜谱。唐代以降，中国海员出海航行，在携带的食物中，晒干的黄花菜和黑木耳是必备之副食品，这不仅是因为它们可长期贮存，携带轻便，更重要的是它们能在海员长期航行中提供多种营养成分，有助于维护海员身体健康。

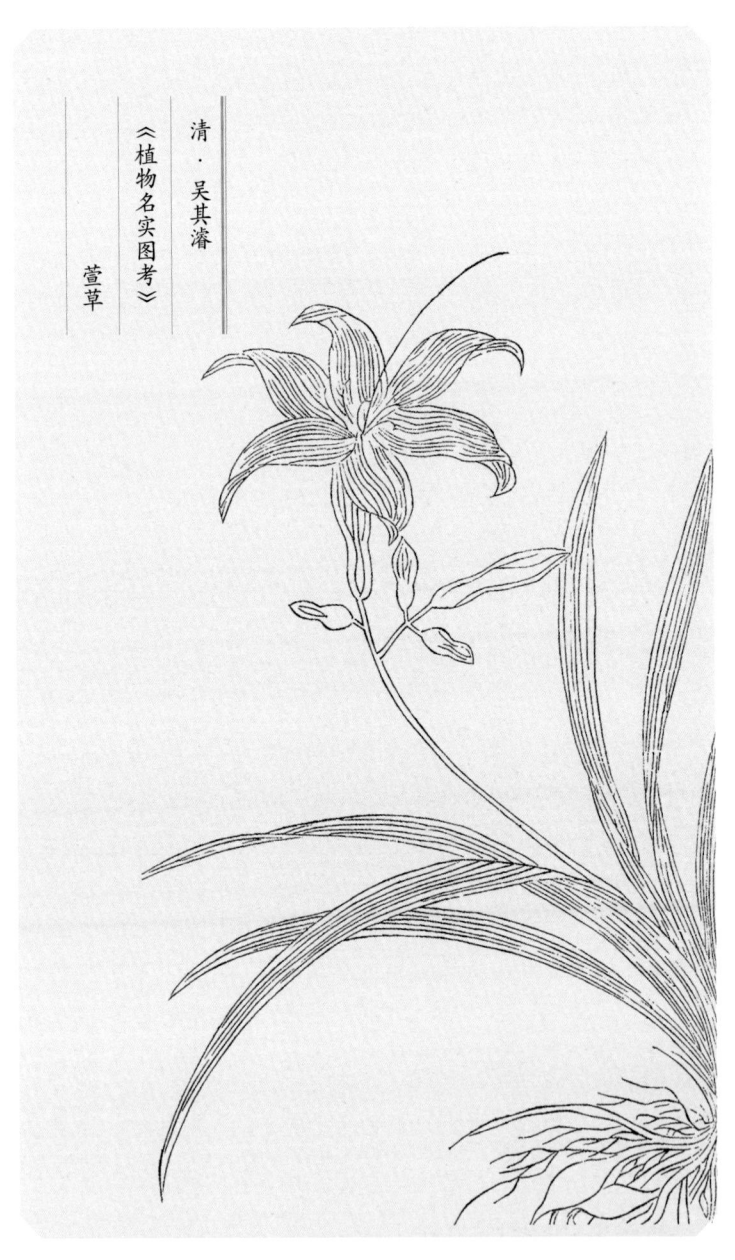

清·吴其濬
《植物名实图考》
萱草

食物记——食海拾趣，人间百味

中医学认为，黄花菜有健胃消食、补血止血、安神明目、促进乳汁分泌、清热消炎、利尿去湿等功能。有文献介绍：黄花菜 30 克，水煎，加适量红糖，早饭前一小时内服，连服三四天，可用于内痔出血的对症治疗；黄花菜、红糖各 30 克，煎汤内服，可防治感冒；还有，取新摘取的黄花菜花蕾 30 克捣烂，可用于乳腺炎的外敷治疗等。

现代科学研究得知，黄花菜的营养成分较多，它富含维生素 B_1、维生素 B_2、烟酸、胡萝卜素、蛋白质、膳食纤维，而维生素 E、钾、钙、镁、铁、锰、锌、磷、硒的含量也颇为可观。有报道说，它还含有黄体酮和生物激素。新鲜黄花菜维生素 C 的含量也较高。可见，黄花菜确实是一种良好的保健食物。孙中山先生在其著述和生前于不同场合演讲中，多次提倡人们应常食黄花菜、黑木耳、豆腐、黄豆芽，赞赏它们是寻常食品中的良蔬。

食用新鲜的黄花菜，有一点必须注意，就是应避免进食秋水仙碱，因为在鲜黄花菜花蕊中含有较多秋水仙碱，此种物质被食入后，会引发中毒，出现咽干、头昏、头痛、恶心、呕吐、腹痛、腹泻等症状，严重中毒者可能发生呼吸抑制、血尿、血便等。因此，新鲜黄花菜应摘去其花蕊，或者将它们放入沸水中余一二分钟，或者高温蒸之，以消除其毒性，避免中毒。经过加工的黄花菜干制品，已无毒性，故可安全食用。

黄花菜除了可供食用与药用，还可供观赏，它根系发达，有一定的保持水土作用。

花椰菜

·御癌佳蔬·

20 世纪 90 年代以来，不少报刊先后发表了蔬菜防癌功效排行榜，花椰菜（花菜）都名列前茅。它是很值得善加利用的蔬菜。

花椰菜为一年生或二年生十字花科甘蓝的变种，其花蕊白色或淡黄色者为白花椰菜，绿色者为绿花椰菜，两者泛称花椰菜，别名有花菜、菜花、芥蓝花、花甘蓝、球茎甘蓝等；绿花椰菜另有西蓝花、青花菜等别名。

花椰菜原产于地中海沿岸及荷兰、意大利、英国、法国等一些西欧国家沿海地区，后来逐渐被引种到世界许多地方。中国人引种花椰菜大约是在 19 世纪中期的清代，白花椰菜最先被引种到广东、福建与台湾沿海地区，绿花椰菜引进则较迟一些。成书于清光绪丙戌年（1886）的《闽产录异》较早记载了白花椰菜："近有市番芥蓝者，其花如白鸡冠。"《素食说

花椰菜

略》简述了花椰菜的形态特点和烹调方式："菜花，京师菜肆有卖者。众蕊攒族如球，有大有小，名曰菜花。或炒，或焊，或搭茨炒，无不脆美，蔬中之上品也。"

花椰菜主要供人们作蔬食，但也可作药用。17世纪末至18世纪30年代，荷兰医学家、植物化学家布尔哈夫（Herman Boerhaave，1668—1738）曾创制了若干品种植物的糖浆，其中有一种是取花椰菜花的花蕊和嫩茎榨汁，煮沸冷却后，加入蜂蜜调匀而制成花椰菜糖浆，用于治疗咽喉炎和支气管炎，据说能获得清咽、爽喉、润肺、止咳的功效。彼时，肺结核尚无特效药可治，花椰菜糖浆用于肺结核病患者润肺止咳，能取得一些效果，且价格低廉，因而曾被病家称为"穷人的医生"。

现代学者对花椰菜进行科学实验得知，它含有多种对人体有益成分，特别突出者如吲哚类化合物（包括芳香异硫氰酸苯乙酯和二硫基化合物），具有抑制肿瘤细胞增殖、诱导肿瘤细胞凋亡的效用，从而预防和减少胃癌、直肠癌、膀胱癌、前列腺癌、肺癌、乳腺癌的发生。花椰菜中的硒和 β- 胡萝卜素能阻止人体癌前期的细胞变异过程，遏制癌细胞生长。花椰菜所含 β- 胡萝卜素和类黄酮化合物等成分，还有抗氧化、延缓衰老、提高免疫力和肝脏解毒功能、降低发生血小板凝聚成块的概率、增强血管壁功能、减少心血管和脑部疾患等作用。花椰菜所含维生素 U，以及能杀灭幽门螺杆菌的萝卜硫素（绿花椰菜含量更多），有助于防治胃溃疡、十二指肠溃疡和胃炎，从而减少胃癌发生。花椰菜所含叶黄素，是保护眼睛视力的重要抗氧化剂。花椰菜中的可溶性纤维和纤维素，既减少肠道对胆固醇吸收，又促进其蠕动，防治便秘。

此外，花椰菜还含有多种矿物质（钙、磷、铁、钾、钠、镁、钼、锰等）、B 族维生素、维生素 A、维生素 C、维生素 K 等，对人体也都各有其营养保健价值。

花椰菜的无数小凹花蕊，易藏匿小虫或残留农药，烹调前应予以清洗，可将清洗后的花椰菜浸泡于淡盐水中 10 分钟左右，再用流动清水冲洗之后烹调。花椰菜虽富含水溶性 B 族维生素和维生素 C，但会因长时间水煮而流失，所以最好采用蒸或炒烹饪。还需要提及的是，花椰菜和其他芥类蔬菜含有少量干扰甲状腺利用碘质合成甲状腺素的物质，若长期连续进食较多量花椰菜，有可能发生缺碘性甲状腺肿大，因此，宜同时进食含碘食物予以弥补。

瓜果豆类

黄瓜

·低糖低钠·

园丁傍架摘黄瓜，
村女沿篱采碧花。

——陆游《秋怀》

20世纪90年代以来，看似很平常的黄瓜因被肯定为糖尿病患者的适宜食物之一，并且对人体具有良好的减肥效果，加上在其他方面的保健作用，所以越来越受到人们的青睐。

黄瓜为葫芦科一年生蔓生植物，品种颇多。通常较多见到的黄瓜品种，原产于印度，逐渐传播到西南亚及欧洲等地区。黄瓜传入中国，多认为是在西汉时期，张骞（？—前114）奉汉武帝之命，率助手与随从等，两度出使"西域"大宛、大夏等地多年，返回时把黄瓜种子带回到甘肃、陕西和其他中原地区栽种。后来，随着中国对外海路交通的发展，印度原产的黄瓜又经西南亚由海路传到中国南方地区。

"黄瓜"之名，并不是此种瓜最早的汉文名称，它从"西域"传入中国后，起初被称为"胡瓜"，后来改称"黄瓜"。

食物记——食海拾趣，人间百味

清·吴其濬

《植物名实图考》

胡瓜

文献上较常见载的说法是，319年，中国北方羯（jié）族人石勒（274—333）自称赵王，在中国北方一部分地区建立政权（史称后赵），他对人们把羯族称为"羯胡"极为恼怒，下令禁止其统治地区的任何人及事物出现"胡"字。因此"胡瓜"名称也不准用，人们转而根据它老熟时呈现黄色而改称它为"黄瓜"。后来，它又有"王瓜""青瓜"等别名。

黄瓜在从西域传入中国的历史过程中，曾有过一些趣闻。其中一度有以黄瓜命名的县城，《魏书》记述：北魏太平真君八年（447）置黄瓜县。有学者考证，上述黄瓜县的故城，相当于现今甘肃天水市西南25千米的地区。北魏时"黄瓜县"名称的出现，很可能是彼时该地方栽种黄瓜特别驰名的缘故。但在北周兴起（557）不久，"黄瓜县"之名称被废除。

黄瓜被引种到中国后，在颇长一段时期里属于稀罕之物。由于栽种在自然环境中的黄瓜，成熟结果通常为每年七八月间，皇帝、皇后等养尊处优者，在寒冷时期往往急于享用此美食，对此，中国古代有采用温室栽培黄瓜的办法。唐代诗人王建《宫前早春》曰："酒幔高楼一百家，宫前杨柳寺前花。内园分得温汤水，二月中旬已进瓜。"这反映了新春期间供应宫廷皇室享用瓜类美食的情况。据认为，诗中所说的瓜是指黄瓜，明代书画家、进士王世懋（1536—1588）在《学圃杂蔬》中写到的"王瓜"可供佐证，曰："王瓜，出燕京者最佳。其地人种之火室中，逼生花叶，二月初即结小实，中官取以上

明·刘文泰等
《本草品汇精要》

胡瓜

供。"引文里的"王瓜"即"黄瓜"的别名，"火室"即"温室"。

中国古人食用黄瓜，发现它有清热、解渴、利尿、通便、排毒、缓解咽喉肿痛等作用。另外，对皮肤未破损的烫伤，可用生黄瓜切片外敷局部治疗。

现代科研报道，黄瓜因品种不同，所含成分也略有差异，不过，它们均富含丙醇二酸，具有抑制糖类转化为脂肪的作用，有助于人体防止肥胖和减肥。黄瓜虽含葡萄糖、甘露糖、木糖、果糖等，但含量低，基本上不参与代谢，所以很适合糖尿病患者食用。黄瓜的上述特点，加之它的钠含量低，所以也是高血压、高脂血症、冠心病患者的良好食物。黄瓜头部的苦味，是葫芦科植物中特有的"葫芦素"（又名"苦味素"）所致，此种物质对人体的毒性甚为低微，却能提高人体免疫力和抗癌功能。黄瓜的纤维素能促进肠蠕动和通便，既防治便秘，又帮助排除体内有害物质。

黄瓜皮和嫩籽含多量维生素 C 和维生素 E，对维护人体细胞与组织的生机、延缓衰老，均有助益。人的面部或肌肤，每天用新鲜黄瓜汁涂抹，或者用捣碎的黄瓜泥涂敷二三十分钟后洗净，实行一段时日，将能使面部、肌肤柔嫩润泽，减少皱纹。

此外，黄瓜还含有蛋白质、胡萝卜素、维生素 B_1、维生素 B_2、维生素 B_{12}、烟酸，以及钾、钙、磷、镁、铁、锌、锰、

黄瓜

硒等，对人体诸多方面发挥其保健作用，如防治牙周病、减少脱发、防止指甲裂开等。

众所周知，黄瓜可生吃熟食，但为避免其维生素 C 等损失太多，烹饪黄瓜的时间不可太长。烹饪黄瓜时，若加少量醋，可减少维生素 C 的损失。如把黄瓜做成酸黄瓜，也能使维生素 C 得到较好的保存。

中医学认为，黄瓜属"凉性"食物，故胃肠虚弱、大便溏薄者不宜多食。

南瓜·「超级食物」·

20 世纪 90 年代以来，学者们研究和比较各种植物类食物对人体防癌、延缓衰老、减肥、美容、食疗等之功效，明确认识到南瓜是大有裨益者，他们先后撰文或著书予以报道和推荐，其中，史蒂文·普拉特（Steven Pratt）和凯蒂·马修斯（Kathy Matthews）合著的《超级食物：十四种将改变生命的食品》（*Super Foods RX：Fourteen Foods That Will Change Your Life*），于 2004 年 2 月登上美国畅销书排行榜，作者在书中推荐的 14 种超级食物名单里，南瓜赫然在目。

南瓜是一年生葫芦科草本植物，原产于中美洲和南美洲，约在 16 世纪传入欧洲，而后辗转传至南亚地区，之后，传入中国云南、广东、福建等地，进而再传播到中国大部分地区。由于它来自外国，所以称为番瓜，又因它先从中国南方传入，

故称为南瓜。此外，它还有"饭瓜"别名，可能是因它能代替粮食之故。

据科学实验分析，南瓜果肉含胡萝卜素、维生素（A、B、C、D、E等）、糖类、8种人体必需氨基酸、天冬酰胺、葫芦巴碱、类黄酮素、叶黄素、甘露醇、可溶性纤维、果胶、矿物质（铁、磷、钙、镁、锌、钴、硅等）。南瓜果肉颜色橙黄，科学研究发现并证实，黄颜色食物富含胡萝卜素和类黄酮素等物质，具有提升人体防癌、防心血管疾病、延缓衰老以及美容等多方面良好功效。18世纪，清代名医赵学敏（约1719—1805）在所撰《本草纲目拾遗》中写道："大凡味之能补人者独甘，色之能补人者多黄。南瓜色黄味甘……能峻补元气，不能以贱而忽之。"生活在两百多年前的赵学敏，并不知晓南瓜所含具体成分，但他从生活和医疗实践中，以"南瓜色黄味甘"特性，深信其"能峻补元气"之功效，强调"不能以贱而忽之"等论点，难能可贵。

人们对南瓜医疗价值的认识，也是经历由少到多、由浅到深的过程。中医学认为，常食南瓜有补中益气功效，内服南瓜子有驱绦虫作用。将捣碎的生南瓜肉或瓜瓤外敷疗疮、烫伤、创伤患处，有消炎、止痛作用。有人介绍，将南瓜蒂焙干研成粉末，外敷孕妇下腹部能治疗胎动不安，并可用于产妇乳头皲裂和溃疡的外敷治疗。近数十年以来，医学界发现，常食南瓜有保护胃肠黏膜和肝脏作用，对防治糖尿病和高血压有助益，

[日]岩崎常正
《本草图谱》
南瓜

食南瓜子对防治前列腺癌可能取得一些效果。把捣烂的生南瓜外敷面部，可减少面斑和皱纹，是天然美容佳品。

南瓜除了可炒食、煮食之外，还可制成南瓜馅蒸饺、南瓜糕饼、南瓜蜜饯等。《本草纲目拾遗》记载民间用南瓜制成的美食"素火腿"，曰："（农历）九十月间收绝大南瓜，须极老经霜者，摘下，就蒂开一孔，去瓤及子，以陈年好酱油灌入令满，将原蒂盖上，封好平放，以草索悬户檐下，次年四五月取出蒸食，即'素火腿'也。"赞其"味尤鲜美""开胃健脾"。

南瓜既然有如此多的食用和医疗保健价值，且被推荐为超级食物之一，是十分值得善加利用者。

丝瓜

·一物多用·

黄花褪束绿身长，
白结丝包困晓霜。

——赵梅隐《咏丝瓜》

"寂寥篱户入泉声，不见山容亦自清。数日雨晴秋草长，丝瓜沿上瓦墙生。"这是宋代诗人杜汝能《咏丝瓜》之诗句。由于丝瓜的生长特征和形态特色，以及可供人们蔬食、疗疾、美容、观赏、作生活用品等一物多用的特点，所以，千百年来，它不仅在中国不少文献里被载及，还在一些诗作、绘画中有所反映。

丝瓜是葫芦科一年生攀缘草本植物，其别名、异名不下20余种，诸如天吊瓜、天丝瓜、天络瓜、天罗絮、絮瓜、绵瓜、布瓜、洗锅罗瓜等。丝瓜依据瓜皮有无纵向棱角，主要分为有棱丝瓜和无棱的普通丝瓜两大类。

作为蔬菜，丝瓜可单独炒食、煮食，或与其他食物共同烹调，菜谱品种繁多，不胜枚举。丝瓜既提供人体某些营养物

清·吴其濬

《植物名实图考》

丝瓜

质，还对一些疾病具有防治作用。

中医学认为，丝瓜性味甘凉，有清热、消暑、化痰、生津、滑肠、利尿、消肿、通经络、行血脉与通乳汁等功效。可用于治疗咽喉肿痛、口舌干涩、产妇乳汁不通等病症。文献介绍，取粳米煮成粥后，加入新洗切的丝瓜和适量盐，再煮片刻，此种丝瓜粥可用于热性咳嗽辅助治疗。用丝瓜汁擦脸，每日1~2次，持之以恒，经一段时日后，有滋润面部皮肤、减少皱纹的作用。

老熟干燥丝瓜果实，去除外皮和种子之后，剩下"筋丝罗织"的粗纤维，称为丝瓜络、丝瓜筋、天罗线、千层楼等，中医用于治疗胸胁疼痛、腰痛、小便不畅、闭经等。丝瓜络以水煎汁后，取汁加适量蜂蜜内服，可作为尿路感染的辅助治疗。丝瓜络加工成的丝瓜炭，有止血作用。

丝瓜络质韧而柔，宋代诗人赵梅隐也写有一首《咏丝瓜》诗，曰："黄花褪束绿身长，白结丝包困晓霜。虚瘦得来成一捻，刚偎人面染脂香。"这首诗对丝瓜络作了生动的写照。丝瓜络无毒性，无异味，用它沐浴擦身，对皮肤兼有清洁和保健双重作用。用丝瓜络洗擦锅、盆等物品，有良好的去污力。陆游在《老学庵笔记》里，十分赞赏丝瓜（络）"涤砚磨洗，余渍皆尽而不损砚"之妙用。颇为有趣的是，丝瓜的英文名称之一，是由 dishcloth 和 gourd 两个词汇组成为 dishcloth gourd。前者含义为洗碟布或抹布，后者含义为葫芦科植物的果实。

丝瓜 （倪珊珊 绘）

中国和英国，都有人将丝瓜络用于抹洗用具，真可谓"不约而同"！此外，丝瓜络还是制作鞋垫的优良天然材料。穿丝瓜络垫的鞋子步行，脚底受到按摩，通气爽适，有助于减少足部疾患。

　　研究者实验报道，鲜嫩丝瓜含皂苷、丝瓜苦味素、黏液、胡萝卜素、维生素 B_1、维生素 C、干扰素诱生剂、瓜氨酸、葫芦素、食物纤维、磷、铁等。丝瓜络含木聚糖、木质素、甘露聚糖、粗纤维等。丝瓜皂苷有强心作用，能提高细胞活性，促进伤口愈合，抑制肠道对胆固醇的吸收。丝瓜苦味素有清热、健胃作用。丝瓜干扰素诱生剂刺激人体正常细胞干扰素基因产生的干扰素，具有抗细胞癌变和抗病毒感染的功效，因此能抑制食管癌、胃癌等的细胞增殖。但是，干扰素诱生剂不能耐受高温，所以烹调丝瓜的时间不可太长，以免受到太多破坏。木质素除了能抑制癌细胞增殖，还能提高人体巨噬细胞吞食致病菌的作用。丝瓜的食物纤维和黏液，对防治便秘甚有帮助。

丝瓜的热卡含量低，是减肥的良好食物之一，但因其有滑肠作用，体虚、大便溏薄者不宜多食，孕妇也须慎食。

苦瓜

·蔬中君子·

苦瓜生五岭，赖以解炎毒。

——释函可《苦瓜》

在人类食用之蔬菜中，苦瓜大概是一种很难引起人们兴趣甚至拒食的食物，一是苦味太重，很多人"不愿找苦吃"；二是它外表遍布许多不规则的瘤状疙瘩，给人以丑陋难看的视觉，所以它又被称为"癞瓜"。此外，它的叶子据说近似野葡萄叶，所以，苦瓜又得了"癞葡萄"的陋名。

其实，苦瓜是很值得赞赏的食物。苦瓜与其他食物共烹饪，其苦味不"连累"其他食物，故有"君子菜"之美名。清代学者、文学家屈大均（1630—1696）在《广东新语·草语·苦瓜》中写道苦瓜："一名'君子菜'，其味甚苦，然杂他物煮之，他物弗苦，自苦而不以苦人，有君子之德焉。"

苦瓜是葫芦科一年生攀缘草本，植物考古学者研究认为，苦瓜起源于亚洲热带地区，印度、东南亚某些地方的人民，栽

清·吴其濬

《植物名实图考》

苦瓜

清·吴其濬

《植物名实图考》

苦瓜

种苦瓜的历史久远。约在元代后期、明代初年，苦瓜被引种到中国广东、福建一些地方。元代学者、广东人陈大震和吕桂孙于元大德八年（1304）撰成的《南海志》，载有"苦瓜干"，表明至迟在其时或之前，广东人已食用苦瓜了。在广东，苦瓜还有"菩达"一名，据说是广东人对英文 bitter gourd（苦瓜）前一个词的广东话音译。

虽然，苦瓜曾被安上"癞瓜"等不雅之名，但另一方面，它却被冠以"红姑娘"之趣称。苦瓜老熟后，其瓜瓤呈红色，有些地方的方言，例如广东话，"瓜瓤"与"姑娘"读音近似，因而把"红瓜瓤"谐音为"红姑娘"了。

苦瓜被引种到中国之初，大概是果实之味太苦，食用者不多，荒年时不得已才用它充饥，所以，朱橚《救荒本草》将苦瓜列为救荒食物。徐光启《农政全书》收载《救荒本草》之苦瓜内容后，写了一段"按语"："南中人甚食此物，不止于瓤；实青时采者或生食，与瓜同用，名苦瓜也。青瓜颇苦，亦清脆可食耳，闽广人争诧为极甘也。"看来，中国古人食苦瓜，起初一般只食味甜之瓜瓤，所以徐光启写了此段按语。

苦瓜作为蔬菜，它还具有某些食疗功效。中医学认为，初成熟的青色苦瓜，性味苦寒，对人体有清热、明目、通便等作用；老熟的橙色苦瓜，性味甘平，对人体有滋养作用。

现代学者研究得知，苦瓜果肉中富含苦瓜苷、苦瓜素，其中类胰岛素活性物质，在人体内能激活胰腺分泌胰岛素，促进

糖分解，对糖尿病患者产生降血糖作用，因此有学者称之为"植物胰岛素"。苦瓜素对唾液腺产生刺激作用，能促进其分泌，从而缓解糖尿病患者的口干、口渴症状。苦瓜糖分低，因此是很适于糖尿病患者辅助治疗的食物。

苦瓜果实中所含奎宁物质，对兴奋的体温中枢有抑制作用，有助于解热、消暑、去痱子。苦瓜所含多肽类物质，能激活、提升人体免疫功能，并且还能抑制肿瘤细胞增殖。苦瓜富钾、低钠、低脂，也很适于心血管疾病患者食用。

食用苦瓜，为减少其苦味，可将苦瓜和辣椒（不是甜椒或灯笼椒）同烹饪，做法是将苦瓜挖除瓜瓤切条；辣椒清除辣椒籽切条，两者用适量油、盐同炒熟，然后加适量糖稍炒即成，此种做法的苦瓜辣椒菜肴，苦味和辣味都减轻，别有一番滋味。

关于食苦瓜的影响，有报道说美国学者凯里（Kelley）博士，1998年从苦瓜中提取到一种物质，能阻止人体肠道对脂肪的吸收。有学者把此种物质称为"高能清脂素"。但也有学者认为，苦瓜中的"高能清脂素"含量仅0.4%左右，经烹饪后，此种"高能清脂素"也遭到一定损耗，其清脂作用似甚微小。

此外，有学者给妊娠大鼠进行苦瓜汁灌肠实验，结果导致子宫出血，因此认为孕妇不宜吃苦瓜。苦瓜利肠道，大便溏薄者也不宜多食苦瓜。但是，除苦瓜禁忌者之外，其他人适合进食苦瓜，益处多多。中国自古以来有"良药苦口"的名言，苦瓜则是味苦之良蔬也。

冬瓜
·减肥美肤·

可荤可素者，蘑菇、鲜笋、冬瓜是也。

——袁枚《随园食单》

现今，每年夏秋季节，许多地方的硕大冬瓜纷纷登场上市，其实在中国古代，便已有它的踪迹，《神农本草经》称之为"白瓜"。李时珍引前人的记载说："冬瓜经霜后，皮上白如粉涂，其子亦白，故名白冬瓜。"

冬瓜何以有"冬"字？李时珍认为"以其冬熟也"，这大概是在他生活的那个时代，冬瓜主要是在冬天成熟结果。根据北魏《齐民要术》的记述：冬瓜（农历）正、二、三月种之。若十月种者，结瓜肥好，乃胜春种。所以，李时珍还认为这或许也是冬瓜得名的依据之一。

在人们的日常生活中，冬瓜可被做出各种形、色、味俱全的食品，李时珍总结说冬瓜："……其肉可煮为茹，可蜜为果，其子仁亦可食，盖兼蔬、果之用。"将冬瓜瓤取出后，放

入香菇丁、肉丁、虾米等食料蒸熟的"冬瓜盅（zhōng）"，
又名"冬瓜甑（zèng）"。其独特外观和冬瓜及其瓤肉醇厚美
味，是中国美食中的佼佼者之一。人们除将冬瓜作食材外，还
将它用于医疗，冬瓜内服主要有利水、消痰、清热、解毒等功
效；外用有助于消散痱子、痈肿等。冬瓜的益处，还值得提及
的是，它的减肥和美容作用。

　　唐代医家孟诜《食疗本草》认为，进食冬瓜能益气耐老，
指出身体肥胖者长期进食冬瓜之后，有助于减肥而使身体轻匀

健美，然而，身体消瘦者则不宜多食冬瓜。后来，宋代医家唐慎微在《证类本草》中，特意引载孟诜的论点："欲得瘦小轻健者，则可长食之。若要肥，则勿食。"

此外，中国古人还有将冬瓜外用美容的经验，宋代《圣济总录》介绍：冬瓜一个，竹刀去皮切片，酒一升半，水一升，煮烂滤去滓，熬成膏，瓶收，每夜涂之，能使"面黑令白"。《本草纲目》则介绍外用冬瓜美容的另一种方法：把冬瓜瓤捣烂取汁擦脸和体表，据说能"令人悦泽白皙"。

现代学者研究得知，冬瓜含羽扇豆醇、甘露醇、β-谷甾醇、葡萄糖、鼠李糖以及若干种维生素与矿物质等。有人认为其中丙醇二酸有减肥作用，但冬瓜的美容机制，还有待阐明。

中国古人食冬瓜减肥，看来并没有什么不良副作用，需减肥美容者，似可作为措施一试。

番茄

·富含番茄红素·

顾名思义，番茄是从"番邦"引种到中国的茄科一年生草本植物。成熟的番茄色红而形状颇像柿子，故又有"番柿""洋柿子""西红柿"之称。

从外国引种到中国的番茄品种，最初起源于南美洲西部安第斯山区，秘鲁和墨西哥人最早把野生番茄进行人工栽种。16世纪时，西班牙殖民主义者到达墨西哥和中美洲后，将番茄种子带回欧洲栽种，后来，它在西班牙、葡萄牙、意大利等国家备受人们青睐。在法国，番茄被称为"爱情苹果"，德国则有人称它为"伊甸乐园苹果"。

中国人开始引种番茄，多认为在明万历年间。虽然，元代王祯《农书》已记载番茄："……又一种白花青色稍扁，一种白而扁者，皆谓之番茄，甘脆不涩，生熟可食。"此记述之番

食物记——食海拾趣，人间百味

茄，未写到番茄成熟后所呈现的颜色通红和滋味感受的重要特征，看来不大像后来人们所常见到和食用的番茄。1617 年，明代赵函《植品》述及明万历年间，西洋传教士把番茄和向日葵的种子带到中国。1621 年，王象晋《群芳谱》记载："番柿，一名六月柿……最堪观，来自西番，故名。"这是中国现存古代文献最早记述番茄传入中国的资料，引文里没有写番茄可供食用，却写到"番柿……最堪观"，表明番茄被引种到中国的起初一段时期里只是供观赏，直至清代后期，中国人才逐渐食用番茄。

现代科学分析，番茄含维生素、胡萝卜素、糖类、脂肪、有机酸、纤维素、矿物质（钙、磷、铁、钾、碘、硒等）及谷氨酸等 20 种氨基酸。特别值得称道的是，它富含番茄红素，此种红颜色抗氧化物质，因最先在番茄内提取到，所以称为"番茄红素"。番茄红素是脂溶性，而且，番茄需加适量油经过炒熟或煮熟后，其中的番茄红素才能更多释出，所以，从营养学角度，食用经油脂烹饪的番茄才更合理。番茄红素的主要功效：一是抗氧化作用显著大于维生素 C 和维生素 E，能更有效清除人体内的自由基，延缓细胞与组织老化，降低发生动脉硬化、中风和心肌梗死的概率等；二是减少发生细胞突变和癌变，有助于预防胃癌、胰腺癌、肠癌、前列腺癌等；三是促使细胞生长和再生；四是防御紫外线辐射；五是维护皮肤功能等。

研究者报道，番茄越成熟而颜色越红，番茄红素含量也越高。番茄红素性质稳定，番茄在热炒、煮熟过程中，番茄红素也不易受损。同样，番茄经过加工制成番茄酱，其番茄红素含量仍保持较高。因此，在日常生活中，最好能常吃炒熟的番茄或番茄酱。

番茄低钠，不含胆固醇，热量很低，是理想的减肥食物之一，并且它还是美容佳品。据介绍，将番茄汁搽脸，15分钟之后用温水洗净，每日早晚各1次，经过一段时日后，能帮助清除面部死皮，减少面斑。

此外，印度学者研究发现，番茄红素能增加某些原因不明的男性无生育功能的精子数量。

番茄虽然对人体有诸多益处，但学者研究提出，进食番茄须注意之处：一是不可吃尚未成熟的青色番茄，因它含有龙葵碱毒性物质，食入一定量之后，可能发生头晕、恶心、流涎、呕吐等中毒症状；二是接受麻醉剂施行手术的病人，手术前一周内不要进食番茄或茄子，因它们含有会阻碍人体内的酵素分解麻醉剂的物质，若人体内存在该种物质，将延迟病人麻醉后的苏醒时间。

紫茄

紫茄纷烂漫，绿芋郁参差。

——沈约《行园诗》

在蔬菜之中，紫色者比较稀少，紫茄是少数中之一，为一年生或多年生草本，起源于东南亚的热带地区，古印度人最早将野生茄子进行人工栽种驯化，使之成为蔬菜，因而，印度是茄子的主要原产地。

中国人引种茄子，从文献记载看至少已经有 1700 多年。4 世纪初，嵇含《南方草木状》里已载及茄子。而在《资治通鉴》卷 94 还提及晋代冠有"茄子"菜名的地名，文内记述，东晋咸和三年（328），镇守广陵（属今扬州）的郗鉴率军南渡长江，与陶侃等率领的部队在长江南岸石头城（南京）附近的"茄子浦"会师。该地名之产生，推测可能与栽种茄子有关联。表明该时期茄子在中国已不少见，此外还可从一些诗句中找到佐证。南北朝时期，梁朝文学家沈约（441—513）《行园

茄子　（倪珊珊　绘）

诗》里写道："寒瓜方卧垄，秋菰亦满坡。紫茄纷烂漫，绿芋郁参差。"

茄子古名紫膨亨、伽，别名落苏、酪酥、昆仑瓜等，依茄子不同品种和形状，还有圆茄、线茄、长柱茄等名称。

茄子除了作蔬菜食用，中医学认为它能清热、活血。新鲜茄子切片敷脓肿能止痛排脓，宋代《圣济总录》"茄子·角方"是此种治法之一。

根据现代科学知识，茄子是天然食物中富含维生素 P 者，特别是紫色表皮连接肉质部位的含量尤多。维生素 P 又称 rutin，音译中文"芦丁"或"路丁"，它对维持毛细管弹性、

食物记——食海拾趣，人间百味

降低微血管通透性、增强维生素 C 活性、抗炎、抗过敏、降血脂、解痉以及保护创面等，都有重要作用。人体自身不能合成维生素 P，食用茄子即能提供给人体丰富的维生素 P。

茄子含大量钾，有助于维持人体酸碱平衡和细胞内渗透压。紫色茄子的烟酸含量也多，它能提高人体细胞间的黏着力，增强微血管弹性、降低其脆性。茄子不含胆固醇，却能降低人体胆固醇。茄子所含龙葵碱，能抑制胃和直肠癌细胞增殖。近年来，茄子也被用于皮肤美容。据介绍，将新鲜茄子切片搽面部褐斑，每日 2 次，持续行之一段时日后，褐色斑会逐渐变淡。

茄子切开后，在空气中放置一段时间，切开处会变黑，这是茄子所含鞣质及铁元素经空气氧化所致，所以茄子切开后最好及时烹饪，若不能及时做成菜，可将切开的茄子放入清水中减少氧化变色。

茄子很会吸油，烹饪茄子的方式最好是把茄子切成条放入开水中焯熟，捞出后加入佐料与少量芝麻油或橄榄油捣成菜泥进食；也可把茄子切细条蒸熟，然后用上述佐料与油拌食。食茄子后很容易产生饱腹感，故可减少进食其他食物的分量。

茄子的鲜嫩或老化可以通过观察茄子萼片与果实连接处的一圈浅色环带来判定。若环带的宽度越大越明显，则表明尚未老化；若宽带不明显，则表示已老化。茄子果实底部膨大、质

宋·陈居中《茄子图卷》 台北故宫博物院藏

硬，也是老化征象。老化茄子含茄碱较多，有碍人体健康，所以不宜多吃老化的茄子。

还需提及的是，茄子含有阻碍人体的酵素分解麻醉剂的物质，接受麻醉剂施行手术者（尤其是全身麻醉），手术之前的一周内不要吃茄子，以避免延迟接受麻醉者的苏醒时间。

食物记——食海拾趣，人间百味

菱 角

洪池富水物，擘波收紫菱。

——刘挚《菱角》

"菱池如镜净无波，白点花稀青角多。"这是唐代诗人白居易《看采菱》四句七言诗的开头两句，"青角"指鲜嫩的菱角。中华大地是菱角的发源地之一，中国考古工作者先后在国内多处数千年前的遗址中发现菱角壳，其中，在浙江余姚河姆渡新石器时代遗址所发现的菱角壳，据推测是距今约 5000 年前的产物，可见其历史之久远。

中国古人最早食用菱角的具体年代，已难考定，但据两千多年前《周礼》记载，菱和板栗等已被作为祭祀供品，这表明在此期间或之前，人们已采菱供食用了。

自古以来，菱有多种名称，诸如：芰、芰实、水栗、水菱、菱角、沙角等，并有"水中落花生"之名。而依菱的外壳颜色，则有紫菱、红菱、青菱、白菱等。对于芰和菱角等名称，李时珍解释说："其叶支散，故字从支；其角棱峭，故谓之菱，而俗呼为菱角也。"

中国古人采菱，多由妇女操作，历来有不少歌咏采菱女诗词，元代文学家贡师泰（1298—1362）的五言诗《采菱女》是颇具韵味之作。诗曰："落日照淮甸，中流荡回光。窈窕谁家女，采菱在横塘。风吹荷叶低，忽见红粉妆。红妆背人去，惊起双鸳鸯。鸳鸯去复来，烟水空茫茫。"

菱角果肉，可生食或熟食，以之代替粮食，可以充饥。中医学认为，菱角果肉生食能生津、止渴、清热、利尿、解酒；熟食能强身、益气、通乳，治疗腰腿疼痛等。所以，李时珍说菱角果肉"生熟皆佳"。并说取紫菱的花或壳煎汁，能染黑头发和胡须。

将生菱果肉捣成果浆，经干燥而成的菱粉，是烹饪菜肴常用的芡粉。菱粉可调配制成数种点心，例如菱粉羹，即菱粉和适量白砂糖，用冷开水搅匀，煮熟食；菱粉千层糕，即菱粉和二分之一糯米粉、适量白砂糖（或红糖）和冷开水调匀成糕状，置盘中蒸熟食。

菱角果肉富含淀粉，还含蛋白质、葡萄糖、维生素（B_1、B_2、C、E、PP）、胡萝卜素、膳食纤维、矿物质（钙、磷、钾、钠、铁、锌、镁）等。它低脂、低钠，有益于人体保健，有学者研究认为它有抑制癌细胞增生的作用。

生长在湖中的菱角有可能污染寄生虫（例如布氏姜片吸虫）与致病菌，最好不吃生的菱角果肉。菱角果肉富含钾，肾病患者应慎食。

民间有"七菱八落"之谚语，见载于清代梁绍壬《两般秋雨盦随笔·菱落》，曰："菱角最易落，故谚曰'七菱八落'。"由于此谚语，有人把"七零八落"特意打趣写成"七菱八落"，见载于清代王端履《重论文斋笔录》，曰："曾忆一书'七零八落'作'七菱八落'，谓菱角熟时无不自落。"可谓是菱角的一桩趣事！

清·吴其濬

《植物名实图考》

芰

豌豆

·枝蔓宛宛·

在豆类蔬食之中，豌豆是可利用率较高者，不仅豆子可食，其枝蔓尖端的嫩梢和嫩叶（俗称豌豆苗，又名豌豆尖），以及无革质的豌豆软荚，都可以烹调供食用。法文"mangetout"，其含义之一为挥霍者，颇为有趣的是，它的另一含义竟然是可以连荚一起吃的豆类，主要是指豌豆。

豌豆起源于亚洲西部、地中海沿岸地区和埃塞俄比亚（Ethiopia），是一年生或二年生攀缘植物，生长适应性强，早已被陆续引种到世界许多地方。文献记载，西汉建元二年（前139）、元狩四年（前119），张骞两度受汉武帝刘彻派遣前往西域，他率领随行人员返回中国中原时，把豌豆等植物种子带回栽培，后来逐渐被引种到中国许多地方。

豌豆最初被称为"胡豆"，后来改称豌豆、青豆、青小

食物记——食海拾趣，人间百味

豆、寒豆、雪豆等名。豌豆之名，李时珍说："其苗柔弱宛宛，故得豌名。"所谓"宛宛"，是形容弯曲盘旋。豌豆的枝蔓弯曲攀缘，"宛"字加"豆"偏旁而成为"豌"；青豆和青小豆，是因其颜色而得名；寒豆和雪豆，是因豌豆的生长特性不耐热，比较耐寒之故。

连荚可食的豌豆，汉文往往称为"荷兰豆"，清代乾隆初年编撰的《台湾府志》记载："荷兰豆，种出荷兰，可充蔬品煮食，其色新绿，其味香嫩。"但近年一些文章谈到，在荷兰等欧洲国家，并无"荷兰豆"之名称。英国、荷兰等国家有一种说法，可食的软荚豌豆，是中国广东等南方一些地方的农民培育出的，所以他们反而称之为"中国豌豆"（Chinese pease）。豌豆因豆粒形圆色绿，有的菜肴取豌豆搭配以提高美观，同时还增加了营养成分。

中国人历来不仅取豌豆、软荚豌豆、豌豆嫩梢与嫩叶做蔬食，还体验到它们的某些食疗效用，诸如助消化、止呕吐、止泻、催乳、利尿、通肠等。唐代医籍记述，由豌豆研细末加工制成的"洗面澡豆方"，每日用它涂擦面部，保持约一顿饭时间，洗去，经过一段时日，能淡化黑斑，使面部皮肤有光泽。

现代科研报道，豌豆富含蛋白质和钾，有较多糖类、维生素 A 原、烟酸、硫胺素、胡萝卜素、磷、镁、锌、硒和膳食纤维，还有其他不同含量的营养成分。

豌豆所含氨基酸达 20 种，人体必需氨基酸 8 种，其中碱性赖氨酸尤为丰富，它与人体正常发育、成长和智力等有着密切关系；它参与构成的肉碱，能把一部分不饱和脂肪酸转化为能量；赖氨酸和其他某些营养物质形成胶原蛋白，有益于人体骨骼、关节软骨、肌肉、肌腱等的保健，赖氨酸还能促进人体对钙的吸收，降低胆固醇，改善免疫功能，抗御单纯性疱疹和带状疱疹病毒等。

豌豆荚和豌豆叶富含膳食纤维和叶绿素，有益于人体保健；它们所含有的止杈酸，有抗菌消炎作用；它们还含有能分解亚硝酸胺的酶，有益于人体降低肿瘤的发生率。

豌豆与软荚以及嫩叶所具有的营养成分，加上它们低脂、低钠特点，是多数人群的良蔬，更是高血压、高脂血症、糖尿病、肥胖、便秘等病症的辅助治疗佳品。

食用豌豆需注意之处，一是不宜多食油炒的干豌豆，以避免可能引起的消化不良或腹胀；二是用豌豆磨粉制成的粉丝，有的加入了明矾（绿豆、蚕豆等做成的粉丝也可能如此），不宜过多进食，以避免其中所含多量铝可能对人体的不利影响；三是消化不良者应少食豌豆。

蚕豆

·因蚕得名·

"翠荚中排浅碧珠，甘欺崖蜜软欺酥"，这是宋代诗人杨万里（1127—1206）《蚕豆》中所写的诗句。"碧珠"是中国古人给蚕豆所取的美名，诗中的"欺"字是"胜过"的意思，反映了诗人对蚕豆的赞赏之情。

蚕豆的名称被冠以"蚕"字，是缘于它的豆荚成熟季节及外观都和春蚕有些关联，李时珍说它"豆荚状如老蚕，故名"。

据报道，20世纪50年代后期，中国考古工作者在浙江吴兴钱山漾新石器时代遗址发现蚕豆遗物，推测距今约5000年前，中国境内已有蚕豆植物生长。不过，现今中国人所食之蚕豆，其"祖籍"据认为是亚洲中、西部和非洲北部等地区。汉代张骞奉汉武帝派遣，率领一行人两次前往西域，他们返回中

清·吴其濬
《植物名实图考》
蚕豆

国中原时，把西域蚕豆良种带回，交给农民栽培，结出的荚豆称为"胡豆"，后来称为蚕豆。蚕豆还有碧珠、佛豆、川豆、寒豆、罗汉豆、马齿豆等别名。

蚕豆为一年生或二年生或称越年生草本植物，所谓"越年生"，是指蚕豆通常是秋季播种，经历冬季，到翌年春夏之际结出成熟豆荚，清代叶申梦在《醉花阳蚕豆》中就曾写道："种向中秋收待夏，久历三时也，花吐宛如蛾，荚宛如蚕。"引文里的"宛"字是"好像"的意思。

蚕豆既可供蔬食，荒年还可以代饭充饥，王祯《农书》写道："蚕豆，百谷之中最为先登，蒸、煮皆可便食，是用接新，代饭充饱。"

蚕豆经加工使之发芽，称"发芽豆"或"寒豆芽"，可单独或与其他食物共烹饪成多种菜品。用蚕豆加工可制成粉皮、粉丝、豆瓣酱、酱油等。中国古人也用蚕豆制成闲食，宋代文学家、史学家宋祁（998—1061）《益部方物略记》说佛豆（即蚕豆）"豆粒甚大而坚""以盐渍食之，小儿所嗜"。而如今，五香蚕豆、辣味蚕豆、怪味蚕豆、油炸蚕豆片等，已成为人们喜食之休闲食品。

根据现代科学知识，蚕豆含蛋白质、糖类、脂肪、卵磷脂、胆碱、维生素、矿物质、叶绿素、纤维素等，突出之处是富含赖氨酸、钾、镁、磷。

赖氨酸是人体必需氨基酸之一，它具有促进人体发育、提高中枢神经功能和增强免疫功能等作用。赖氨酸不能由人体自行生成，需从食物中吸取，但谷类食物中的赖氨酸含量较低，且谷类经加工后，赖氨酸有所损失以致含量更低，食蚕豆能补充人体对赖氨酸之需。

钾元素与人体内糖类、蛋白质代谢作用有密切关联；钾是维持人体细胞内正常渗透压及细胞内外酸碱平衡的重要物质之一；钾参与维持神经与肌肉正常功能，关系到心肌的兴奋性、自律性和传导性；拮抗高钠所致的高血压。

镁能激活人体内多种酶的活性，调节神经和肌肉活动功能，增强人体耐久力，还有助于防治冠心病、中风和糖尿病等。

磷是维护骨骼和牙齿的必需物质，也是脑、各种器官和肌肉组织构成元素之一；磷还是维持心脏有规律搏动、维持肾脏正常功能以及传送神经刺激的重要物质之一。

蚕豆含大量胡萝卜素、铁、锌、铜、硒和纤维素，能对人体产生多方面保健作用，它低脂、低钠，是良好的蔬食之一。

食蚕豆固然对人体有益，但少数人因先天性缺乏葡萄糖-6-磷酸脱氢酶（G-6-PD），食蚕豆（尤其是新鲜的）之后数小时至数天内发生急性溶血性黄疸，被称为"蚕豆病"或"蚕豆黄"（favism），病情轻者，数天至一周能逐渐痊愈；严重者有可能发生休克、昏迷、肾功能衰竭甚至危及生命。因此，食蚕豆后若发生"蚕豆病"者，应及时就诊。

还需提及的是，上述先天性缺乏葡萄糖-6-磷酸脱氢酶的婴儿，若其乳母进食蚕豆，也会通过乳汁使婴儿发生"蚕豆病"，应注意避免。

芽菜及豆制品

豆芽

·冰肌玉质·

"生根不入地，生叶不开花，市场有得买，田里不种它。"这则民间通俗谜语，虽然谜底"豆芽"不难猜出，但其歌谣式语句，读之别有一番意趣。豆芽的原生物大豆，起源于中华大地。中国古人用人工方法使大豆、绿豆等发芽成为新品种蔬菜，从世界范围看，实在是一项卓越的发明，对人类的生活与健康有着重要贡献。

中国古人最先生产的豆芽菜是黄豆芽（大豆芽、大豆黄卷）、黑豆芽，后来有绿豆芽，再后则有用蚕豆萌发的"发芽豆"。豆芽的别名有银芽、银针、金芽、巧菜、如意菜等。在数种豆子萌发的豆芽之中，人们历来对黄豆芽和绿豆芽更为喜爱，而且曾有不少人写诗赞咏。例如，明代陈嶷的《豆芽赋》，称誉豆芽"冰肌玉质"，细腻地咏颂它"子不入于污泥，根不资于扶植，金芽寸长，珠蕤双粒，匪绿匪青，不丹不

食物记——食海拾趣，人间百味

赤，宛若白龙之须，仿佛春蚕之垫。虽狂风疾雨不减其芳，重露严霜不凋其实……物美而价轻，众知而易识"，并由衷地赞赏它能"涤清肠，漱清肌，助清吟，益清职"。此赋对豆芽形容真切，文字优美，令人百读不厌。

用豆芽烹饪的菜式甚多，诸如清炒银芽、醋熘绿豆芽、豆芽炒香干、豆芽炒鸡蛋、豆芽炒肉丝、豆芽排骨汤等。人们在生活实践中，不仅认识到豆芽作为蔬食之美，还体验到它的保健治病之功。《神农本草经》记载，内服"大豆黄卷"能治疗湿痹、痉挛、膝痛等。其后的中医文献记载，食豆芽能治疗咽喉痛、减黄痰、通大小便等，尤其是绿豆芽能清热解暑、化解酒醉、活血化瘀。孙中山先生生前曾多次提倡大众宜常食四种素食，豆芽赫然名列其中。

根据现代科学知识，大豆、绿豆在发芽过程中，发生多种有益于人体的变化，主要是降解原先存在于豆子内对人体不利的胰蛋白酶抑制成分，促进豆子蛋白质分解成易于被人体吸收的游离氨基酸；豆子浸湿发芽，能降低豆子所含植酸，使原先与它结合而难以被吸收的磷、钙、钾、铁、镁、锌、硒等易于游离出，提高人体对上述物质的吸收和利用；豆子发芽，能促进维生素 C 的生成和被利用，并且也不同程度地提升胡萝卜素、核黄素、烟酸、叶酸、维生素 B_{12} 的被利用率。

豆子（尤其大豆）所含棉子糖、水苏糖等，在人体肠道内难以被消化酶分解消化，却被肠内的细菌发酵，产生大量二氧化碳、氢和少量甲烷气体，致使肠道内积气，引起腹胀不适和肛门频频排气。但是，豆子经发芽后，其原先所含棉子糖、水苏糖等将明显减少乃至消失，腹胀和肛门频频排气的症状也可避免。

大豆芽和绿豆芽虽然都是人体的保健良蔬，但因大豆和绿豆所含成分的种类与含量略有不同，故它们对人体的作用也有些区别。李时珍曾评论绿豆芽说："诸豆生芽皆腥韧不堪，惟此豆之芽美白独异。"历来中药文献更强调绿豆芽清热解毒、利尿除湿的功效。

黄豆发芽后，天冬氨酸明显增多，常吃适量的黄豆芽，能减少人体内的乳酸积蓄，有助于缓解人体疲劳。豆芽（尤其绿豆芽）的脂肪、糖分和钠含量都很低，没有胆固醇，很适合高脂血症、高血压、糖尿病患者日常食用，同时还是减肥美容的良好食物。但有报道说黄豆芽含多量嘌呤，所以在日常生活中，不可单单吃豆芽，而应合理搭配膳食，均衡营养。

豆芽含雌性激素，对防治骨质疏松有辅助作用，但育龄妇女若经常过多吃豆芽，可能会引起月经紊乱而影响受孕，因此，进食绿豆芽应适量。此外，中药学认为绿豆芽"性味甘寒"，所以体质虚寒、慢性肠炎泄泻者不宜多食。

据报道，多年前食品卫生安全检查人员发现，某些生产、出售豆芽的商贩为非法赚取更多钱，在生产、出售豆芽过程中，违规施用催生、漂白、防腐等化学剂，以缩短豆芽生长期，增加豆芽重量，促使豆芽呈现外观白嫩、粗壮、无根须等"卖相"，故亟须食品卫生安全监督者、购买食品者以及有关方面加强防范和避免。

豆 腐

最是清廉方正客，
一生知己属贫人。

——胡济苍

　　清代名医王士雄在所著《随息居饮食谱》中，高度赞颂豆腐"贫富攸宜，淘素食中广大教主也"。孙中山先生则在《建国方略》中盛赞"中国素食者必食豆腐，夫豆腐者，实植物中之肉料也"。

　　值得自豪的是，豆腐是中国古代人民的精彩发明之一，是人类巧妙利用植物蛋白的杰出范例！

　　中国是制造豆腐的原料——大豆（黄豆）的发源地，中国人食用大豆的历史十分悠久，但用大豆磨汁煮制豆浆乃至制成豆腐的确切年代，现已难以确定。古代文献传说为西汉淮南王刘安所发明，李时珍在《本草纲目》中也持此说。西汉思想家、文学家刘安（前179—前122），是汉高祖刘邦的孙子，可能是他特别嗜好豆腐，以至于人们把发明制造豆腐归功于

豆腐

他。豆腐虽是中国古人在日常生活中的发现和发明，但遗憾的是现存中国古代文献尚未见载发明制作豆腐的具体年代。

从现存中国古代文献看，最早简单写到制造豆腐之操作，是宋代寇宗奭的《本草衍义》，书中记载："生大豆……又可硙为腐食之。"硙（wèi），原意是磨子，此处引文为动词"磨豆子"。而且在宋代文学作品中也不乏歌咏豆腐的诗句，例如苏轼《又一首答二犹子与王郎见和》的"煮豆作乳脂为酥"，其注释说豆乳为豆腐；陆游则在《邻曲》写有"洗釜（釜）煮黎祁"，诗人自注说"蜀人名豆腐曰黎祁"。此外，陶谷《清异录》记述，担任青阳县（今安徽省芜湖市西南）的县令，名为时戢（jí），为官清廉，平日不食肉，而以豆腐为菜，当地人民称呼豆腐为"小宰羊"。穷苦人家历来对豆腐有着一番深情，清代文人胡济苍特别写诗赞咏豆腐"最是清廉方正客，一生知己属贫人"。诗中所写的"方正客"指豆腐。清代文学家、美食家袁枚则更高度评价"豆腐得味远胜燕窝"。

用豆腐做菜，既可单独烹饪，更可和其他荤素食物搭配烹饪出众多菜肴，其中不少被收载于中国名菜谱里，例如清同治元年（1862），由四川人陈春福与妻子刘氏（据说面部有麻点）配料烹饪的麻辣豆腐，色、香、味俱佳，百年来成为脍炙人口的名菜"麻婆豆腐"。

制作豆腐的方法，《本草纲目》有较详细的记述，归纳而言：将大豆置水中浸泡后磨碎，滤去渣，煮熟后，以盐卤汁或山矾叶或酸浆或醋或石膏粉末掺入，使之凝成豆腐。20 世纪 80 年代，不少厂家研发了多种制作豆腐的简便方法，能保留更多蛋白质，质更嫩，味更美。

历代中国人不仅在日常生活中食用豆腐，而且还将它用于防病治病。李时珍总结前人与自己的经验，认为豆腐具有宽中益气、和脾胃、消胀满、下大肠浊气与清热等作用。明代《食物本草》记载豆腐能预防水土不服，说"凡人客寓或宦邸，初到地方，水土不服，先食豆腐，则渐渐调妥"。清代《本草纲目拾遗》介绍，豆腐可用于"清咽，祛腻，解盐卤毒"。此外，豆腐浆有补益、润燥、通便作用。豆腐渣可外敷治疗脓肿。

现代科学研究表明，大豆含有丰富的蛋白质，它可提供人体所需的多种氨基酸。大豆里有一层薄而结实的细胞膜，包裹着大豆中的营养物质，妨碍人体对它们的消化吸收；大豆里还有胰蛋白酶抑制物，它抑制胰蛋白酶的活性，妨碍胰蛋白酶对蛋白质的消化作用。大豆经磨碎加工制成豆腐后，既打破包裹大豆的结实细胞膜，也消减了大豆内里的胰蛋白酶抑制物，从而使人体更好地消化和吸收大豆中的营养物质（包括蛋白质）。

大豆还含有亚油酸、胆碱、维生素（B_1、B_2、E、K、P）、矿物质（钙、磷、钾、硒等），它们都对人体有益。

经过不少学者的深入研究，发现或证实豆腐富含植物性雌激素，其中异黄酮素尤为丰富，具有抗氧化、调控细胞分裂周期、增强骨质密度等作用，对预防动脉硬化和某些癌症（乳腺癌、卵巢癌等）、延缓骨质疏松症的发生以及改善更年期某些不适症状，能产生不同程度的功效。

豆腐中的不饱和脂肪酸，具有降低人体血液胆固醇，也有利于减少动脉硬化的发生。有学者研究认为，常吃含有卵磷脂的豆腐等大豆制品，能增加脑内神经传递物质，对预防老年失智症有一定助益。豆腐所含半胱氨酸，能加速人体内酒精代谢，有助于解酒，减少酒精对肝脏的损害。而豆腐等大豆食品所含的皂素，能使人体肠绒毛抑制过度吸收脂质，减少发生肥胖与糖尿病的概率。但在此需提及的是，皂素有促使人体内碘质排出的副作用，经常吃大豆制品者，宜同时进食含碘较多的食物，如紫菜、海带等。此外，豆腐等大豆制品含有嘌呤，因此，痛风、肾脏病患者对豆类制品的食用，需要斟酌。

中国古人发明制作豆腐，不仅造福于中国人民，而且还对世界人民的生活和保健做出贡献。唐代期间，中国和日本两国人民交往空前频繁，630—894年，日本朝廷派遣到中国留学的十余批"遣唐使"，以及中国高僧鉴真一行，应日本僧人邀请，于754年到日本讲授佛学及传播中华文化与生产技术等，中国古人发明制作豆腐的方法也因此传播到了日本。之后，又陆续流传到中国周边国家，继而传播到世界许多国家和地区。

总之，豆腐等大豆食品因对人体有毋庸置疑的诸多好处，日益受到世界上越来越多人的喜爱，人们深信：常进食豆腐等大豆制品，是增强体质、获得长寿的重要因素之一。20世纪90年代以来，有些国家新出版的词典里，编入了"TOFU"一词，正是由汉文"豆腐"直接音译而成，这也表明，中国古代人民发明的豆腐在世界上所产生的广泛和深刻的影响。

腐竹

·豆制美食·

腐竹，素食中的荤菜。

　　孙中山先生生前曾多次提到"中国人之饮食习尚，暗合于科学卫生"之论点，中国古人创制、食用的腐竹，即是重要实证之一。

　　中国古人将豆浆煮沸冷却后，观察到豆浆表面形成了一层膜（软皮），将其揭起卷成长杆状，干燥后，外观有些像竹子，所以称为腐竹，此外还有豆腐皮、豆棒、豆筋棍、豆精等名称。

　　中国古人创制、食用腐竹的具体年代未见确切文献记载，但相传唐代时，人们已食用腐竹。其后，历代人民都认为腐竹是上等素食佳品，体验到它具有和胃、清热、润肺、化痰、止咳等辅助食疗效用。清代饮食文献汇编《调鼎集》就高度称许腐竹为"人参豆腐"。

222　　食物记——食海拾趣，人间百味

现代学者对腐竹实验分析得知，腐竹主要是豆浆中的一部分蛋白质和脂肪凝结而成，其中还含其他成分。腐竹含有比豆浆和豆腐更为丰富的蛋白质和脂肪，有可观的维生素 E、磷、

腐竹

钙、镁、钾，还有糖类、硫胺素、核黄素、膳食纤维、钠、铁、锌、锰、硒等，对人体有良好的保健效用。腐竹中的大豆异黄酮，能弥补 30 岁以后女性出现的雌激素逐渐减少的缺陷，改善更年期妇女的骨质疏松和更年期综合征，并且还能降低女性癌症的发病率。腐竹中的大豆卵磷脂，既能提升大脑功能、促进机体组织再生力、延缓衰老，又能调节血脂、减少胆固醇沉积于血管壁，从而减少心血管疾病。腐竹中的大豆皂苷能降低甘油三酯，减少心血管疾病，并且能提高免疫力，延缓细胞衰老。腐竹含较多钙和磷，有益于人体骨骼和牙齿保健。还有研究者报道认为，腐竹中的糖类、蛋白质、脂肪三者比例较适当，运动前后食用，能较快补充人体的能量。由于腐竹对人体有着多方面的保健功效，中老年人经常适当食用腐竹，对预防失智症颇有帮助。在此需提及的是，腐竹固然对人体有诸多益处，但并非"多多益善"，因腐竹热卡较高，体胖与需减肥者

应慎食。另还因豆制品含较多嘌呤，痛风患者也应慎食腐竹。

据介绍，正常优质腐竹，颜色淡黄，有光泽，质脆，容易折断，折断处有空心，无霉斑，无虫蛀。据揭露，有些不法厂商为使腐竹（还有粉丝、白木耳等）"卖相好"和"口感好"，用某些化学制剂将它们漂白或增加韧性和爽滑感。其中用于漂白腐竹的甲醛次硫酸氢钠（俗名"吊白块"），对人体有毒性。甲醛次硫酸氢钠经消化道吸收，将引起腹痛、呕吐等，严重者引起内脏器官充血、水肿、糜烂，甚至休克。甲醛次硫酸氢钠长期对人体损害将有致癌风险。因此亟须杜绝不法厂商恶行，而购买腐竹者亦需仔细鉴别。

从商店购回的腐竹，质地干硬，烹调之前，需浸泡于已加入一些食盐的温水中三四个小时，使腐竹全部柔软，然后烹调食用。

水

果

水
果

樱桃

懿夫樱桃之为树，先百果而含荣。

——萧纲《樱桃赋》

自然界生长的诸多水果中，樱桃是领先于百果而成熟的一种，梁朝梁武帝第三个儿子萧纲（503—551），善于写景咏物，他在《樱桃赋》里就写有"懿夫樱桃之为树，先百果而含荣"之句。

华夏大地是中国樱桃的故乡，1965年，中国考古工作者在湖北省江陵县的一处战国时期古墓中，发掘出樱桃种子。战国时期（前475—前221）距今至少也有2200年了。1973年，中国考古工作者又在河北省藁城区台西村一处商代古墓中，发掘到两颗毛樱桃种子，据说其年代约为前16世纪至前11世纪。上述考古发现，均表明中国古人食用樱桃有着久远的历史。

历史上，樱桃的名称不止一种，《尔雅·释木》中，载有"楔"和"荆桃"，晋代文学家、训诂学家郭璞（276—324）注释说，两者均指樱桃，但未说明其缘由。中国古人观察到，莺鸟喜含食樱桃，故樱桃又称为莺桃、含桃，战国末期，《吕氏春秋》记载樱桃："为莺鸟所含，故曰含桃。"

莺桃之名因莺鸟喜食而得，其实颇有道理，但后来为何称樱桃？笔者未查阅到文献记载。但明代《本草纲目》记述樱桃："其颗如璎珠，故谓之樱。"按此记述，或许可推想出大致缘由。璎（yīng）珠，通常指挂在颈项上的玉饰。莺桃颜色鲜艳、外观呈玲珑小圆球状，串在一起类似挂在颈项上的璎珠，因它是木本，故用"木"字偏旁取代"璎"字的"玉"字偏旁而成为樱桃。

正因樱桃果实"先百果而含荣"，故古人多贵之，它很早就被选为祭祀的供品。两千多年前，《礼记·月令》记载，仲夏之月（即农历五月），"天子……以含桃先荐寝庙"。此引文中的"荐"字，解释为进献；"寝庙"，泛指宗庙。对此，宋代女诗人朱淑真写有选用樱桃先祭祀宗庙的《樱桃》，曰："为花结实自殊常，摘下盘中颗颗香。味重不容轻众口，独于寝庙荐先尝。"

中国樱桃在其悠久的繁衍过程中，历代人民写了不少咏赞樱桃的诗词。其中，唐代诗人白居易写有"荧惑晶华赤，醍醐气味真。如珠未穿孔，似火不烧人"和"琼液酸甜足，金丸

櫻桃　（倪珊珊　绘）

大小匀"。虽仅引用几句诗，已能体现其真切生动，若朗读全诗，无疑会更令人感受到樱桃的形、色、味三者之美。

中国历史上，樱桃曾衍生了颇为有趣的词汇。例如，唐僖宗年间，出现了所谓"樱桃宴"，是指有的考科举进士及第人家，为表示庆贺而举办的喜宴。后来，有些文人聚会雅叙，也称之为"樱桃宴"。又如：由于樱桃形色美观，中国古人为形容女子小而红润之美唇，创造了别有风趣的"樱桃嘴"及"樱唇"等华丽词汇。

樱桃主要供人们作水果食用，但也有一些医疗功效。《名医别录》记载食樱桃"调中、益脾气、令人好颜色"。中国古

食物记——食海拾趣，人间百味

人还有将樱桃叶、樱桃核煎汤，内服治疗麻疹透发不畅。

根据现代科学知识，樱桃含糖类、蛋白质、胡萝卜素、维生素（C、B_1、B_2、E、K、P）、矿物质（钙、磷、钾、钠、铁、镁、锌、硒等），还有纤维素、植物固醇等。樱桃的铁含量较多，对缺铁性贫血有食疗辅助作用。它的钾含量也较高，孕妇、产妇、肾病患者慎食樱桃。20世纪90年代以来，有学者研究认为，樱桃的植物固醇含量较多，常食樱桃有助于减少肠道对不良胆固醇的吸收，并且能减轻风湿性关节炎和痛风患处的肿胀与疼痛。

值得一叙的是，中国樱桃的品种中，尚有专供观赏者，据说，日本樱花即是引进中国樱桃的某些亚种经过长期人工选择培养出的观赏品种，这成为中日人民交往的历史佳话。

菠萝

·芳香四溢·

在众多的水果之中，菠萝广受人们喜爱，这是因为它的果肉芳香独特，味美隽永，以及它对人体保健具有良效。

菠萝的发源地主要在美洲的巴西、巴拉圭、阿根廷、墨西哥、委内瑞拉等国家，上述国家的原住民族最早采食野生菠萝果实，继而人工栽种菠萝，经过不断改良，使品种逐渐优化。他们不仅食用菠萝鲜果，还用它酿酒、药用和供祭祀，并且根据菠萝果实外形，进行绘画、雕塑等。他们给菠萝取的名称，有一种与松果相关联：两者都是椭圆球形，外表呈类似一片片鳞状，只是菠萝果实大得多。后来，英文名词 pine，兼有松和菠萝两种含义。有趣的是，英文菠萝的另一名词 pineapple，也有 pine 参与构成。

16 世纪起，葡萄牙、西班牙等国家的航海者、传教士和商

食物记——食海拾趣，人间百味

人，把起源于美洲的菠萝，先后引种到欧洲、非洲和亚洲一些国家和地区，由于其芳香、味美和稀珍，它被传播到欧洲一些国家的起初一段时期，权贵、富豪之家竞相摆放菠萝果实，以显示其富贵、地位与高雅，同时用以祈求吉祥。

17 世纪中叶，葡萄牙传教士把菠萝引种到中国澳门，之后又陆续引种到广东、广西、海南、福建、台湾等一些地方。汉文"菠萝"之名，是根据英文含义菠萝的 bromeliad 的前三个字母之音译，而 bromeliad 则是由人名 Olaf Bromelius 衍化而来。Olaf Bromelius（1639—1705）是瑞典植物学家，他最早从植物学的角度记述了菠萝，与他同时期的法国植物学家 Charles Plumier（1646—1704）建议用上述植物学家 Bromelius 的名字命名菠萝。1753 年，瑞典植物学家林奈（Carl von Linné，1707—1778）出版的《植物种志》中，赞同 Plumier 的建议，所以，后来英文字典和法文字典，都收录了这个名词。

菠萝被引种到中国一些地方之后，繁衍出不同品种，出现了数种不同名称。例如，清代吴其濬《植物名实图考》载："露兜子，产广东，一名波罗，生山野间，实如萝卜，上生叶一簇……果熟金黄色，皮坚如鱼鳞状，去皮食肉，香甜无渣。"又如，台湾种植的菠萝称"凤梨"，这是因其果实上端有宛似凤尾的一丛常绿叶子得名。

根据现代科学知识，菠萝为多年生常绿草本植物，其果肉所含成分及色、香、味也略有不同，总体而言，富含维生素。

清 · 吴其濬

《植物名实图考》

露兜子

菠萝 （倪珊珊 绘）

其特有的菠萝蛋白酶，对人体保健有多方面作用，诸如抑制血小板凝集，促进纤维蛋白原分解，减少发生血栓；促进人体对药物的吸收；抑制肿瘤细胞增殖；菠萝蛋白酶制剂外用于皮肤烧伤创面有清创与消炎作用，促进伤口愈合；外敷皮肤有润肤作用等。

菠萝蛋白酶对改善食品也有多种效用：对啤酒中的蛋白质有水解作用，能避免冷藏啤酒发生浑浊；猪肉、牛肉在烹饪之前，经菠萝蛋白酶水解作用能嫩化；生面团中加入菠萝蛋白酶后，将发生软化而便于加工。如菠萝与猪肉烹饪的咕咾肉、菠萝与牛肉烹饪的牛肉片，均是菠萝增加菜肴美味，促使猪肉、牛肉嫩化的典型例子。

菠萝蛋白酶固然有多方面益处，但对人体也可能有某些副作用，尤其是过敏体质者，食菠萝果肉或果汁，常引发呕吐、腹痛、腹泻、头痛、皮疹，严重者呼吸困难等。菠萝果肉所含苷类物质，对舌和口腔黏膜也有刺激性。

为减少和消除菠萝对人体可能引起的副作用，可把去皮后的菠萝果肉浸于淡盐水中半小时，取出用净水冲去盐味，可减少其酸味，并消减其对人体的致敏原及苷类物质的刺激性。

食菠萝鲜果肉还有需注意之处，即不宜和鸡蛋、牛奶同时进食，因菠萝果酸与蛋白质结合凝固，不易消化；妊娠期妇女，糖代谢可能有些异常，不宜过食菠萝等含糖量较多的水果，以避免加重对糖代谢不利影响；进食菠萝鲜果肉，一次不可过量，避免对消化道黏膜可能产生的损害，空腹时最好不食菠萝鲜果肉；过敏体质、消化道溃疡、凝血功能障碍、胃病、湿疹、肺结核等患者应慎食菠萝鲜果肉。

总之，对菠萝鲜果肉应避免其不利因素，恰当食用，无疑可以获得良好功效。更何况它含有蛋白质、维生素 B_1、维生素 B_2、烟酸、钙、磷、钾、锰、锌、硒等，而胡萝卜素的含量高于桃、李、葡萄、香蕉，这些都是它对人体保健的助益之处。

梅　子

·望梅止渴·

梅子金黄杏子肥，
麦花雪白菜花稀。

——范成大《四时田园杂兴》

　　起源古老的梅树，是蔷薇科落叶乔木。中国是梅树的发源地之一，从出土文物和文献记载都能证明中国古人很早就采食梅子了，例如三千多年前的商代古墓里曾出土梅子果核；两千多年前的《尚书说命》记载说："若作和羹，尔惟盐梅。"因为盐味咸，梅子味酸，两者能产生协调的调味作用，所以《尚书》说倘若要调制美味的羹食，盐梅是不能少的调味品。李时珍在《本草纲目》里写道："梅者媒也，媒合众味。"这表明，中国古人为使烹调之食品味美，是相当倚重梅子的"媒合众味"之妙用。

　　梅子含多量酸性物质，故酸味重，当人们将梅果含于口中，立刻会刺激唾液腺分泌大量唾液，三国时期曹操就曾利用梅子此种特点，让行军途中的众多士兵取得"望梅止渴"的效

清・吴其濬
《植物名实图考》
梅

食物记——食海拾趣，人间百味

梅

果。南北朝时期文学家刘义庆在《世说新语·假谲》里记述了此故事。相传某次，曹操率领部队行军作战，走了一段路程后，部队所带之水喝完，一时间找不到水源补充，士兵们个个口渴不堪。曹操见此情形，巧施一计，对士兵们高呼前方有大片梅林，有无数酸甜梅子可以解渴。众人听到曹操此话后，顿时口水涌现，口渴随之消除。后来"望梅止渴"的成语即起源于此。其实，曹操对士兵们高呼前方有梅林使兵士流口水，当

宋·徐崇嗣《画花卉册之平安芳信》　台北故宫博物院藏

食物记——食海拾趣，人间百味

时士兵们还未看到梅子，只是听说前方有梅林就流口水，这是因为他们以往吃过酸梅形成了"条件反射"，所以，听到梅子就流口水了。但是，曹操的这个故事，严格地说应该是"闻梅止渴"才更符合实际。正因《世说新语》记述曹操巧用"闻梅解渴"的故事，所以后来有人给梅子取了颇为有趣的别名——"曹公"。宋代庄绰《鸡肋编》还特别记述了梅子被趣称为"曹公"之事。

中国古人不仅将梅子作食物调味用，还把它作药用。采下半青半黄的梅子，经熏干至黑褐色制成的熏梅，通常称为乌梅，具有收敛、止涩、生津、驱蛔的作用。东汉名医张仲景创制的名方"乌梅丸"，是以去核乌梅、细辛、干姜、黄连、当归、附子、蜀椒、桂枝、人参、黄柏，加工做成蜜丸，用于治疗蛔虫引起的腹痛、呕吐等。现代科学研究获知，乌梅能促进胆汁分泌，缓解胆道括约肌痉挛，从而使钻进胆道的蛔虫退回肠道内，消除胆道因蛔虫阻塞所引起的症状。其后，中医文献记载乌梅疗疾功效，内服可止渴、止噎膈、止吐、止久咳、止下痢、解鱼毒、解酒等。乌梅烧末，用生油调成糊状涂治头部疖肿；将去核乌梅肉捣烂，加工成枣子大小的肛门塞剂，塞入便秘者肛门内，据称大便"少时即通"。

取青梅每夜以盐汁浸渍，白天太阳晒，经十个昼夜，最后晒干成盐梅，外表有白色盐霜，故称之为白梅或霜梅。古人介绍：皮肤内遗留的竹刺、木刺，用捣烂的白梅肉外敷刺伤处，易将刺入皮肤内之刺取出；昏迷而牙关紧闭者，取白梅肉擦揩患者牙龈，能促使其流涎并缓解牙关紧闭。

据报道，梅子含多量柠檬酸、苹果酸，以及琥珀酸、单宁酸等，它们可能同梅子在医疗上的作用有关联，惜未完全被阐明。

梅子在人类日常生活中用途颇广，经加工成的青梅干、梅脯、梅子酱、话梅、陈皮梅、乌梅糖、酸梅汤等，均有良好的生津解渴、开胃和除口臭功用。取乌梅和适量红糖，加水煮开、冷却后的酸梅汤，酸甜恰到好处，是颇为有益的饮料，在炎夏季节尤为合适。不过，由于梅子酸味重，多食对牙齿和消化道可能造成不良影响。若食梅子过多而致牙齿酸软时，口中反复嚼核桃仁可以缓解。

做红烧排骨或熬煮猪骨汤时，放入5~6颗陈皮梅同烧煮，既可增加食物的梅香和美味，又能促进猪骨里的钙、磷等被溶解出，从而提高食物的营养价值。

梅子含柠檬酸、单宁酸等酸性物质较多，一次不宜多食，避免损齿。胃酸过多者，不宜多食梅子。

此外，还值得一提的是，中国古人发现梅树叶有除霉功用，《本草纲目》说："夏衣生霉点，梅叶煎汤洗之即去，甚妙。"

枇杷

榉柳枝枝弱，
枇杷树树香。

——杜甫《田舍》

多年生常绿植物枇杷树，在很古老的年代，就土生土长于华夏大地，至迟在两千多年前的周代，就已经有人工种植的枇杷树了。《周礼·地官·场人》记载："场人掌国之场圃，而树之果蓏珍异之物，以时敛而藏之。"所谓"场人"，是指周代掌管国家园圃之官员；"珍异之物"是指"葡萄、枇杷之属"。可见，早在周代，葡萄、枇杷已被列为珍贵的果树而种植于国家园圃中，以便按时收藏供王室食用。

枇杷树的品种颇多，果实除称枇杷外，尚有卢橘、金丸、腊兄等别名。提到枇杷的若干别名，有关它们的史料，有些似值得一叙。

卢橘之名，既是枇杷的别名，也是金橘的别名，但用于指前者更为通行。苏轼当年被贬谪惠州期间，曾到过该地区博罗

县境内的罗浮山，目睹罗浮山下的果林结实累累的盛况，兴致盎然地写了《惠州一绝》，诗曰："罗浮山下四时春，卢橘杨梅次第新。"诗句中的卢橘，无疑是指枇杷，因它完全符合枇杷与杨梅果实相继自然成熟的季节。再者，元末明初的文学家陶宗仪在《辍耕录·卢橘》中也写道："世人多用卢橘称枇杷。"可见，自古以来，社会上用卢橘称呼枇杷者甚众。因而，1787 年，当英国人从广东把中国良种枇杷引种到英国之后，枇杷的英文名被称为 loquat，即是依据"卢橘"的广东话音译。

枇杷的另一别名"金丸"，是因为大部分枇杷品种的成熟果实表皮金黄色、肉质淡红，所以被美名为"金丸"。例如，宋祁《草木杂咏五首》中的《枇杷》一诗，就是把枇杷称为"金丸"："有果产西裔，作花凌蚤寒。树繁碧玉叶，柯叠黄金丸。"又如明代诗人高启（1336—1374）的《东丘兰若见枇杷》诗句，也是把枇杷称为"金丸"："落叶空林忽有香，疏花吹雪过东墙。居僧记取南风后，留个金丸待我尝。"至于枇杷的又一别名"蜡兄"，则是指枇杷果皮和果肉为白玉色的品种，陶谷《清异录》记述："种枇杷者，恃其色，曰'蜡兄'。"

中国历史上，"枇杷"与"琵琶"曾有过相互通用的奇特情况。据说，早期流行于波斯、阿拉伯和一些地区的琵琶，在汉代传入中国后，人们依据它的弹拨指法，汉语把此种乐器称

枇杷 （倪珊珊　绘）

为"批把"。"批"是推手向前，"把"是引手向后。东汉应劭《风俗通义·声音·批把》写道："谨按此近世乐家所作，不知谁也，以手批把，因以为名。"另还因琵琶底部与枇杷叶的外形有些相似，故又称此种弹拨乐器为"枇杷"，汉代训诂学家刘熙的《释名·释乐器》，对琵琶就是以"批把""枇杷"称之。

正因上述情况，枇杷与琵琶，在古代曾有一则趣事。相传明代画家沈周（1427—1509），有一次收到友人派人送来枇杷一匣子，沈周的朋友在赠送枇杷的同时，特附上一张字条，故意写为奉赠"琵琶"一奁。沈周看了字条和赠品后，随即也雅谑地写了回条："承惠琵琶，开奁骇甚！听之无声，食之有味……"托人带回向赠送枇杷的友人致谢。

近代，植物和果树通过科学育种，生产出无籽西瓜、无核橘子等。有趣的是，宋代时已有果实无核的枇杷品种，这从陆游《杂咏园中果子》中的"不酸金橘种初成，无核枇杷接亦生。珍产已从幽圃得，浊醪仍就小槽倾"即可证明。

自古以来，中国人对枇杷的利用，除了摘食其鲜果肉，还以它作中药材，其中主要是枇杷叶。中医学认为，枇杷果肉味甘酸，药性凉，对人体有润肺、止渴、止咳、止呕逆等作用。枇杷叶味苦、辛，药性寒凉，有清肺、化痰、止咳、和胃、止呕逆等作用。明代《本草纲目》高度评价枇杷叶"治肺胃之病"的价值，将其概括为能使"逆者不逆，呕者不呕，渴者不渴，咳者不咳"。

枇杷叶虽可单独作药用，但通常是与其他药物配伍，组成多方面治疗用途的方剂，诸如枇杷叶膏、枇杷膏、枇杷叶散、枇杷叶丸、枇杷叶汤、枇杷清肺饮等，而其他采用枇杷叶配伍却未标出其药名的方剂则更多。许多采用枇杷叶配伍的方剂，虽然不少是主治咳嗽痰多，但也有不少是主治其他病症，例如，同样取名"枇杷膏"的成药不止一种，每种虽均有枇杷叶，但因分量的差别以及药物配伍之不同，有的主治咽喉干燥、咳嗽痰多等，有的主治劳伤虚损、体弱神疲、腰背疼痛等。又如，同样取名"枇杷叶散"的方剂也有数种，它们因药

明·周之冕《枇杷珍禽图》　台北故宫博物院藏

食物记——食海拾趣，人间百味

物配伍之不同，主治也就不完全一样。

枇杷还有一个特点，不少品种是冬季开花，夏季果实成熟。明代王象晋《群芳谱》称，枇杷秋荫、冬花、春实、夏熟，备四时之气，他物无与类者。寒冬季节，开花的植物少，冬天的枇杷花是蜜蜂采蜜的优良蜜源之一。所酿成的蜂蜜更为珍贵，恰当饮服，对润喉、润肺、化痰、止咳、健胃、清热、通便等均有助益。

根据现代科学知识，枇杷果肉含糖类、蛋白质、脂肪、果胶、维生素 B_1、维生素 C、β- 胡萝卜素、钾、钠、铁、磷、钙、纤维素、鞣质等。枇杷叶含挥发油（橙花醇、金合欢醇、月桂烯、芳梓醇等）、苦杏仁苷、皂苷、齐墩果酸、苹果酸、山梨醇、鞣质等。近年来，有日本研究者简略提到，从枇杷叶中提取到有降血糖作用的物质；另有研究者从枇杷叶中提取到抑制癌细胞的物质，惜均未作详细说明。

无花果

·并非无花·

或鲜或干，皆可济饥，以备歉岁。

——王象晋《群芳谱》

　　说起无花果，可能不少人以为它是未经开花而结出的果实。汉文"无花果"一名的由来，可能就是因为定名者有此误见所致。实际上，"无花果"的确经过开花过程，只是它的花深藏于囊状花托内，以致一部分人把它忽略了。就实际情况而言，称之为"隐花果"才名副其实。

　　文献记载，无花果树为多年生落叶灌木或小乔木，属于桑科，原生长于亚洲西南部沙特阿拉伯、也门等国家及地中海沿岸地区，其原始名称和含义已难详悉。据报道，无花果是人类将野生果树进行人工栽培的最早果树之一，其栽种史迄今已有5000多年了。在古埃及、古希腊、古印度等国家和地区，无花果被人们视为"圣果"，往往作为祭祀果品之一，并流传着关于无花果的一些神话故事。考古学者曾经从埃及金字塔和古墓

食物记——食海拾趣，人间百味

无花果

中，发现有表示人们灌溉无花果树与采收其果实的壁画，部分反映了古代若干国家和地区的人民对无花果重视的情况。无花果因具有生长适应性强、成树快、结果早、营养好等优点，而逐渐被传播引种到亚洲、非洲、欧洲、美洲许多国家与地区，并有着多种不同名称。

无花果树传入中国的具体年份和情况不详。据认为，早期主要是通过"丝绸之路"，由西亚地区传入新疆南部，而后引种到中国内地；另有从印度传入中国者。16 世纪后，外国乘船来华者，也把无花果树种传到中国南方沿海地区。现存中国古代文献较早提及无花果者，可能是 6 世纪初的《南齐书》，该书所述"优昙钵"花，即是指无花果的花。"优昙钵"一名，是根据印度梵文 udumbara 的音译，有文献解释它即是印度佛教认为吉祥的无花果树的花，说此树每年结果实，却很少开花，一旦开花，即是大吉大利的征兆。陆游的外甥桑世昌是对书法深有研习的学者，他在撰著的《兰亭博议·临摹》里，以"优昙钵花"之名形容精美书法，深深赞赏书法家逸少（著名晋代书法家王羲之，字"逸少"）"笔迹如优昙钵花，近世罕见"。

上述文献虽写明优昙钵花，但所载均不如中国古代其他几部著名文献影响之广，例如唐代段成式《酉阳杂俎》说底珍（指无花果）"出波斯……无花而实"；明代朱橚主编的《救荒本草》首先定下了"无花果"之名称；李时珍的《本草纲目》也采用了"无花果"之名。清代园艺学家陈淏子于康熙二十七年（1688）撰成的园艺学专书《花镜》，对无花果作了较详细记述，曰："无花果一名优昙钵，一名映日果，一名蜜果……植之其利有七。一、味甘可口，老人小儿食之，有益无害；二、曝干与柿饼无异，可供笾实；三、立秋至霜降，取次成熟，可为三月之需；四、种树取效最速，桃李亦需三四年后结实，此果截取大枝扦插，本年即可结实，次年便能成树；五、叶为医痔圣药；六、霜降后，如有未成熟者，可收做糖蜜煎果；七、得土即活，随地广植，多贮其实，以备歉岁。"

无花果质软、汁多、味甜、子细，主要供鲜食，也可制成果脯、果干、果酱、果酒等，便于保存食用。古籍记载，内服无花果具有开胃、滋补润肠、通乳汁等功效。咽喉肿痛者，将无花果晒干或焙干，研成粉末吹于患处，能消肿止痛。无花果树叶煎汤，可用于熏洗痔疮脱肛。无花果叶柄折断处流出的白色汁液，外涂痔疮肿痛处，也有消肿止痛作用。

现代科学研究报道，无花果含有易被人体吸收的较多量的葡萄糖和果糖；所含淀粉酶、蛋白酶，有助于人体消化糖类和蛋白质；脂肪酶有助于分解脂肪，降低血脂，减少脂肪与胆固醇沉积于血管壁，预防心脑血管疾患；无花果实含芳香性物质苯甲醛和微量元素硒，能减少人体癌症的发病率；无花果树叶所含补骨脂素、佛手柑内酯，有激活抗御癌细胞的作用；无花果纤维和果胶，能吸附肠道内有害物质排出体外；无花果含抗氧化物质，有助于人体延缓衰老和美容；在无花果所含的多种氨基酸中，有大量抗疲劳的天冬氨酸。有报道说，无花果在人体肠道内有助排便和止泻的双向作用，但实际情况主要是促进排便，所以，腹泻或大便溏薄者，暂不宜食无花果。

与人类的生活和保健有着悠久历史渊源、又具有多方面效益的无花果，实在是值得我们更好地予以发展及利用的绿色食品。

杏 子

·『誉满杏林』·

水果之中，与中医药文化有着深刻历史渊源者，杏子可谓首屈一指。"誉满杏林"同中医界有着密切关系，是对行医者的高尚医德、精湛医技的崇高赞誉！其起因是源于三国时期名医董奉的行医轶事。

董奉，字君异，三国时期吴国名医，其具体生卒年不详。古代文献说，董奉原住于福建侯官（今福建长乐），后迁居到江西庐山山麓。他为患者治病，疗效甚好，如病家贫困，他不取诊疗报酬，但嘱病家在其住处附近的空地种植杏树，病重者经治愈后种杏5棵，病轻者治愈后种杏1棵，久而久之，病家种植的杏树蔚然成为茂盛的杏林。董奉每年将杏树所结果实换取五谷，以之赈济贫困者。因此，后来人们往往以"杏林"二字代表医学界，而用"誉满杏林"或"杏林春暖"等词句称誉

赞颂医德高尚、医术高明的医者。中国是杏树起源地之一，中国古人采食杏子和种植杏树的历史久远。两千多年前，《礼记》记载人们把杏子作为果食和祭品之用。《管子》则有"五沃之土，其木宜杏"的种植杏树之记载。

据植物学记述，杏树为蔷薇科落叶乔木，与梅树"同宗"，二者的枝、叶、花、果，形态近似，但二者的生长对自然环境适应性稍有差异。总体而言，中国梅树适宜生长繁衍于气候温暖、湿润的南方地区，杏树则适于生长繁衍在温凉、干燥的北方地区，所以自古以来有"南梅北杏"的说法。

成熟的新鲜杏子，含蔗糖、葡萄糖、柠檬酸、苹果酸、β-胡萝卜素、维生素 B_{17}、维生素 C、挥发油等成分。

杏子作水果食用，对人体的医疗保健作用主要有生津、止渴、润肺、解酒、美容、秀发以及防癌等。据报道，杏子富含的维生素 B_{17}，是有效的抗御癌细胞物质，而它对人体正常组织却无损害。虽然，杏子是对人体很有裨益的水果，但中国古代医家把它归属为"发物"之一，认为多食杏子会"动宿疾"，可能加重人体某些原已发生的疾病，还提出孕妇、产妇、小儿均不宜食杏子的观点。这在今日来看，似不能一概而论。

杏子的核仁"杏仁"，有味苦、味甜两大类别，前者多作药用，后者常加工成各种食品。据研究者科学实验报道，杏仁含苦杏仁苷（在苦杏仁中约含 3%，甜杏仁中约含 0.1%）、苦

明·刘文泰等

《本草品汇精要》

杏核仁

杏仁酶、樱叶酶、杏仁油、蛋白质、多种游离氨基酸、膳食纤维、核黄素、维生素 E、钾、锌、硒等。苦杏仁苷经苦杏仁酶及樱叶酶作用水解之后，生成具有杏仁芳香的苯甲醛和有毒性的氢氰酸。

苦杏仁的苦味越浓则毒性越大，人若食入未经加工的生的苦杏仁，人体自身的解毒功能未能消除苦杏仁毒性，则会导致中毒，分别出现目涩及咽喉烧灼感、流涎、恶心呕吐、腹痛、

食物记——食海拾趣，人间百味

腹泻、脉搏加快转而变慢变弱、呼吸急促转而变成紊乱，乃至发生呼吸麻痹、循环衰竭致死等严重后果。因此，苦杏仁须经炒熟或煮熟加工消除毒性后，才能食用。

杏仁的治疗作用，主要有化痰、止咳、平喘、润肠等功效。历代中医把杏仁和其他中药配伍成的方剂种类繁多，其医疗用途更广。

据近年来的研究者报道，在生核桃仁、杏仁、西瓜子、花生、开心果、生腰果等坚果之中，不饱和脂肪酸的含量，杏仁与生核桃仁并列首位（有报道榛子的不饱和脂肪酸含量更高于上述二者）。现代科学证实，不饱和脂肪酸能降低坏胆固醇的含量，从而减少心肌梗死和脑卒中的发病率。有学者建议，每日进食18粒杏仁即能符合上述营养保健需要。据实验分析，杏仁里的硒元素含量可观，它对防癌、抗癌很有助益。还有研究者认为，从杏仁中提取到的某些物质，能抑制男性体表细菌分解雄甾酮过多所产生的难闻气息。

杏子鲜果除供生食外，还可加工制成杏脯、杏酱、杏酒。杏仁可炒食或加工制成杏仁霜、杏仁露、杏仁蜜、杏仁茶、杏仁酪、杏仁豆腐等供日常食用。杏仁霜不仅可用温开水冲饮，还可加入粳米粥内煮成杏仁粥（粳米100克煮成粥之后，加入杏仁霜6克和白糖适量，再煮5分钟），咳嗽、痰黄稠、口渴咽痛患者食之，将取得一定食疗效果。

芒果 「蜜望果」

中国人引种的国外果类植物，其名称根据英文读音直接音译成中文者，芒果（mango）是颇具代表性的一种。生长于热带、亚热带的芒果，果肉细嫩芳香，酸甜爽口，早已享有"热带水果之王"的誉称。

芒果树为漆树科杧果属常绿大乔木，其果实通常在每年6月成熟，也有9~10月成熟的秋芒果。印度为芒果的主要发源地，约4000年前起，印度人即开展野生芒果人工栽培，经过长时间对其品种进行改良与发展，印度芒果的品种和产量，均居全球之冠。自古以来，印度人把芒果视为吉祥、幸福和爱情的一种象征，所以印度的古代建筑、雕塑和文学作品中，有不少对芒果的反映与描述。印度的佛教、印度教寺庙里，往往种植芒果树，每当芒果成熟后，僧侣们即选取上乘之芒果供

清·吴其濬

《植物名实图考》

杧果

奉佛祖。教徒们到寺庙上香祈祷时，也往往带上芒果向佛祖供奉。

随着年代的更迭，各国、各地人民在互相交往的过程中，印度芒果逐渐被传播到亚洲、欧洲、非洲、美洲、大洋洲的广袤土地上，据说迄今已遍及 100 多个国家和地区。

印度芒果传入中国，约在 7 世纪中叶。据载，唐代高僧、三藏法师、旅行家玄奘（本姓陈，名祎，602—664）在唐贞观三年（629）前往印度学习佛学，他在唐贞观十九年（645）回国时，将芒果引种到中国。翌年，辩机把师父玄奘所述西域经历与见闻编写成《大唐西域记》，书中特别记述了受到印度人民尊崇的芒果，说"庵没罗果，见珍于世"。当时所说的"庵没罗果"，即今所称芒果。因芒果为木本植物，所以后来它的汉文学名为木字偏旁的杧果，另有音译名檬果、樏果，但人们广为采用的名称却是草字头偏旁的芒果。此外，它还有蜜望子、蜜望、望果等别名。清代赵学敏《本草纲目拾遗》引《肇庆志》说："蜜望子一名莽果，树高数丈，花开极繁，蜜蜂望之而喜，故名。"至于"望果"之得名，赵学敏引《交广录》所载广东民谣说粤人对望果"贵之，故望之，蜂望其花，人望其果也"。

芒果传入中国后，主要分布于广东、广西、海南、台湾、福建、云南等气候温暖地区。中国古人栽种采食芒果，逐渐发现它具有生津止渴、滋咽润喉、益胃止呕、利尿通便等食疗功

芒果

效。民间还有取芒果叶或芒果核煮汤剂饮服，用于治疗食物积滞与消化不良。

　　据报道，芒果含多种有利于人体保健的物质，其中杧果酮酸、异杧果醇酸等三萜酸类化合物，具有保护肝脏、降血脂、排毒、抑制大肠埃希菌、遏制肿瘤细胞等作用。芒果所含没食子酸、没食子鞣质、槲皮素等多酚类化合物，能抗氧化、延缓衰老、减少心脑血管疾病、促进胃肠道溃疡愈合、减轻肠道炎症、解毒，并促使脂类化合物随粪便排出。芒果还含有果糖等多种糖类、蛋白质、膳食纤维、多种维生素、矿物质，特别是胡萝卜素含量之高十分突出，硒的含量也很可观，这些成分对人体延缓细胞与组织衰老、提高免疫力和抗癌力，均有裨益。

食芒果对人体虽有诸多益处，但不可一次进食太多，有报道说，有人一次进食大量芒果后导致肾炎，故肾炎患者不可食芒果。再者，食芒果后，不可连着吃大蒜等辛辣食物，因可能使人出黄汗、皮肤发黄，其机制不详。还有，过敏体质者应忌食芒果，因可能引起皮炎、唇肿、口腔黏膜起疱、哮喘等症状。未熟透的芒果，更易引发过敏，即使无过敏体质者也不可食。此外，皮肤病、糖尿病患者也应慎食芒果。肾功能不良者是否也应慎食芒果，似值得有关学者验证。

虽然，芒果有某些缺点，但它依然受到众多人的喜爱。特别值得提及的是，据载，1950 年印度共和国成立以来，印度政府首脑和其他国家政府领导人交往时，往往以良种芒果"阿方索"（Alphonso）作为馈赠的礼品之一；1991 年起，印度每年举办"芒果节"，展示并让人们品味、欣赏芒果的各种食品与文化艺术作品。其后，巴基斯坦、泰国、中国等一些地方也相继举办"芒果节"；菲律宾则把芒果定为"国果"。这些做法更给芒果增添了不少佳话。

　　蓝莓，是地球上最初自然生长的少数真正蓝色食物中之佼佼者，它虽是一种很古老的植物，可是，人类对它的认知却很迟，直至 20 世纪 70 年代以来，人们才较全面了解并证实它对人体保健的多方面卓著功效。

　　蓝莓的英文名称为 blueberry，含义为蓝色浆果，它的原产地主要在北美洲的部分地区，相当于现今美国北部和加拿大的一些地区。居住于上述地区的印第安人，据说在距今至少 500 年前已开始食用蓝莓（笔者推想可能要早得多），他们发现食蓝莓有助于人体御寒和改善视力的功用。第一次世界大战期间，英国空军飞行员根据北美洲印第安人食用蓝莓的经验，推想食用蓝莓或许能提高飞行员夜航的视力，经试用后，果然有助益。

　　据研究者报道，蓝莓的蓝颜色是因为富含花青素（anthocyanidin）所致，其果皮的含量尤多。蓝莓的维生素 C

含量也相当高，此外，还含有天冬氨酸、谷氨酸、赖氨酸、锰、铁、硒等。蓝莓中的花青素和其他成分的含量因品种不同而有所差异，一般而言，野生者高于人工栽培者，而前者还含黄色槲皮苦素、黄酮醇配糖体和紫檀芪。

　　由于蓝莓所含花青素特别丰富，它对人体的保健作用广及各器官和各部位。首先，它有很强的保护血管功效，诸如维护血管功能和血液循环正常，抑制并减少坏胆固醇沉积于血管壁，防止动脉硬化，预防脑卒中，延缓脑力衰退，减少老年失智症，降低心肌梗死的发生率等。花青素能维护眼部微血管壁和血液循环正常，也有益于眼球组织的功能，能促进视网膜细胞中的视紫质再生成、延缓视网膜退化、降低眼底黄斑变性、改善视力等。长期使用电脑者，常食用适量蓝莓能增强眼睛在黑暗环境中的适应能力，并延缓视觉疲劳的发生。

蓝莓

食物记——食海拾趣，人间百味

根据现代科学知识，人体细胞和器官组织的退化、衰老、免疫力下降以及各种疾病的发生，主要是人体细胞新陈代谢过程中产生的自由基对组织造成的损伤，自由基若未及时清除，累积愈多，损伤愈大。蓝莓中的类黄酮物质能有效清除自由基，减少其损害，从而提高人体生理功能，增强防病能力，延缓各器官与组织老化，也有益于美容。此外，蓝莓中的黄酮醇配糖体、槲皮素和紫檀芪都有一定的防御肿瘤作用，而后者对预防结肠癌功效更为明显，并且还有抗炎作用。

2023 年 12 月 19 日，北美《世界日报》"美闻"（二）版报道"蓝莓"："一项加拿大研究发现，食用蓝莓萃取物或蓝莓果汁的女性，受产后忧郁症影响的概率显著较低。"

蓝莓正因具有上述诸多保健和治病功效，因而获得"超级水果"之美誉。近数十年来，虽然不少学者对蓝莓进行研究后获得了较全面的认知，但从大范围而言，对蓝莓知晓者还很不普遍。截至 2014 年 6 月笔者撰写本文时，中国出版的各种门类的汉语词典均还未见载"蓝莓"条目。2023 年 12 月，笔者仍未在几种著名汉语词典里看到"蓝莓"条目。另外，由于蓝莓迄今尚未在全球广大地区引种，产量远不能满足人们所需，故而"物以稀为贵"，以致现今其价不菲。因此，对于具有极佳保健价值的蓝莓，扩大种植并善加利用，当是很值得重视的事。

西瓜

·消暑解渴·

如今，已落户于世界许多地方的西瓜，其总产量据报道在世界水果市场名列前茅。尤其是夏季，西瓜位居各种水果之首。

西瓜的"祖籍"为非洲东北地区。阿拉伯人称西瓜为Battekh，含两种意思，一是指贴近地面蔓生的植物，二是指舔食的蔬果。考古学者研究认为，人类将野生西瓜改变为人工栽培，其历史至少已有 4000 多年了。因西瓜具有明显形色美的特征，所以在古埃及艺术家的绘画作品中，不乏西瓜之画面。

据康普顿（Compton）的《新世纪百科全书与参考集成》（*New Century Encyclopedia and Reference Collection*）所述，中世纪早期，西瓜种子经非洲伊斯兰教徒携带并传播到欧洲。

食物记——食海拾趣，人间百味

其他文献则记述，大约 13 世纪时，欧洲一些国家的人民已栽种并食用西瓜了。约翰·马利安尼（John Mariani）编撰的《美国食品与饮料词典》（*The Dictionary of American Food and Drink*）说，西瓜的英文名称 watermelon 最早出现于 1615 年，该名称之含义为"水蜜瓜"，名与实颇为贴切。

西瓜传入中国，据说大约在公元前 3 世纪辗转经西域传入，故称"西瓜"。1970 年以来，中国考古工作者在数处汉墓中发现了西瓜子。例如，1980 年在江苏邗江的一处汉墓随葬漆笥中，装有西瓜子。邗（hán）江为古域名，相当于今江苏扬州东北部。笥（sì），中国古人以竹片编制用于盛放饭食或物品的竹器。该墓主卒于西汉本始三年（前 71），至今已有两千多年了。

西瓜的形色与性味，汉代"建安七子"之一的刘桢，在《瓜赋》里描述："蓝皮密理，素肌丹瓤……甘逾蜜房，冷亚冰圭。"正因西瓜属寒性，故在魏晋南北朝时期有"寒瓜"之称，而彼时，西瓜在中国还比较少见，《南史·滕昙恭传》载：南昌滕昙恭"母杨氏患热，思食寒瓜，土俗所不产。昙恭历访不能得，衔悲哀切"。那时

西瓜

候，病人想吃西瓜，家人为之四处寻求却难以觅到，以致令人陷于"衔悲哀切"的境地。

北宋时，著名画家张择端精绘之《清明上河图》，细腻地记录了北宋都城汴京（今河南开封）的市井风光民俗，其中有水果摊上摆放出售西瓜的画面。加之民间有"怀远石榴砀山梨，汴梁西瓜甜到皮"的谚语，表明在北宋时，汴京一带的西瓜，以味甜质优而颇负盛名。

西瓜有清热、解暑、止渴、利尿等功效，历代中医很早就将它用于医疗。元代名医朱丹溪（1281—1358）的《丹溪心法》推荐以"西瓜浆水，徐徐饮之"治疗口腔溃疡。元代营养学家忽思慧的《饮膳正要》称许西瓜"解酒毒"之功。明代医家吴有性的《温疫论》赞赏西瓜对高热烦渴患者辅助治疗之效。此外，西瓜皮制成的"西瓜翠"，煎汤内服有清热、解暑、利尿、消肿作用。

千百年来，西瓜因所具特色而广为大众喜爱，在中国历史上，人们为它写下了不少赞咏之诗句。南宋进士、大臣、文学家文天祥（1236—1283）就曾兴致勃勃地写下了优美的《西瓜吟》："拔出金佩刀，斫破苍玉瓶。千点红樱桃，一团黄水晶。下咽顿除烟火气，入齿便作冰雪声。"短短几句，生动有趣地概括了西瓜的形色、质地、滋味、功效。

在中国，有一谚语："捡了芝麻丢了西瓜。"它生动风趣地提醒人们：不要只顾细小事物或利益却忽略了重要事物或利

食物记——食海拾趣，人间百味

益，也就是不要"因小失大"。上述富含哲理的谚语，岂不是很有意义地巧用西瓜的造句！

根据现代科学知识，西瓜为葫芦科植物，果实含有大量水分、多量葡萄糖、番茄红素，还含果糖、苹果酸、瓜氨酸、精氨酸、胡萝卜素、维生素（A、C、B_1、B_6等）、矿物质（钾、镁等）。其中番茄红素、胡萝卜素和维生素 C 有很好的抗氧化作用，有助于延缓细胞老化。瓜氨酸最早是从西瓜中提取到的，它有一些松弛血管平滑肌的作用，并可增强精氨酸性能。西瓜中利尿作用的主要机制：一是因含大量水分；二是所含瓜氨酸、精氨酸等，能促成尿素形成而产生利尿作用。饮酒者吸收到体内的酒精，经西瓜的利尿作用而排出，避免或减少酒精对人体尤其是对肝脏的损害。

西瓜含多量糖分，糖尿病患者应慎食西瓜；消化不良和腹泻者应暂不食西瓜。

甜瓜 ·『天堂圣果』·

在生食的瓜类之中，气味香甜、肉质细嫩、汁液丰沛者，甜瓜无疑名列前茅，李时珍说："甜瓜之味甜于诸瓜，故独得甘甜之称。"

甜瓜为葫芦科一年生蔓生草本植物，植物考古学者研究认为，其起源主要在两大地区：一是非洲热带沙漠地区；二是印度、伊朗、阿富汗与印度接壤地区。并且还认为，约 4000 年前，古波斯、非洲一些地区居民已人工栽培甜瓜。甜瓜以气味香甜等优点，中世纪时（约相当于 4~5 世纪至 15 世纪），阿拉伯人把甜瓜视为"天堂圣果"。

据文献记载，大约在北魏时期（385—534），甜瓜被传入中国。但是，东汉时期（25—220），《神农本草经》已收载"瓜蒂"，列为"上品"，其所称之瓜蒂，即是甜瓜的瓜蒂。

食物记——食海拾趣，人间百味

清·吴其濬

《植物名实图考》

甜瓜

而中国考古工作者 1973 年在湖南长沙马王堆一座公元前 168 年的汉墓中，发现未腐烂的女尸胃肠道内遗留有未被消化的甜瓜子。上述两事例，都证明在北魏以前的汉代甚至更早年代，中国境内已有甜瓜了。南北朝北魏时期，农学家贾思勰撰著的《齐民要术》则记述了栽培甜瓜方法。

甜瓜又名甘瓜、蜜瓜、香瓜等，品种繁多，果实形状有圆球形、纺锤形和长椭圆形；果皮有网纹或光滑无纹；果肉有白色、金黄色、绿色。新疆哈密瓜是驰名的甜瓜变种之一，元

明·刘文泰等

《本草品汇精要》

甜瓜

食物记——食海拾趣，人间百味

宋·佚名《秋瓜图》 台北故宫博物院藏

代著名道教人士李志常和清代禁烟英雄林则徐（1785—1850）等，对新疆的甜瓜都赞誉有加。李志常在所撰《长春真人西游记》中写道："（新疆）甘瓜如枕许，其香味盖中国未有也。"引文中的"甘瓜如枕许"，形容新疆甜瓜有的如同枕头大。林则徐在《回疆竹枝词》中写道："（新疆）桑葚才肥杏又黄，甜瓜沙枣亦糇粮……"糇（hóu）粮，含义为食粮、干粮。

甜瓜主要为生食，也可加工为甜瓜干、甜瓜果脯，还可酿酒。唐代诗人方干在《题悬溜岩隐者居》中，写有"兼将寒井浸甘瓜"诗句，表明炎夏酷热时节，食用经冷水浸过的生甜瓜，更增强其消暑作用。中国古人食用甜瓜，体验到它具有生津、润喉、止渴、消暑、清热、滋养、利尿、通便等功效。甜

甜瓜 （倪珊珊 绘）

瓜蒂有催吐作用，东汉名医张仲景推荐的"瓜蒂散"，即是以等量的甜瓜蒂和赤小豆加工成的有效催吐剂。中国古人发现，取新鲜甜瓜叶捣汁涂头皮，能促进头发生长；此外，甜瓜子有驱蛔虫作用。

根据现代科学知识，甜瓜果实富含葡萄糖、乳糖等糖类，并有多量维生素 C，还含有少量蛋白质、β- 胡萝卜素、硫胺素、核黄素、膳食纤维、果胶以及转化酶等，并含有钙、磷、钾、铁、锌、硒等矿物质。食用甜瓜果实，能补充人体所需的某些营养成分，并促进人体的分泌及造血功能。其所含转化酶，能将不溶性蛋白质转变为可溶性，有助于蛋白质的消化。

甜瓜蒂所含葫芦苦毒素，能对胃黏膜产生刺激并引起催吐作用。甜瓜子可提炼精油，色泽金黄，气味清香，可食用，据说抗氧化能力强，还有美容作用。

甜瓜对人体虽有诸多保健功效，但因糖分高，糖尿病患者应慎食。中医学认为，甜瓜属寒性食物，寒性咳嗽者不宜食，腹泻、便溏者也不宜多食。在民间，有"甜瓜不宜和蟹、螺同食"的说法，需有关学者验证。

宋·韩祐《蓣斯绵瓞图》　台北故宫博物院藏

葡萄

·保健有殊功·

在世界各种水果中，葡萄是佼佼者，据报道，它的栽培历史最早、种植面积最广、全球产量最多、保健功效极高。

葡萄为葡萄科多年生藤本攀缘植物，考古学家与植物学家经考证认为，人类栽种葡萄的历史，迄今至少4000多年了，最早栽培葡萄地区为地中海和里海沿岸一带。因葡萄对生长环境适应性较强，距今2000多年前起，它就被陆续传播到五大洲许多地方，至20世纪，法国、意大利、西班牙等国家已成为葡萄与葡萄酒最大的生产和消费地区。

中国境内，野生葡萄早已有之，境外良种葡萄传入中国，史籍认为始于汉代，西汉司马迁《史记》载说是西汉张骞出使西域回国时带回："大宛……有葡萄酒，富人酿酒至万余石，久者数十岁不败。汉使取其实来……"大宛位于中亚，盛产葡

葡萄 （倪珊珊 绘）

萄、苜蓿等。唐代段成式《酉阳杂俎》也记述："此物实出于大宛，张骞所致，有黄、白、黑三种。成熟之时，子实逼侧，星编珠聚。西域多酿以为酒……"明代李时珍解释葡萄名称说："葡萄《汉书》作蒲桃，可以造酒，人酺饮之，则陶然而醉，故有是名。"酺饮为聚饮之意。

对于葡萄的性味，三国时期建立魏的魏文帝曹丕（187—226），较早高度评价良种葡萄"甘而不饴，酸而不酢，冷而不寒，味长汁多，除烦解渴……他方之果，宁有匹之者乎？"（《魏文帝集》）

至于葡萄的治病功效，汉代及其后的中医文献屡有述及。

［日］岩崎常正

《本草图谱》

葡萄

食物记——食每拾趣，人间百味

《神农本草经》说："葡萄味甘，平，主筋骨湿痹，益气，倍力，强志，令人肥健，耐饥，忍风寒，久食轻身，不老延年。"约在东汉末年，《名医别录》说葡萄"逐水，利小便"。明代《滇南本草》说葡萄"大补气血，舒筋活络……汁治咳嗽"。

20世纪80年代以来，学者们对葡萄及其制品进行深入的科学研究，获得了更多相关知识，发现并证实了它们对人体保健抗病的更广泛作用、更良好之功效。

葡萄品种繁多，一般而言，成熟的鲜葡萄含水分65%~85%，糖类（主要为葡萄糖、果糖）15%~25%，有机酸（主要为苹果酸、酒石酸）0.5%~1.5%；其他成分有蛋白质、维生素（A、B_1、B_2、B_{12}、C、E等）、食物纤维、卵磷脂、柠檬酸、矿物质（钙、磷、铁、钾、钠、镁、硒、锰）等。红葡萄和紫葡萄含较多色素与单宁。葡萄上述的各种成分，不同程度地补充了人体所需，对维护生理功能、提高免疫力、降低胆固醇、延缓衰老以及美容等，均有裨益。

葡萄干与鲜葡萄比较，水分减少很多，维生素C也有所损失，其他营养价值基本相似，而有些成分如钾、铁、硒、磷、锰的含量之比重却有所增高，所以某些保健价值也相应提升。病后体弱、头晕乏力者，早、晚嚼食紫葡萄干30克，是一种有益的食疗。还有人认为长时间操作电脑者，适量嚼食葡萄干，有助于减轻疲劳和眼涩。2005年6月8日，在美国亚特兰大举行的美国微生物学术会议上，芝加哥伊利诺伊大学分校的克莉斯汀·吴（Christine Wu）教授报告认为，葡萄干含有齐墩果酸、桦木醇、白桦脂酸等5种抗氧化植物素，能减缓龋齿和牙周病的细菌滋长，并防止细菌长时间粘于牙齿表面形成牙菌斑，从而减少蛀牙的发生。

葡萄皮和葡萄子尤其是后者，含有丰富的原花色素，科技界从葡萄子中提取、浓缩的原花色素，是历史上迄今发现并成功地取自植物中的最高效抗氧化剂之一。它具有易被人体吸收、促进人体对维生素C的再利用、高效清除人体内的自由基、抑制低密度脂蛋白氧化等多个优点。服用上述物质后，将明显增强体质，改善脑神经、心血管、呼吸、消化、排泄、生殖、五官、皮肤、肌肉、骨骼、关节，以及抗病、抗过敏等各方面功能。正因葡萄皮的上述良好功效，不少人力主在食葡萄时把葡萄皮一同进食，这固然对人体有益，但务必洗涤清洁，以免吃进残留于葡萄皮上的农药。

用葡萄酿制的葡萄酒，从保健效果而言，红葡萄酒优于白葡萄酒。葡萄酒乙醇含量通常为9.5%~15%，其含糖分、多种氨基酸、酒石酸、苹果酸、柠檬酸，以及包括白藜芦醇在内的多酚类化合物、挥发性芳香物质、维生素（B_1、B_2、B_{12}、C、PP）、矿物质（钙、铁、钾、钠、镁）等。尤其是，葡萄酒含有较多量具有抗氧化作用、能延缓细胞老化的类黄酮物质。研究者认为，若长期恰当地饮葡萄酒1~2小杯，对防治

食物记——食海拾趣，人间百味

清·吴其濬

《植物名实图考》

葡萄

心脑血管疾病有益。还有，葡萄酒中所含离子化的酸，有利于蛋白质消化；单宁酸能促进消化道黏膜绒毛蠕动，减少便秘；葡萄酒中的 B 族维生素，有助于激活机体活动，并调节激素分泌。

中国现存古代文献中，记载亲身体验到葡萄酒有益于保健但应适量饮用者，康熙是第一人，他在《庭训格言》中多次谈论了酒，他说："酒之为用也，所以祀神也，所以养志也，所以献宾也，所以合欢也。"他认为，人们生活中固然不能没有酒，然而若沉酒贪杯，则将产生多种不良后果，指出"嗜酒则心志为其所乱而昏昧，或致疾病，实非有益于人之物"。强调凡饮酒，"不时不节，不可"。所以，康熙虽然幼年时已颇能饮酒，但成年后注意节制，据说"平日膳后或遇年节筵宴之日，止小杯一杯"。

康熙中年以后，外国来华的使者与各方面人士日渐增多，他们往往携带一些洋酒向康熙进贡，其中有人向康熙大力推崇葡萄酒对人体健康之功效。由于他们的力陈，康熙遂决定每日试饮适量葡萄酒，经过一段时间后，感到确有裨益。因此，在康熙四十八年（1709），他专门论及此事，并被记于《正教奉褒》内："西洋人……在廷效力，俱勉力公事，……前者朕体违和，伊等跪奏：西洋上品葡萄酒，乃大补之物，高年饮此，如婴童服人乳之力，谆谆泣陈，求朕进此，必然有益。朕鉴其诚，即准所奏，每日进葡萄酒几次，甚觉有益，饮膳亦加；今每日竟进数次，朕体已经大安。"

如此看来，300多年前康熙饮服葡萄酒后所体验到的益处，确实"所言不虚"，不过，其时仅知其然，不知其所以然而已。

李子

·『甘酸得适』·

投我以桃，报之以李。

——《诗经》

李子是古代先民很早就采食的水果，《诗经》里，数处提及李树和李子。《国风·丘中有麻》曰："丘中有李。"《大雅·抑》曰："投我以桃，报之以李。"有意思的是，"投我以桃，报之以李"诗句后来衍生了成语"投桃报李"，寓意为送礼和回礼，礼尚往来，互相馈赠礼物。

中国古人很早就开展野生李树栽培工作，并逐渐掌握了改良李树果实滋味和增加其产量的方法。6世纪，北魏农学家贾思勰《齐民要术》记载："正月一日或十五日，以砖石着李树歧中，令实繁。"引文中的"着"字，是安放的意思，"树歧"即树杈，"实繁"是果实繁多。也就是说，农历正月初一或十五日，把砖头石块放置在李子树杈上，能促使李树结果增多。古人此说若农学家和果农予以验证，岂不也是增产李子果

清·吴其濬

《植物名实图考》

李

实的一种简易办法。

3世纪时，西晋哲学家、文学家傅玄（217—278）对李子的形、色、味、功效等多项特征较早作了较全面的评价，专门写了一首《李赋》，曰："植中州名果兮……或朱或黄，甘酸得适，美逾蜜房，浮彩点驳，赤者如丹，入口流溅，逸味难原，见之则心悦，含之则神安。"

李子又名李实，还被称为"嘉庆子""嘉应子"，唐代史官韦述《东西京记》（简称《两京记》）载说："东都嘉庆坊有李树，其实甘鲜，为京都之美，故称嘉庆李，盖称谓既熟，不加李亦可记也。"至于"嘉应子"之名，是因与"嘉庆子"谐音而来。

中国古人在食用李子的经历中，逐渐发现它的某些医疗功效，主要为生津、开胃、清热、利尿、通肠、消肿等。唐代医学家孙思邈认为，李子"肝病宜食之"。

古代中医认为，李子果核仁有美容作用，据介绍，将李核仁去皮、研细，与鸡蛋清调匀，每夜涂面部，次晨洗去，经一段时日后，有助于去除黑点、黑斑。中国古人对李子美容功效之赞赏，还体现在所谓"李会"之民俗——妇女选定立夏这天将李子果汁调酒饮服。元代《说郛》引《玄池说林》记述："立夏日俗尚啖李，时人语曰'立夏得食李，能令颜色美'，故是日妇女作'李会'，取李汁和酒饮之，谓之驻色酒。"

根据现代科学知识，李树为蔷薇科乔木，品种繁多，因而

明·刘文泰等

《本草品汇精要》

李核仁

其果实的成分也不尽一致。总体而言，李子含有糖类、果酸
（柠檬酸、苹果酸）、胡萝卜素、维生素（B_1、B_2、B_6、B_{12}、
C、E、K）、矿物质（钾、磷、铁、硒等）、氨基酸（近 20
种）、叶酸以及膳食纤维等。进食新鲜李子，能促进胃酸及胃
消化酶分泌，有助于增强肠蠕动，促进消化，是胃酸缺乏、食
后胃胀、肠胀及便秘者的良好食疗之品。新鲜李子含有多种氨
基酸（其中有较多量天冬氨酸），对肝炎、肝硬化等有辅助治

疗作用。新鲜李子经过加工成的"嘉庆子"（嘉应子），有生津、润喉效用，很适合教师、播音员、歌唱家、演员及咽干与声音嘶哑者食用。李子和冰糖同炖后的果肉与汁液，是润喉、保养声带的良好食品。

李子果仁含苦杏仁苷和脂肪油，能促进肠蠕动和排便，并有祛痰止咳作用。但是，生的李子果仁对人体有毒性，必须经加工消除或减轻其苦杏仁苷的毒性后方能应用。

新鲜李子有多量果酸，胃炎、肠炎、胃及十二指肠溃疡患者，应少食或暂不食李子。小儿及大便溏薄者也不宜食新鲜李子。此外，有的中医古籍记载，李子不可与蜂蜜、鸡蛋、鸭蛋、鸡肉、鸭肉同食，理由何在，似值得有关学者研究探明。

苹果 ·防病富良效·

在当今世界的果树之中，苹果树是栽培地区最广、果实总产量最多的果树之一。苹果与葡萄、香蕉、柑橘并列为"世界四大水果"。

苹果树为蔷薇科多年生乔木，是起源古老的树种，据美国农学家、园艺家伯班克（L. Burbank，1849—1926）考证认为，苹果是人类最早采食的野果之一，大约在公元前 2000 年，人类已将野生苹果树进行栽培，并逐步改良其品种。

苹果树最初生长于欧洲、西亚、中亚等地区。华夏大地也是苹果树的发源地。考古学者曾在湖北江陵地区一处战国时期古墓中发现苹果种子，证明中国人食用苹果至少也有 2300 年了。西汉辞赋家司马相如（前 179—前 118）在《上林赋》里记述的"柰（nài）"，据认为是苹果的古名，表明在两千多年前，中国也有人工种植的苹果。

"蘋"是"苹"的繁体字，汉文"蘋果"名称出现之前，颇长一段时期是借用"频婆"和"频婆果"的称呼，它们是根据印度古文字梵文"bimbara"和"bimba"的音译。从"频婆"衍生出的"蘋果"之名，具体时间不详，从中国现存古代文献看，该名称最早见载于王象晋《群芳谱》，该书撰成于明天启元年（1621）。

　　17世纪，欧洲苹果良种传入美洲，至19世纪，美洲人培育出不少苹果新品种。19世纪中期，欧美国家的苹果良种传入日本。1871年，美国人把美国苹果良种引种到中国山东烟台；其后，德国人把德国苹果良种也引种到山东胶东地区；继而，俄罗斯、日本等国的苹果良种也陆续被引种到中国。后来，中国植物学家和果农也培育出了苹果良种。

　　自古以来，苹果的美味及其有益于人体保健的作用就受到人们的赞赏。明代谢肇淛《五杂俎·物部》记述："上苑之苹婆，西凉之葡萄，吴下之杨梅，美矣！"所谓上苑，是指西汉时的皇家园林上林苑。古人在食用苹果的经历中，体验到它具有生津、润肺、化痰、开

明·刘文泰等
《本草品汇精要》

柰

胃、耐饥、消暑、除内热、解酒醉等效用。欧美国家的大众高度评价苹果的益体保健功效，英国的谚语甚至说"An apple a day, Keeps doctors away"（一日一苹果，医生远离我）。此谚语虽然过分夸大了苹果的功效，但事实上，它确实为大有益于人体健康的一种水果。

苹果的品种繁多，据说已超过7000种，其所含营养成分也就不尽一致。但总体而言，苹果属碱性，它在人体内能中和过多的酸性物质（包括鱼、蛋、肉类及其他多种食物在人体内的代谢产物），从而提高人体的抗病能力。据报道，苹果的多酚类物质，能抑制癌细胞的增殖；原花青素有预防结肠癌作用；类黄酮物质是高效能的抗氧化剂，既延缓血管硬化及细胞老化，又能抑制癌细胞增殖。苹果中的果胶和膳食纤维能防治便秘，促进肠道排出铅、汞等有害物质。果胶在肠道内一方面阻止对胆固醇的吸收，另一方面它所分解的乙酸能促进胆固醇代谢，从而减少血液中的胆固醇含量。苹果中的苹果酸、枸橼酸、柠檬酸等能促进人体内的脂肪分解；加之吃苹果能产生饱腹感，将减少对其他食物的进食量，因而有助于减肥。

研究者发现，进食苹果尤其是味酸苹果，能预防血糖骤然升降，起到调节人体血糖水平的一些辅助作用。苹果中的硼元素，在人体内能增加雌激素浓度，减少人体钙质流失，绝经期妇女和老年人经常适量吃苹果，可防治骨质疏松。

英国学者发现，常食苹果者，能降低发生哮喘的概率，估计是苹果中的黄酮醇对气管和支气管具有保护作用。

对于下消化道疾患，苹果具有辅助治疗功用。无溃疡的结肠炎腹泻者宜食生苹果；慢性腹泻或者大便干结难解者，每日早、晚空腹各吃 1 个苹果，对症状有一定改善；非感染的水泻患者，吃煮熟的苹果能提高果胶吸附肠道内水分，有助于止泻。但便秘者则不宜食用煮熟的苹果，以免加重便秘。

此外，煮熟的苹果将增加其多酚类抗氧化物质的含量，从而提升清除人体内多余自由基的作用，有助于延缓衰老。煮熟的苹果，所含碘元素较易被人体吸收，对单纯性甲状腺肿大有辅助治疗作用。生苹果汁能改善咽喉发炎不适及声音嘶哑症状。苹果的钾含量略多，对高血压及水肿患者，有一定的辅助治疗效果。红星苹果含硒稍多，对防癌有助益。

将苹果去皮后，捣成泥状，外敷面部，待其干燥后洗去，每日一次，经过一段时日后，能缩小毛孔，减少粉刺，使面部滋润细嫩，起到美容作用。

尽管苹果对人体益处很多，但并非任何人、任何时候都适宜吃生苹果。例如，胃及十二指肠溃疡和溃疡性结肠炎患者，在急性发作期，其溃疡处的胃壁、肠壁可能变薄，生苹果质地较硬，加上其所含有机酸的刺激，不利于溃疡愈合，并且有可能引起胃、肠穿孔，因此，胃及十二指肠溃疡和溃疡性结肠炎急性发作期患者，最好暂不食生苹果，但可吃煮熟的苹果。

桃子

·祝寿美果·

桃之夭夭，灼灼其华。

——《诗经》

　　"寿桃"常被用于祝寿。它既可选用成熟的桃子果实，也可用面粉或米粉做成如同成熟桃果形色的代用品。

　　桃子果实何以被选为祝寿之用？这是因为它们（主要是蟠桃、水蜜桃）的形色美观、滋味甘甜、意涵嘉瑞。再者，还源于中国古代若干神话故事，如宋代《太平御览》引汉代东方朔《神异经》，曰："……东北有树焉，高五十丈，其叶长八尺，广四五尺，名曰桃。其子径三尺二寸，小狭核，食之令人知寿。"所以，后来衍生的"蟠桃宴"，多用于祝寿。明代戏曲作家、进士谢谠（1512—？），就曾写有《四喜记·椿庭庆寿》，曰："轻风送十里荷香，舞鹤乱半帘松影。满门齐赴蟠桃宴，人人共祝长生。"因此，桃子果实有"仙桃""寿星桃"的美称。此外，它还有美人桃、人面桃、鸳鸯桃等别名。

清·吴其濬

《植物名实图考》

桃

主要起源于中华大地的桃，其名称之由来，据《本草纲目》载述："桃性早花，易植而子繁，故字从木、兆。十亿曰兆，言其多也。"桃树、桃花、桃果，历来受到人们的喜爱，早在《诗经》里，已多处有咏桃诗句，其中《周南·桃夭》写道："桃之夭夭，灼灼其华……桃之夭夭，有蕡其实……桃之夭夭，其叶蓁蓁……"蕡（fén），含义为硕大；蓁（zhēn），含义为茂盛。《周南·桃夭》三次用"桃之夭夭"，借描述桃花形色美观、桃果硕大味甘以及桃叶青翠茂盛，比喻美丽可爱的出嫁姑娘。无巧不成书的是，"逃"和"桃"同音，后来有人把"桃之夭夭"诙谐地衍生了"逃之夭夭"，用之形容溜走，逃逸得无影无踪。此外，中国人用桃字和其他汉字构成的诸多词汇，也被赋予不同的意涵，诸如：桃月（农历二月）；桃水（春水）；桃红与桃花色（都是粉红色）；桃源人和桃源客（都是指隐士）；桃李不言，下自成蹊（实至名归）；桃李之教（老师的教诲）；桃李满天下（教导培养的优秀人才众多）；等等。

据学者考证，中国古人进行野生桃树移植栽培的历史约有4000年了。汉代时，中国桃种经由"丝绸之路"传播到古波斯（Persia），之后，中国桃种又从波斯陆续被引种到西亚、地中海沿岸地区，继而又传播到西欧一些国家，以至于后来拉丁文把桃树与桃果称为 *Pesica*，误以为这种果树原产于波斯，导致桃的英文名称也由此衍生为 peach，并沿用至今。实际上，

桃子 （倪珊珊 绘）

中华大地才是桃的故乡。

中国古人食用桃子，逐渐体验到它对人体有补益、生津、润肠、活血、消积等功效，可用于体虚、贫血、闭经及便秘等辅助食疗。桃仁有较突出的活血化瘀功效，还有止咳、杀虫作用，历代中医用桃仁参与配伍组成的中药方剂繁多，有的径直标明桃仁之名，如桃仁汤、桃仁煎、桃仁散、桃仁芍药汤、桃仁红花汤、桃核承气汤等，分别用于治疗瘀血停滞、闭经、产后腹痛、损伤血瘀、便秘等。

根据现代科学知识，桃为蔷薇科乔木，中国许多地方品种多样，成分不完全一致。总体而言，桃子果实含蛋白质、糖类

（葡萄糖、果糖、蔗糖、木糖等）、维生素（A、B_1、B_2、C、K）、矿物质（钙、磷、铁、钾、钠等）、纤维素、果胶等。其中，钾相对较多，钠较少，故适合水肿患者食用。其果胶有助于防治便秘。常适量食用桃子，对人体有补益和美容作用。

桃仁主要含苦杏仁苷、苦杏仁酶、挥发油、脂肪油，其煎剂及提取物有抗炎、抗凝血、抑制咳嗽中枢、扩张血管、杀虫等功效。鲜桃仁所含苦杏仁苷和苦杏仁酶，被吃进胃里后，会被胃液水解生成有剧毒的氢氰酸，人体中毒后的症状分别有流涎、头晕、头痛、腹痛、腹泻、脉搏变细弱、心悸、呼吸紊乱，严重者发生呼吸衰竭或心力衰竭而死亡。供药用的桃仁，经过炮制加工，毒性虽大为降低，但仍不可过量服用，孕妇则禁止服用。

桃子虽对人体有补益，但食用应适量，胃肠功能紊乱者暂不食桃子。婴儿最好不给食桃子，以避免因桃子含有大分子物质而导致消化不良。桃子糖分较多，糖尿病患者应慎食；孕妇亦不宜多食，因有些人食后可能会升高血糖。

中医学认为，桃子性温，身体有热时（诸如舌质红、舌苔黄、口干、咽喉疼痛等），最好少食或暂不食桃。此外，不食未成熟的桃子，民间还有桃子忌与鳖同食的说法。

荔枝

·妃子笑·

日啖荔枝三百颗，
不辞长作岭南人。
——苏轼《惠州一绝·食荔枝》

自古以来，人们写诗作赋屡次咏赞的水果中，荔枝堪称首屈一指。

唐代进士、诗人、大臣张九龄（678—740）在《荔枝赋》中称誉"果之美者，厥有荔枝"。唐代诗人白居易在第一次品尝荔枝后写下《题郡中荔枝十八韵兼寄万州杨八使君》，曰："早岁曾闻说，今朝始摘尝。嚼疑天上味，嗅异世间香。"其初尝荔枝惊讶不已之欣悦感受跃然纸上。白居易的《荔枝图序》还意趣盎然地描述荔枝："壳如红缯，膜如紫绡，瓤肉莹白如冰雪，浆液甘酸如醴酪……"白居易描述荔枝壳如红缯（zēng，含义之一为厚帛），描述荔枝膜如紫绡（xiāo，含义之一为薄丝织品）。宋代进士、文学家曾巩（1019—1083）《福州拟贡荔枝状》更坚称"荔枝于百果为殊绝"。

中国历代人士对荔枝赋诗赞咏，不少人不只是写一二首，有的人曾写下四五首甚至更多，以清代进士丘逢甲（1864—1912）尤为突出，其咏荔枝的诗据说超过百首，仅以其中之一"紫琼肤孕碧瑶浆，色味双佳更带香。若援牡丹花史例，荔枝原是果中王"诗句观之，充分表明了作者对荔枝的高度赞赏之情。

荔枝是多年生常绿乔木，树龄高寿者，据说长可达千余年。荔枝的主要起源地是中国南方地区，如广东、福建、海南、台湾、广西、云南、四川南部等地，后来才逐渐被引种到其他国家。

荔枝起初称"离支""离枝"，宋代《太平广记》《本草

荔枝 （倪珊珊 绘）

食物记——食海拾趣，人间百味

宋·钱选《荔枝图卷》（局部）　　台北故宫博物院藏

图经》等书引三国时期《扶南记》所载，说荔枝果树枝条弱、果蒂牢，果实难摘下，须连同枝条一起割下，所以称"离枝"，后来演变为荔枝，并有了"丹荔"等别名。

　　中国荔枝，不仅品种繁多，而且良种纷呈。据说，唐代杨贵妃嗜食鲜荔枝，唐玄宗为博其笑颜，下旨派人从南方遴选良种鲜荔枝，快马加鞭，日夜兼程，火速送往长安皇宫中。彼时路途险阻，运送荔枝的老卒与马匹不断暴毙于途，但仍派人马前赴后继地执行"御旨"。后来，杨贵妃喜食的这种良种荔枝，被称为"妃子笑"，而唐代文学家杜牧（803—853）则深为感慨地写下了《过华清宫》，曰："长安回望绣成堆，山顶千门次第开。一骑红尘妃子笑，无人知是荔枝来。"

历来，荔枝主要是供人们作水果食用，但在食用过程中，发现它具有某些医疗保健功效。荔枝果肉生津止渴、开胃止呃、补血滋体，可供病后体虚及久泻、血崩等患者食疗；荔枝核（煅存性）有温中、理气、止胃痛的作用；明代《景岳全书》所载"荔香散"，是取烧存性的荔枝核研粉 3 克、木香研粉 2.5 克，以温开水调服，用于治疗胃脘痛；此外，每日取荔枝干 10 颗与适量大米及红糖煮粥，可作为"五更泻"的食疗方。

　　现代科研获知，新鲜半透明的荔枝果肉，实际上是荔枝的假种皮，不同品种的荔枝果实，其成分不完全一致，良种荔枝的果肉营养价值更高，它富含糖分（葡萄糖、蔗糖、果糖）、维生素 C 和钾。另外磷、天冬氨酸、谷氨酸含量也相对较多，还有果酸、叶酸、芳香性物质等。食用荔枝果肉，有益于补充人体能量、增强人体免疫功能、缓解呃逆与泄泻、改善失眠与健忘，并有补血、止血、滋润皮肤等效用。摘下的鲜荔枝，在室温下 3 天即变质变味，所以宜在一两天内食用。

　　荔枝对人体虽有多种保健功效，但空腹时不可在短时间内进食过多，以避免可能引起的"荔枝病"，即一时性低血糖症，其症状有头昏、恶心、腹痛、出冷汗、心悸，甚至抽搐、昏迷，此种情况多出现于幼儿。"荔枝病"的原因，据认为是空腹时一次进食大量荔枝鲜果，使人体血液中的果糖突然大量增加，肝脏内的转化酶一时间未能将血中多量果糖转化为葡萄糖，血中供人体利用的葡萄糖浓度相对降低。引起"荔枝病"的另一原因，据说是因为荔枝含有 α- 次甲基环丙基甘氨酸，该物质有降血糖作用，会导致人体发生低血糖症。正因鲜荔枝肉的上述情况，幼儿、驾车者和骑车者，应避免空腹时一次进食大量鲜荔枝肉。若出现"荔枝病"症状，可立即饮服葡萄糖水，以消除或改善低血糖症状。

中医学认为，荔枝性质偏于"燥热"，对某些病患有可能加重其症状，咽喉炎、口腔黏膜炎或溃疡、扁桃体炎、流鼻血、面部痤疮、糖尿病患者等，须慎食或暂不食荔枝。

荔枝花芳香、含蜜多，开花期限长，是蜜蜂酿蜜的良好蜜源。蜜蜂汲取荔枝花蜜酿出的蜂蜜，无"燥热"性，却具有清热解毒、开胃、助消化、镇静安眠、增强免疫力、延缓衰老以及润肤美容等作用，是大有益于人体保健的上乘之品。

荔枝

龙眼

·益脑宁神·

在百果园中，龙眼的带壳果实，外观似不甚耀眼，然而，其果肉——龙眼肉（也称桂圆肉）芳香独特、质嫩汁多、味甜醇美，是深受大众喜爱的水果。

明代，出生于福建莆田的文学家、书画家、篆刻家宋珏（1576—1632），对家乡盛产良种龙眼果实的形质与功效，十分赞赏，写下了意趣盎然赞咏桂圆的诗句："圆若骊珠，赤如金丸，肉似玻璃，核如黑漆，补精益髓，蠲渴扶肌，美颜色，润肌肤，种种功效，不可枚举。"并形容它"外裹黄金色，中怀白玉肤，劈破皆走盘，颗颗夜光珠"。上述诗句中的"骊珠"是指一种珍贵的玉珠；蠲（juān），含义有多种，此诗中"蠲渴"的意思是消除口渴；衮（gǔn），此处可解释为呈现。

龙眼树为亚热带多年生常绿乔木，中华大地是它的发源地，主要分布于福建、台湾、海南、广东、广西、云南、贵州

食物记——食海拾趣，人间百味

龙眼

南部、四川南部等地区。龙眼的别名甚多，诸如龙目、骊珠、益智、圆眼、桂圆、蜜脾、荔枝奴、川弹子等，有的文献记述了某些别名的由来，明代《本草纲目》说："龙眼、龙目，象形也。"而龙眼何以被称为"荔枝奴"？西晋文学家、植物学家嵇含（263—306）撰著的《南方草木状》解释为"荔枝过即龙眼熟，故谓之荔枝奴"。

　　龙眼树依生长地区和品种的不同，其树龄通常100多年，果龄80~90年，每年7~10月果实成熟。中国古人很早就食用龙眼并进行人工栽种。《神农本草经》说："龙眼一名益智……久服强魂聪明。"另据《后汉书》记述："交趾七郡献龙眼，盖龙眼之见珍，自汉已然。"

中国古人对龙眼的利用，除了采食其鲜果，还将龙眼果实加工制成桂圆干、桂圆肉，并把龙眼用于保健疗疾，认为其是滋补良药，具有补益气血和安神功效，对健忘、失眠、惊悸、虚羸体弱、产妇浮肿等病症有辅助治疗作用。

龙眼肉既可单独食用，也可制成龙眼膏，例如，清代医家王士雄在《随息居饮食谱》记述的"玉灵膏"，就是用龙眼肉加白砂糖（用量约为龙眼肉的十分之一）蒸熟加工的成药，据说其功效"大补气血，力胜参芪"，所谓"参芪"，是指人参、黄芪。据介绍，将玉灵膏用温开水冲服，可治疗气血不足，尤适于孕妇临产之前服用，对分娩很有帮助。龙眼肉还可和其他药物配伍成多种治疗用途的方剂，其中如宋代医家严用和（约1199—1267）《济生方》记载的"归脾汤"，具有健脾养心、益气补血等功效，至今仍为医疗保健常用之名方。

此外，龙眼肉与其他食物搭配，可做成诸多食品，八宝饭、八宝粥是大家熟知的甜点，而龙眼莲子汤、龙眼红枣汤、龙眼赤豆汤等，则兼有点心闲食和食疗作用。龙眼果肉还可酿酒。

据现代科学实验测知，龙眼肉富含葡萄糖、果糖、维生素（B_2、C、K、PP）、矿物质（钾、镁、磷、硒等）。各种水果的硒含量，龙眼居前列。龙眼肉含有较多蔗糖、酒石酸、胆碱、蛋白质，是高能量水果。有报道称，龙眼肉很可能还含有延缓衰老的物质，因此在日常生活中，适量食用龙眼肉，对身体有补益作用。但中医学认为，消化不良、舌苔厚腻、咽喉红痛、牙痛、阴虚内热者，暂时不宜食龙眼。

除了龙眼肉可用于医疗保健外，中医文献还记载龙眼核、龙眼壳、龙眼叶的治病作用。将龙眼核煅炒存性后，研成细末，名为"骊珠散"，用于外敷创伤局部，能止血、减痛和减轻伤口愈合后的瘢痕。《本草纲目》记述，取龙眼核6枚、胡椒14粒，同研成细末，可用于擦治腋部狐臭。龙眼壳煅炒存性，研成细末，用茶油调成糊，可用于外敷治疗烫伤和久不愈合的皮肤溃疡。龙眼叶煎汤，可外洗治疗疮肿等。

龙眼树之木质，纹理细密，色紫悦目，坚实耐久，用于雕刻工艺品，属上乘材料。如上所述，龙眼树整体不也称得上"物尽其用"！

明·刘文泰等

《本草品汇精要》

龙眼

梨

风高榆柳疏，霜重梨枣熟。

——柳宗元《田家》

　　梨，是很古老的果树。中国是梨树的主要发源地之一，《诗经》里已收载题为《甘棠》的诗篇。"甘棠"又名"棠梨"，是野生梨。《周礼》则有采集梨果作祭祀品的记载。1972～1974 年，考古人员在湖南长沙马王堆发掘的一座公元前 168 年的汉墓里，发现有完好的梨核，表明至少在距今 2100 多年前，中国古人食用梨子已很普遍了。

　　5 世纪南北朝的刘宋时期，梨被尊为"百果之宗"。据《宋书·张邵传》记述，张邵和儿子张敷都在朝廷当过高官，张邵的小名为"梨"，张敷的字为"查"。有一天，宋文帝刘义隆和张敷闲谈时，用张邵的小名"梨"和张敷的字"查"故意戏问张敷："查何如梨？"——宋文帝问张敷的意思：你（张查）与父亲（张梨）相比，怎样？张敷听到宋文帝突如其来的发问，妙答："梨为百果之宗，查何可比！"这是"梨为百果之宗"的最早文献见载。

梨，蔷薇科乔木，品种繁多，其果实简称"梨"，可作水果食用者只是其中一小部分。中国梨树因产地、品种不同，梨果有多种名称，诸如：香梨、蜜父、玉乳、鸭梨、天津雪梨、山东莱阳梨、安徽砀山梨、新疆库尔勒梨等。梨果成熟时间不尽一致，通常多在秋季。唐代文学家、哲学家柳宗元（773—819）《田家》曰："风高榆柳疏，霜重梨枣熟"，确切地描述了梨、枣成熟的时机和景象。再者，梨树品种的不同，其果实的可口性也有着很大的差别。宋代哲学家、诗人邵雍（1011—1077）在《食梨咏》中生动地写道："愿君莫爱金花梨，愿君须爱红消梨。金花红消两般味，一般颜色如胭脂。红消食之甘如饴，金花食之先颦眉。"颦（pín），含义为皱眉。

红消梨又名红笑梨，形大而匀称，红艳而皮薄，香脆而蜜甜，主要产自于河北遵化地区。据说，被奉承为"老佛爷"的慈禧太后喜食此种梨，所以红消梨也被称为"佛见喜"。

中国古人食用梨，体验到它对人体保健的重要功效之一是通利大小便，所以，"利"加"木"字就成为"梨"字了。也正因梨的通利性能，所以古人称它为"快果"。有趣的是，清代诗人黄景仁（1749—1783）根据梨的"快果"别名，将性格爽快的友人称为"快友"，把别名为"快果"的梨与性格爽快的友人相提并论，赋诗《谢程石缘馈梨》，曰"结友须快友，食果须快果"，成为食梨之佳话。

明·刘文泰等

《本草品汇精要》

梨

　　生津、润肺、清热、化痰、止咳，是梨的又一重要功效，"梨膏糖"就是据此特点调制的成药。相传唐代名相魏征（580—643）之母患咳嗽，因医家开具的处方中有苦味药而拒服，以致咳嗽症状缠绵。魏征想到梨子有化痰止咳的功效，于是嘱侍者将梨子与蜂蜜熬制成膏给母亲服用，结果其母咳嗽痊愈了。后来，历代中医分别将具有清热、化痰、润肺、止咳的药物，诸如苦杏仁、川贝母、枇杷叶、桔梗、半夏、款冬花、薄荷、陈皮、前胡等，与梨子、蜂蜜、冰糖熬制成化痰、止咳的"梨膏糖"，此成药至今仍常被采用，历久弥新。根据中医学理论，梨子主要适于热性咳嗽者食用。

食物记——食海拾趣，人间百味

据现代科学研究得知，梨含糖类（果糖、葡萄糖、蔗糖）、蛋白质（天冬氨酸、谷氨酸、苏氨酸及芳香族氨基酸等）、维生素（A、B_1、B_2、C、E 等）、矿物质（钙、磷、钾、钠、镁、铁等）、苹果酸、柠檬酸、叶酸、果胶、纤维素等。梨子的糖类物质，有保护肝脏的作用；其配糖体，有祛痰止咳和保护咽喉作用；其多酚物质，有助于防治癌症；其果胶与纤维素，有防治便秘功效。有报道称，进食煮熟的梨，有助于肾脏排泄尿酸，因而有益于预防痛风、风湿病和关节炎。由于梨子含有糖类，糖尿病患者宜慎食。另因梨含果胶，而中医学认为梨属寒性，肠炎与大便溏薄者也应暂时少食生梨。

梨　（倪珊珊　绘）

梨之于人类，不仅其果实可供食用和防治疾病，它还与中国古代文化有一定关联。"孔融让梨"的典故，据说是源于东汉文学家孔融幼年食梨的故事。《后汉书·孔融传》李贤注《融家传》曰："兄弟七人，融第六……年四岁时，每与诸兄共食梨，融辄引小者。大人问其故？答曰：'我小儿，法当取小者。'由是宗族奇之。"梨花的花朵较小，通常为纯白色，有淡淡清香，南北朝时史学家萧子显《燕歌行》里有"洛阳梨花落如雪"诗句，所以，梨花又称梨雪、梨霜。"梨庶"则是指"百姓"。此外，古代汉语有"梨园"一词，据说起初是指唐玄宗李隆基（685—762）在长安教练培训宫廷歌舞演艺人员的地方，该处可能是栽有诸多梨树的园林。后来，"梨园"成为戏班的代称，"梨园弟子"则成为戏曲演员的代称。

猕猴桃

·因猕猴得名·

　　水果之中，近年来俨然有"后来居上"态势的"奇异果"，实际上它并不是人类新发现的水果，其"远祖"即是很古老的野生藤本植物猕猴桃。猕猴桃的发源地主要在中国，据植物学者调查，在中国有 50 多个品种，可作水果食用之品种主要是中华猕猴桃，又名软毛猕猴桃。

　　现存中国古代文献中，唐代段成式《酉阳杂俎》较早记载了猕猴桃，说它又名猴骚子，蔓生，子（果实）如鸡卵，既甘且凉，轻身潇洒。11 世纪末，宋代唐慎微《经史证类备急本草》载猕猴桃："一名藤梨，一名木子，一名猕猴桃。生山谷。藤生著树，叶圆有毛，其形似鸡卵大，其皮褐色，经霜始甘美可食。枝叶杀虫。"1116 年，宋代寇宗奭《本草衍义》载："（猕猴桃）……枝条柔弱，高二三

水　果　　　　　　　　　猕猴桃　　　　　　　　　**313**

清·吴其濬

《植物名实图考》

猕猴桃

丈，多附木而生，其子（果实）十月烂熟，色淡绿，生则极酸。子（果实中的种子）繁细，其色如芥子。浅山傍道则有存者，深山则多为猴所食矣。"16世纪，明代李时珍《本草纲目》归纳前人记述，解释猕猴桃是因"猕猴喜食，故有诸名"。

自20世纪70年代以来，猕猴桃往往又被称为"奇异果"，这是人们根据其英文名称 kiwi fruit 的 kiwi 之读音和 fruit 之含义合译成的中文名。而 kiwi fruit 这个英文名词的产生，却还有它值得一叙的轶事。

据说，19世纪到中国传教的新西兰传教士，1906年回国时，把中国猕猴桃的种子带到新西兰交给农民栽培，至1910年结出了第一批果实。起初新西兰人对这种第一次见到的陌生水果，不知道它的正式名称是什么，一时之间便称之为 kiwi。但其实，kiwi 本已有所指，它是新西兰毛利（Maori）语对该国一种特有鸟的称呼。kiwi 鸟不会飞，形体大小相当于普通的鸡，其体表有淡褐色茸茸细毛，所生的蛋大小几乎和鸭蛋一样。新西兰人最初大概是根据猕猴桃果实的大小和 kiwi 鸟蛋差不多，猕猴桃果皮颜色褐绿，以及果皮上生长着茸茸细毛这些特征，把它同 kiwi 鸟相比拟，因而称它为 kiwi。实际上，猕猴桃和 kiwi 鸟，两者风马牛不相及，完全不是一码事。后来，有些人士认为将截然不同的动物和植物合用一名很不恰当，提出应在 kiwi 后面加上 fruit 而成为 kiwi fruit。

20 世 纪 初 至 20 世纪 30 年代期间，中华猕猴桃还先后被美国、英国、俄罗斯、法国、意大利、印度、比利时、智利等国家引种，并被称为"中国鹅莓"（Chinese gooseberry）。但是，新

猕猴桃

西兰引种的猕猴桃，由于开展品种改良，且该地区具有合适的自然环境等有利因素，故而生产的猕猴桃品质大为提高，产量显著增加。从 20 世纪 60 年代起，新西兰已成为国际市场上猕猴桃主要生产国。至 1974 年，新西兰的猕猴桃专称"kiwi fruit"，也成为国际上流通的名称，而中文译名"奇异果"也越来越被人们所知晓。

成熟的猕猴桃果实，肉质细嫩，甜而不腻，微酸不损齿，中国古人早已把它作为水果食用，并且逐渐体验到它的某些医疗保健作用。成书于 974 年的宋代《开宝重定本草》记述，猕猴桃具有解热、止渴、通淋功效。后人食疗表明，它对治疗烦热、消化不良、食欲不振、呕吐、泌尿道结石、便秘、痔疮等有助益。另有人介绍，将新鲜猕猴桃叶与酒糟、红糖同捣烂，稍加温，可用于乳腺炎的局部外敷。此外，8 世纪唐代陈藏器的《本草拾遗》记载，取猕猴桃藤榨汁并加入姜汁内服，用于治疗呕吐、胃胀不适。

从现代科学研究得知，猕猴桃是一种高营养、低热量的水果，含有丰富的维生素 C，还有猕猴桃碱、多糖体复合物、多酚类、精氨酸、赖氨酸、纤维素、铜、铁等，具有很强的抗氧化作用。英国学者研究证实，猕猴桃鲜果能明显提升人体淋巴细胞中脱氧核糖核酸（deoxyribonucleic acid，DNA）的修复力。猕猴桃中的多种成分，能有效增强人体免疫力，降低血液里的坏胆固醇，从而减少心血管疾患和肿瘤的发病率。猕猴桃中的纤维素、寡糖、蛋白质分解酵素能防治便秘，使肠道内不致长时间滞留有害物质。有研究者以猕猴桃多糖体复合物做小鼠试验，显示它能减轻实验性肝损伤，表明它具有保护肝脏作用。

猕猴桃主要作为鲜果食用，也可加工制成猕猴桃果脯、果干、果酱、果汁、果酒等，不仅增添了人们饮食品味多样化的乐趣，同时在一定程度上仍留有保健价值。

奇异果的"奇异"两个汉字，虽是根据英文 kiwi 音译而得，但是，从奇异果对人体的优异保健功效而言，它确实称得上是"奇异之水果"。

石榴

·多子多福·

　　不知从多少万年前起，石榴就生长在伊朗等中亚地区，它是一种很古老的多年生灌木或小乔木植物。良种石榴果实中的石榴子的外种皮肉质半透明，汁多，酸甜可口，其颜色鲜艳，外形晶状，宛若宝石，广受人们喜爱。其人工栽种历史久远。有报道说，20 世纪 40 年代，考古学者在伊拉克境内一座四五千年前的一个王朝的王后墓葬中，发现死者戴的皇冠上镶有石榴图案的宝石，表明在很古老的年代，石榴就被人们视为珍果。

　　考古学者认为，距今约 4000 年前，居住于地中海东岸的腓尼基人（Phoenician）对传播石榴起了很大的作用，因为他们擅长航海和经商，其足迹所到之处，美味的石榴也往往被带到了该地，继而又被人们辗转传播到更多的地方。

食物记——食海拾趣，人间百味

西晋张华《博物志》记载，西汉使臣张骞奉朝廷之命，率众前往西域一些国家和地区，他们返回中国时，从涂林安石国带回安石榴，之后，人们将它们进行栽种，早期主要在新疆、甘肃、陕西等地区，后逐渐扩大到更多地方。石榴的汉文名称，初期称为安石榴，简称石榴、榴，另有丹若、天浆等别名。对于榴与安石榴，李时珍在《本草纲目》中解释说："榴者，瘤也，丹实垂垂如赘瘤也。"他援引《博物志》转述："汉张骞出使西域，得涂林安石国榴种以归，故名安石榴。"

关于石榴花和果实的特征，中国古人对它有不少赞咏诗句。晋代文学家潘岳（247—300）写下了很具代表性的《安石

石榴 （倪珊珊 绘）

食物记——食海拾趣，人间百味

榴赋》，曰："榴者，天下之奇树，九州之名果也。华实并丽，滋味亦殊……遥而望之，焕若隋珠耀重渊；详而察之，灼若列宿出云间。千房同膜，千子如一，御饥疗渴，解醒止醉。"诗赋中的隋珠，指春秋战国时期随侯的珍珠；列宿指繁多的星星；解醒（chéng）指解除酒醉与醉后的难受、不舒服。可见，潘岳的《安石榴赋》对石榴果实的形、色、香、味以及功效作了生动、高度的颂咏。

此外，石榴在汉文中还衍生了若干相关的词汇，以及有趣的民俗和事物，诸如："石榴红""榴红"，都是指类似石榴花一般的朱红色；"榴火"，指红艳似火的石榴花，或形容像石榴花般的火红色；"石榴尊"，指榴花酒；"石榴百子""榴房"，都是指石榴果实中包含许多石榴子，有的地方的民俗，对新婚人家赠以石榴，寓意为"多子多福"；"石榴裙""榴裙"，指如同石榴花般的朱红色裙子，或者指绣有石榴花的裙子。相传杨贵妃不仅喜欢吃石榴果、喜爱观赏石榴花，还很爱好穿石榴裙，她因不满臣子们见到她时不跪拜，私下向唐玄宗表示埋怨，之后，唐玄宗训谕群臣，见到杨贵妃时，也应行跪拜礼。后来，由此衍生出"跪倒在石榴裙下"或"拜倒在石榴裙下"的俗语，并且逐渐被引申为男子追求女子的意思。

石榴主要以果壳入药。加工后的石榴壳，煎汤内服清热、健胃、润肺、涩肠、止血，治疗久泻、脱肛、蛔虫病等；煎汁外用，可洗治疥疮。石榴花揉成团，塞入鼻孔对鼻出血有暂时止血的效果；将石榴花捣碎调以芝麻油，可用于烫伤的局部治疗。

现代研究报道，石榴果壳含鞣质、果胶、甘露醇、没食子酸等成分，故有涩肠、止泻、止血、消肿、驱虫等作用。石榴籽粒的外果皮质主要含蔗糖、果糖、苹果酸、柠檬酸、石榴多酚、花青素，还有维生素、钾、钙、磷、镁、锌等。饮服石榴果汁，有助于消化、降血脂、降胆固醇、防治动脉硬化和冠心病。近年有学者实验证明，常适量饮服石榴汁还有防治前列腺炎和前列腺肥大的效果。

　　石榴果肉含多量鞣酸，不宜和富含钙与蛋白质的食物例如牛奶、蛋、虾、蟹等同时进食，一是避免妨碍人体对钙和蛋白质的吸收利用；二是避免它们可能产生结石而对人体不利。石榴所含某些生物碱、有机酸对牙齿珐琅质有些腐蚀作用，所含色素会染黑牙齿，所以石榴不要一次多食，食后最好刷个牙。

山楂

·开胃消脂·

散结消胀，解酒化痰，除疳积，止泻痢。

——王士雄《随息居饮食谱》

　　山楂，中华大地之特产。可供食用的良种山楂，以宜人的酸甜滋味、丰富的营养价值、广泛的保健功效，成为千百年来中国人喜爱的食品。

　　起源古老的山楂，起初不称"山楂"，《尔雅》简单提到的机（qiú），据说是中国早期文献记载的山楂古名。李时珍根据晋代学者郭璞的注释引述："《尔雅》云'机树如梅，其子大如指头，赤色似小柰，可食'。此即山楂也。"

　　根据植物学记载，蔷薇科山楂属多年生木本植物，品种繁多，以中国大范围而言，有南山楂、北山楂两大类，然而，中国各地生长的山楂，其名称不下 30 种，诸如酸楂、山查、山里红、棠梂子、红果、脂果、仙果、赤枣、赤爪、猴楂、鼠楂等。李时珍对有些名称作了解释：山楂味似楂子，故亦名楂；

食物记——食海拾趣，人间百味

猴楂、鼠楂之名是因猴、鼠喜食；赤爪是与赤枣音讹所致。

中国古人采集山楂，既供自食，还用它作为礼品赠人，唐代柳宗元所写"俚儿供苦笋，伧父馈酸楂"诗句（俚儿即村童，伧父指乡民），可为佐证。

人们在取山楂作果品食用的过程中，逐渐体验到它对人体的某些保健作用，但是直到元代医家朱丹溪予以强调之后，才引起其后医家和人们的重视——"自丹溪朱氏始著山楂之功，而后遂为要药"。

元代以后，中医文献有关山楂功效的记述，主要为生津、开胃、消食、活血，可用于治疗消化不良、食物积滞及腹胀、月经不调、痛经、产后恶露不净、腰痛等；以山楂加水煮汁，可用于洗治皮肤因漆过敏引起的皮炎和止痒。

李时珍曾着重推介山楂对食物积滞之消化功效：若食后不消化、腹胀者，嚼食山楂果仁二三枚，能获良效。对此，他特别记述一实例：邻居小儿"因食积黄肿，腹胀如鼓，偶往羊枕树下，取食之至饱，归而大吐痰水，其病遂愈"。所谓"羊枕"，即是山楂。

清末民初医家张锡纯（1860—1933）称赞山楂对月经不调的治疗之功，他在所撰《医学衷中参西录》中写道："女子至期，月信不来，用山楂两许煎汤，冲化红蔗糖七八钱，服之即通，此方屡试屡效；若月信数月不通者，多服几次亦通下。"月信即月经，张氏高度评价山楂对月经不调的疗效。当然，从

山楂

现代医学观点而言，山楂不是对各种病因所致月经不调均有效，尤其是器质性病变所致者。

山楂不仅作单味药治病，更多的是与其他中药组成各种方剂，著名者如朱丹溪创制的"保和丸"，山楂是其中的"君药"，配以神曲、半夏、茯苓、陈皮、连翘、莱菔子（萝卜子），制成丸剂服用，主要用于治疗胃肠道消化不良、恶心厌食，食物（特别是肉食）积滞及其引起的腹胀疼痛、大便不通等。

从古至今，中国人用山楂保健治病，还有不少简便方法与经验。据报道，取糯米与山楂煮粥，用于治疗消化不良、胃肠道食物积滞及所引起的腹胀；取炒山楂 5 枚、炒麦芽 10 克，加水煮成山楂麦芽茶，饮服帮助消化因过食米面与油腻食物引起的胃肠道食物积滞及腹胀；服山楂汁治疗频发呃逆，每次 16 毫升，每日 3 次，通常服 1~2 天即能获效；取山楂 15 克、鲜荷叶 50 克，加水煎汁饮，用于高血压的辅助治疗；以山楂 10 克、菊花 10 克、决明子 15 克，加水煎汁饮，用于高脂血症的辅助治疗；等等。

因为山楂对肉类食物具有良好消化作用，故而中国古人很早就利用山楂果实烹煮肉类以缩短煮熟时间。李时珍引述前人所撰《物类相感志》，曰："煮老鸡、硬肉，入山楂数颗即易烂。"古人积累的此种生活经验，至为实用、宝贵。

据现代科研报道，成熟山楂果实含有的主要成分是有机酸（山楂酸、柠檬酸、苹果酸、齐墩果酸、绿原酸、鞣酸等）、黄酮类物质、三萜类化合物、儿茶酚、解脂酶、乙酰胆碱、膳食纤维、糖类、蛋白质、脂肪、维生素（A、B_1、B_2、C、E 等）、矿物质（钙、磷、钾、铁、硒等）。

山楂酸具有抗菌、抗炎、抗肿瘤、抗艾滋病病毒等作用。西班牙学者研究发现，细胞感染人类免疫缺陷病毒，在丝氨酸蛋白酶作用下，会被释出扩散到其他细胞，山楂酸则能抑制丝氨酸蛋白酶的活性。苹果酸能提高人体免疫功能，保健口腔，滋润皮肤。齐墩果酸有助于降低血清谷丙转氨酶活性、促进肝细胞再生、抑制肝纤维增生等，从而改善病毒性肝炎和慢性迁

山楂 （倪珊珊 绘）

延性肝炎患者之症状。绿原酸有助于清除自由基、抗脂质过氧化作用、抑制细胞变异、保护肝脏、抗病毒和抗癌等。

山楂中的类黄酮成分能抵御对人体有害的自由基、强化细胞膜、使受损细胞再生、保护肝脏、抗过敏、防血栓、调节免疫作用、抗炎、抑制肿瘤、延缓人体衰老、改善妇女更年期综合征等。山楂中的三萜类化合物，能扩张血管并增加血流量、增强心肌功能、防止心律不齐、降低血清胆固醇、抗炎等。

山楂所含儿茶酚能分解脂肪、抗氧化、消炎等。解脂酶能分解、消化脂肪，促进胃液分泌，提高胃消化酶功能。所含胆碱是构成卵磷脂成分之一，是乙酰胆碱的前体，具有促进脑组织发育、改善记忆力、促进脂肪代谢等作用，有利于降低血清胆固醇和治疗肝炎等肝病。

山楂所含果胶，能把进入人体肠道内的放射性物质吸附排出体外。所含膳食纤维、糖类、蛋白质、多种维生素和微量元素，也都有益于人体保健及防治疾病。

山楂的用途，还体现在山楂果实经加工后的多种食品，诸如山楂汁、山楂酒、山楂酱、山楂糕、果丹皮、山楂片、山楂果脯等，成为人们日常生活中有助消化等的休闲食品。

说到果丹皮，特别值得一提的是，它在中国历史上曾被巧妙地用于军事上传递情报与军令。据载，17世纪时，蒙古四部之一的准噶尔部首领噶尔丹（1644—1697），于1688年前带兵吞并蒙古其他三部之后，于1690年6月至1697年3月，数次进犯内蒙古一些地区，康熙皇帝从康熙二十九年（1690）七月至康熙三十六年（1697）三月间，三次亲临前方，指挥数位将领率军分三路征讨噶尔丹部，清军为防止情报及康熙发出的征战指令泄露，将它们用墨汁密写于果丹皮上，卷成圆筒，由专人在康熙与各将领之间传递，各将领与有关人员看完情报和密令后，将果丹皮吃掉灭迹。对此，1697年3月跟随康熙征战噶尔丹的诗人、书法家高士奇（1644—1703），在行军宁夏途中，赋有《果子单》一诗："绀红透骨油拳薄，滑腻轻碓粉蜡匀。草罢军书还灭迹，咀来枯思顿生津。"高士奇在诗的自注中写道："山楂煮浆为之，状如纸薄，匀净，可卷舒，绀红，故名果子单，味甘酸，止渴。"据说，康熙看了《果子单》诗句后，认为很贴切，称赞"怡色怡味，达心达情"。

高士奇诗中写到的"油拳"与"粉蜡"，分别是唐代和宋代著名的优质薄纸名称，借之形容用于书写情报、密令的果丹皮，薄而半透明，这些果丹皮吃进嘴里后，既使干渴的口腔也立刻生津滋润，又能把作战情报、密令灭迹。而那时候用于书写的墨汁，所用之墨，主要是用燃烧松树的烟灰制成，此种墨同时也是一种中药，《本草纲目》记载它有"止血、生肌肤、合金疮"之功效。所谓"合金疮"，是说促进受金属刀枪创伤的伤口愈合。因此，用果丹皮书写军事情报，在那个时期，确有一举数得之妙。

山楂固然对人们保健和日常生活有益，但不是每个人或任何时候都可食，它酸度高，最好不要空腹食，尤其是胃酸过多者；胃及十二指肠溃疡、龋齿、大便溏薄者，不宜食山楂；山楂有刺激子宫收缩的作用，孕妇不可食山楂，以避免可能引起的流产或早产。有报道说，山楂不宜与牛奶、海鲜同食，因为可能引起胃结石。还有一种说法，服用人参等滋补药期间，不要同时吃山楂，推想滋补药的效用可能被减弱。因此，食用山楂须因人因时而异，并且还需注意食之恰当，以取得良好效益。

柿子

轻匀绛蜡裹团酥，
不比人间甘露。
——仲殊《西江月》

农谚"七月小枣八月梨，九月柿子红了皮"。农历九月通常是柿子成熟时节。华夏是柿树发源地，至迟在两千年前，中国古人已将野生柿树移植驯化。西汉辞赋家司马相如《上林赋》里，述及汉代皇帝游玩的皇家园林上林苑植有柿树，供帝王臣子等观赏及采食其果实，并且，柿果在古代还是祭祀供品之一。

古人因发现桑、柿、梨、栗等对人类有诸多裨益，故种植积极性甚高，如《梁书·沈瑀传》记载："永泰元年，为建德令，教民一丁种十五株桑，四株柿及梨、栗，女丁半之。人咸欢悦，顷之成林。"引文中的"丁"，指男子；"女丁"指女子；"半之"指女子栽种男子一半数量的桑、柿、梨和栗。此处"顷之"含义"不久"。

水果　　　　　　　　柿　子　　　　　　　　331

关于柿树的特征和用途，唐代段成式《酉阳杂俎》记载："俗谓柿有七绝，一、树多寿；二、叶多荫；三、无鸟巢；四、少虫蠹；五、霜叶可玩；六、嘉实可啖；七、落叶肥大，可以临书。"

柿隶属柿科多年生落叶乔木。它的树龄据说能长达二三百年，其叶每年霜降后逐渐变成红色，故称"霜叶"。它给人以悦目之感受，唐代诗人李益《诣红楼院寻广宣不遇留题》的"柿叶翻红霜景秋"、宋代苏轼《睡起》的"柿叶满庭红颗秋"，都是对霜秋柿叶泛红的赞美诗句。

柿叶宽平，干燥后可供练字，此即是"柿叶临书"之由来。唐开元二十五年（737），被授予广文馆博士的书画家郑虔（692—764），在少年与青年时期，因家贫无钱购纸练字，就曾利用柿叶练习书画，《新唐书·郑虔传》记载："（郑）虔善图山水，好书，常苦无纸，知长安慈恩寺贮柿叶数屋，遂往，日取叶习书，岁久迨遍。尝自写其诗并画以献，帝大署其尾曰'郑虔三绝'。"古代取柿叶练字者远不止郑虔一人，南宋诗人杨万里亦然，他在《食鸡头子》里，写有"却忆吾庐野塘味，满山柿叶正堪书"的诗句。

良种柿果美味可口，古代通州（今江苏南通）骑岸镇的秋熟方柿，形、色、味、质俱佳，被冠以"金盆月"美名，清代举人陈昌鼎《咏柿》写道："骑岸金盆月，江淮众口夸。方圆戴翡翠，通体染朱砂。滋肝润肠胃，甘酸溅齿牙。中秋有此

清·绵亿《绘宜春呈瑞》（局部）　台北故宫博物院藏

物，何必寻其他？"趣味盎然！

中医学认为食用鲜柿子能生津润肺、清热健脾、涩肠止泻、止血、利尿、解酒；柿叶煎汁服，能生津、止渴、止血、止咳；柿花晒干，研末，敷治痘疮溃烂；柿蒂煮汁饮服，治疗呃逆反胃；柿饼（柿子晒干压扁）滋养、润肺、涩肠、止血；柿霜（柿子制成柿饼时，外表形成的白色粉霜）有清热、润燥、化痰、止咳、止渴、止血作用，能治疗咽干喉痛、燥咳、口舌脓肿。

现代科研报道，柿子主要含有机酸、蔗糖、果糖、葡萄糖、甘露醇、维生素C、维生素P、胡萝卜素等，还有丰富的

食物记——食海拾趣，人间百味

黄酮类物质、碘元素，能延缓动脉硬化，改善心血管功能，并可作为缺碘性甲状腺肿大患者的辅助食疗。

据报道，柿子能解酒，主要是因为它所含酶类物质和鞣酸加快了血液中的乙醇氧化，同时，它所含钾和糖类的利尿作用，也促使酒精从尿中排出。食用柿子，不仅能在较短时间里解酒，还能缓解酒醉后第二天的头痛。据说，早年有的老字号酒楼，当宴饮的食客酒过三巡时，侍者会端上新鲜柿子供食客食用，以预防饮酒者醉酒和帮助酒醉者解酒。

有报道称，20 世纪 80 年代以来，不少学者对柿叶的成分和保健功效进行了深入研究，发现它含有丰富的黄酮类物质，且质量好，并有可观的三萜类化合物和蛋白质，还含有酚类、

柿子 　（倪珊珊　绘）

清·陈书《岁朝丽景图》（局部）　台北故宫博物院藏

挥发油、天然香味素、叶绿素、维生素 C、胡萝卜素、多糖、胆碱，以及若干种矿物质。有关学者与技术人员将柿叶脱涩、加工制成易溶柿叶粉或柿叶晶，用温开水冲泡代茶，长期饮服，据说具有改善血管弹性、降血压、降血脂、减肥、止血、利尿、减少皮肤黑色素沉积、提高机体免疫力和防癌等功能。

柿子对人体虽有多种效益，但因含大量鞣酸，一次不可多食，也不宜空腹吃；柿子忌和牛奶、蟹、虾等富含蛋白质的食物同食，以避免与鞣酸凝结为结石；柿子忌和红薯同食，以免在胃中形成柿石；柿子的糖分易被人体吸收，糖尿病患者不宜食；柿子果皮和未成熟柿子含鞣酸更多，应忌食。

柠檬

·富含柠檬酸·

柠檬，如今地球上很多地方都有栽种，柠檬原植物的发源地，虽不少文章认为是个谜，但紧接着则写到普遍认为起源于缅甸北部、中国云南南部地区。

原产于中国的柠檬，古名黎朦子、黎檬子、黎朦、宜母子等。南宋进士周去非（1135—1189）《岭外代答》记述："黎朦子，如大梅，复似小橘，味极酸。"清代戏曲理论家、文学家李调元（1734—1803）《南越笔记》记载："黎檬子，一名宜母子，似橙而小，二三月熟，黄色，味极酸，孕妇肝虚嗜之，故曰宜母。"周去非生长于四川，曾在广西钦州等地任职，李调元曾在广东任职，他们对黎朦子、黎檬子的大小、形色和滋味的描述，既表明四川、广西、广东地区生长柠檬，也证明他们目睹和品尝过柠檬。李调元还特别记录孕妇嗜食

柠檬

柠檬，确实与不少孕妇在妊娠早期嗜食味酸食物的实际情况相符。

文献记载，古波斯称柠檬为 limun，读音接近原产于中国的黎檬，因古波斯与中国交往有 2000 多年历史，中国黎檬不知在何许年代被引种到波斯。柠檬的英文词汇 lemon，《韦伯斯特新世界词典》（*Webster's New World Dictionary*）记述是衍生于波斯文 limun。柠檬流传到波斯后，从波斯陆续流传到阿拉伯和欧洲一些国家。15 世纪后，柠檬传入南、北美洲一些国家。据报道，2021 年柠檬产量最多的国家依次为印度、中国、墨西哥、阿根廷、巴西、土耳其、西班牙等。

中国古人在食用柠檬过程中，体验到柠檬有生津止渴、清

食物记——食海拾趣，人间百味

热解暑、化痰止咳、改善食欲等作用。现代学者研究报道，柠檬果实的成分有蛋白质、脂肪、糖类、柠檬酸、苹果酸、柠檬精油、橙皮苷、膳食纤维、维生素（B_1、B_2、B_6、C、P）、矿物质（钙、磷、铁、钾、锌、硒等）。柠檬酸能降低血管通透性、增加血小板数量、缩短凝血时间而有止血作用。橙皮苷能减少脂肪在动脉壁沉积而防止动脉硬化。柠檬果实所含类黄酮物质能提高免疫力，延缓衰老，减少皮肤色素沉着等。柠檬所含的丰富维生素 C 具有多方面的生理功能，主要有抗氧化作用、维护血管弹性、合成胶原蛋白、激发造血功能、修复损伤组织、中和毒素、减少黑色素形成、提高免疫力、抗组胺作用、阻止致癌物质亚硝酸胺生成等。维生素 P 主要能提高血管弹性。柠檬精油能产生清新香气。

此外，据介绍柠檬还能用于清洁厨房用具，例如消除泡水壶底水垢，即泡水壶盛水，放入两三片柠檬片，煮沸壶内盛水约 5 分钟，能消除沉积于壶底的水垢。又如消除砧板油腻，在砧板上撒一些食盐，然后用柠檬片擦拭即能消除油腻。

食用柠檬，主要是带皮切片泡水饮用，还有将柠檬剥皮切块与其他食物（例如鸡肉或牛肉等）一起烹饪菜肴。泡柠檬水最好不要用塑料杯，一次不要饮服过多，不宜和牛奶、海鲜食物一同吃，胃肠道溃疡者不宜饮服柠檬汁等。

青果

寒泉自换菖蒲水，活火闲煎橄榄茶。

——陆游《夏初湖村杂题》

　　青果又称青橄榄、橄榄，别名有青子、甘榄、忠果、谏果、余甘子等。起源于中国的橄榄和起源于地中海沿岸的橄榄，虽然都称橄榄，并且都是常绿乔木，但在植物学上却不属同一科，前者名副其实属于橄榄科，后者则属于木樨科，且因富含橄榄油，故称为油橄榄。

　　中国人食用青果，历史久远。据考古学者从广东一处汉墓出土的橄榄核推算，至少有 2000 多年了。三国时期，沈莹《临海异物志》记载："余甘子，如梭形，初入口，舌涩；后饮水，更甘。"正因为食入口中的青果，起初味涩难咽，但经咬嚼片刻后转为味甘口爽，口感 "先涩后甜"，故古人把它比喻为"忠言逆耳"的"苦谏"，称它为"忠果""谏果"。

橄榄

宋代诗人赵蕃（1143—1229）就曾在《倪秀才惠橄榄》中写有"直道堪嗟故不容，更持谏果欲谁从"的诗句。

14世纪时，元代诗人洪希文（1282—1366）对青果的特征，以《尝新橄榄》为题赋诗，生动地赞咏青果的形态、性味与功效，曰："橄榄如佳士，外圆内实刚。为味苦且涩，其气清以芳。侑酒解酒毒，投茶助茶香。得盐即回味，消食尤奇方。"诗句中的"侑（yòu）"，含义之一为"劝"；"侑酒解酒毒"，意思是被劝饮酒过量发生酒醉后，嚼食青果能解酒。古人还根据食橄榄"先涩后甘"的体验，取橄榄煮茶饮，别有一番滋味。宋代诗人陆游大概喜欢喝橄榄茶，所以在诗作中一再提及"活火闲煎橄榄茶"（《夏初湖村杂题》）、"煎茶橄榄一瓯香"（《午坐戏咏》）。此外，李时珍在《本草纲目》中记述："橄榄名义未详。此果虽熟，其色亦青，故俗呼青果。"并且，他还介绍了古人以木钉于橄榄树干内巧收橄榄的办法："橄榄树高，将熟时以木钉钉之，或纳盐少许于皮内，其实一夕自落。"

中医学认为，青果性味甘、酸，平，具有生津止渴、清热利咽、解毒解酒、解骨鲠、消胃积等功效。例如，对鱼骨鲠喉者，古人具体治法之一是嚼青果汁含咽，或取青果汁含咽。对于酒醉昏闷者，以青果 10 枚煎汤饮服。对于咽喉红肿疼痛，清代《王氏医案》的治法为饮服"青龙白虎汤"（鲜青果和鲜白萝卜煎汤饮服）。现代有人根据上述经验，取青果 10 枚、鲜白萝卜 250 克煎汤内服，用于治疗咽喉炎、咽喉肿痛和扁桃体炎。对妊娠呕吐，有人介绍取鲜青果数枚，去核，捣烂，加水煎服治疗。

人们在日常生活中食用青果，除嚼食新鲜者之外，通常是食用经过加工者，如拷扁橄榄、五香橄榄、蜜渍橄榄、咸橄榄等。适当嚼食橄榄，不仅是休闲，同时还能起到生津润喉、消除口臭、清洁口腔、帮助消化等作用。

新鲜青果所含成分，突出者为维生素 C 和挥发油。研究者分析其挥发油，发现其成分复杂，有数十种，亦有说多达百余种，诸如橄榄醇、甲醇、麝香草酚、柠檬烯等。青果之所以有生津、润喉、清热、助消化、解酒、护肝等作用，主要是得益于挥发油中的多种成分。青果之苦涩味，主要是其中的鞣酸所致。鞣酸会使蛋白质凝结，食青果时，不要在太接近的时间里食鸡蛋、牛奶、虾、蟹等高蛋白食物，以避免蛋白质凝结，也避免鞣酸与钙结合成难以消化吸收的鞣酸钙甚至形成胃结石。

嘉树团团俯可攀，
压枝秋实渐斑斓。

——欧阳修《帐子》

　　橙子，简称橙，又名香橙、黄果、金球、柳橙等，是芸香科常绿小乔木橙树的果实，有甜橙和酸橙两大类。据《中国农业百科全书》等记载，起源于中国南部与东南部以及亚洲中南地区的甜橙，15世纪起被引种到亚洲以外的许多地方。1417年，葡萄牙人从中国把甜橙引种到其首都里斯本，之后被引种到其他一些欧洲国家，后来又传播到美洲、非洲、大洋洲许多国家和地区。如今，甜橙已成为柑橘类水果中产量最大的"家族"，良种据说达400余种。

　　中国人是最早把野生橙树进行人工栽培者，两千多年前，西汉辞赋家司马相如的《上林赋》里，写有"卢橘夏熟，黄甘橙榛"之句，表明汉武帝诏令在长安附近建立的皇家园林上林苑中，已栽种有橙树了。1973年，中国考古人员在长沙马王堆

清·吴其濬

《植物名实图考》

橙

食物记——食海拾趣，人间百味

一座公元前 168 年的西汉古墓中，发现香橙的果核，佐证当时香橙已被上层人士作为陪葬品。

中国的甜橙品种甚多，通常多在秋季挂满成熟的黄色果实，而在此时，多数橘树上的果实却还是碧绿色，所以苏轼的《赠刘景文》写道："荷尽已无擎雨盖，菊残犹有傲霜枝。一年好景君须记，最是橙黄橘绿时。"北宋文学家欧阳修（1007—1072）《枨子》则写道："嘉树团团俯可攀，压枝秋实渐斑斓。"两位宋代诗人借橙子黄熟和斑斓的特征，咏赞绮丽金秋的来临。

橙子既可作鲜果食用，又可用蜜或糖加工成橙饼、橙膏、橙酱等，还可作为烹调其他食物（如蟹、鱼等）的佐料。此外，橙子还可入药，橙肉或橙饼具有生津止渴、促进食欲、止恶心呕吐、消除腹胀、醒酒、化解食物中毒（如腐坏鱼和蟹等不洁食物所引起的中毒）等作用。橙子皮除上述功效外，还具有化痰、止咳、理气、利膈等功用。橙子果核炒干研为细末，以酒调服，可用于治疗腰部扭伤所导致的疼痛和难以屈伸。将新鲜橙肉捣烂每夜涂敷面部，经一段时日，能减少面部粉刺、黑斑。

对于橙子的治病功用，清朝乾隆年间医家朱钥的《本草诗笺》写道："橙施方药自来稀，性具酸寒毒莫依。美荐雕盘香馥郁，圆成金日色光辉。酒醒可喜功能解，蟹毒尤欣力足挥。核治闪腰兼挫痛，炒研服罢愈堪几。"其咏赞之诗句，基本符合实际。

现代科研分析，橙子的各种营养成分与含量，因品种不同而不尽一致，较突出者是含维生素 C 和维生素 P，并有多量 β- 胡萝卜素和黄酮类物质，还有柠檬酸、苹果酸、果胶、膳食纤维、钙、磷、钾、镁、硒等；橙皮富含挥发油、橙皮苷、芸香苷等；甜橙富含糖类物质。据报道，长期每日食橙两三个，能增强血管弹性，有效防治坏血病；增加人体好胆固醇、减少坏胆固醇；防治胆囊疾病；降低某些部位的肿瘤发病率（主要是口腔、食管、胃）；防治便秘等。

橙子　（倪珊珊　绘）

宋·林椿《橙黄橘绿图》　台北故宫博物院藏

食橙子，最好是果肉和汁一道食用，以取得更好的营养价值，若把橙子榨成果汁饮用，在榨汁过程中，维生素 C、维生素 P 等会有所损失，并且膳食纤维和多种矿物质不能很好地被利用，殊为可惜。有学者实验证明，橙汁暴露于空气中，由于氧化作用，橙汁中的维生素 C 等成分也会有所损失，因此，喜欢饮新鲜橙汁者，最好是现榨现饮。

谈论橙子，还有一段史实值得提及，就是它对人类防治坏血病的丰功，只是当初人们不知道这是由于它富含维生素 C 所产生的功效。

回顾世界航海史，古代欧洲若干国家的海员，乘帆船远航，由于饮食中长期缺乏新鲜蔬菜和水果，导致绝大多数人得了坏血病——牙龈与肌肤出血、贫血、伤口难愈合、骨质疏松易折、免疫力下降、内脏出血与功能衰竭乃至死亡。此种情况，在相当长的时间里，人们茫然不知其病因主要是缺乏维生素 C，故而未能采取有效防治措施。直到 18 世纪，苏格兰医生林德（J. Lind，1716—1794）经细心探索研究，发现食用新鲜蔬菜或柠檬汁、酸橙汁、苹果汁等能有效防治坏血病，其中以柠檬汁或酸橙汁的功效尤佳。1754 年，他撰文作了报道。

1795 年，英国和法国发生战争，英国海军部门为避免海军发生坏血病，采用了林德的办法，每天供应出海的海军饮服一定量的酸橙汁，结果士兵中再无出现坏血病患者。由于英国海军人员在较长一段时间内每天坚持饮用酸橙汁，在饮服期间引起皮肤暂时发黄，所以人们戏称他们为"酸橙人"。这成为人类防治坏血病历史上的一桩趣事。

橘

珠颗形容随日长，
琼浆气味得霜成。
——白居易《拣贡橘书情》

　　"小小金坛子，装满黄饺子，吃进黄饺子，吐出白珠子。"这是一则民间歌谣式的谜语，谜底是橘子。橘，俗称桔，是很古老的多年生芸香科植物，华夏大地是橘树主要发源地之一。中国古人食用橘子并且将野生橘树进行人工栽培，历史悠久。

　　橘的得名，李时珍解释说："橘从矞，谐声也。"矞（yù），根据读音的"矞云"，含义为彩云，古人认为是祥瑞的征兆。

　　橘与中华文化有着密切关系，历代文人有关橘树和橘子的文章与诗赋甚多。

　　唐代诗人白居易赋诗《拣贡橘书情》："洞庭贡橘拣宜精，太守勤王请自行。珠颗形容随日长，琼浆气味得霜成。"

清·吴其濬

《植物名实图考》

橘

之后与他和诗者有周元范《和白太守拣贡橘》"离离朱实绿丛中，似火烧山处处红"；张彤《奉和白太守拣橘》"凌霜远涉太湖深，双卷朱旗望橘林。树树笼烟疑带火，山山照日似悬金。行看采掇方盈手，暗觉馨香已满襟"。诗中对橘树生长环境、橘子成熟时节、橘果丰收及其馨香怡人之情景，作了生动描述与咏赞，趣味盎然。

中国有关橘的史事中，"怀橘"典故与《永嘉橘录》专著，是特别值得稍详叙述的。"怀橘"渊源于三国时期对天文、历算颇有造诣的陆绩（187—219）幼年时的一则故事。《三国志·吴志·陆绩传》记载，陆绩的父亲陆康，与袁术熟稔。有一次，六岁的陆绩到袁术家做客，袁家以橘子等果品招待，其间陆绩趁主人不注意时，悄悄地取了三只橘子藏在怀里，打算带回家给母亲尝尝。之后，陆绩向袁术告辞，在弯腰向主人作揖致谢时，藏在怀里的橘子突然滑落到地上，袁术见此即问陆绩，此为何故？陆绩羞愧不已，当即跪下据实以答，袁术得悉其实情，对当时才六岁的陆绩的孝亲之心，深为感动。后来，由此衍生的"怀橘"一词，成为古人思亲、孝亲之典故，并被列为古代"二十四孝"之一。而且，有人在写作的诗句中，特嵌入"怀橘"一词，以增诗情，唐代文学家骆宾王（约640—？）《畴昔篇》载"茹荼空有叹，怀橘独伤心"，即为实例。

《永嘉橘录》，又称《橘录》，南宋韩彦直撰著。自古以来，永嘉郡盛产良种柑橘。韩彦直于南宋绍兴十八年（1148）考中进士后，做过较长时间的永嘉太守，其间他对该地区生长的柑橘品种深入考察，总结果农对柑橘的种植、防虫、管理，以及对柑橘果实的采摘、加工、入药、贮藏等方面的经验与知识，于南宋淳熙五年（1178）撰成《永嘉橘录》三卷。该书出版后成为中国也是世界上第一部内容丰富的柑橘专著。该书问世以来，历经数次刻版、排版重印，长期流传，被中外不少学者的著述摘录引用。1923 年，《永嘉橘录》还被译成英文出版。1942 年，美国植物学家霍华德·利德（Howard S. Reed）编著《植物学简史》（*A Short History of the Plant Sciences*），书中引述了《永嘉橘录》的部分内容，并且对韩彦直关于柑橘树的整枝、防虫害、柑橘果实的采收与贮藏等的记述给予了高度评价。可见，《永嘉橘录》影响之深远。

其实，早在南宋以前，中国柑橘佳果已受到一些外国人士的赞赏。据说西汉时，古波斯人把中国柑橘引种到波斯国之后，又陆续被传播到阿拉伯国家及欧洲气候温暖的沿海地区。唐代时，日本僧人田中间守到浙江天台山国清寺学习佛学，后来他回国时，把出产于天台山味甜、质嫩、汁多、核少的蜜橘核带回日本，并种植于鹿儿岛的长岛村，经过一代又一代的培育，不断繁衍改良，获得更优品种，命名为"唐蜜橘"。14~15 世纪，中国良种柑橘被辗转引种到葡萄牙、西班牙、意大利等国，18~19 世纪，英国、法国、德国等国家又

橘

从中国直接引种柑橘良种，英国人起初给橘子取的英文名称"mandarin"颇为有趣，竟是采用本来已有含义为"中国清朝官吏""中国官话"的 mandarin；后来，法文和德文均称中国柑橘为"mandarine"，即是由 mandarin 衍生而来的。由于成熟的柑橘果实为橙黄色，因此，英文 mandarine 和 mandarin 还兼有橙黄色染料的含义。

中国橘树品种很多，橘子不仅是水果，而且其各部分都是中药材。历代中医文献记载，橘子果实、橘饼（成熟福橘加蜜糖制成）、橘皮（又名陈皮）、青皮（橘子幼果及未成熟果实的果皮）、橘红（成熟橘子果皮外层红色部分）、橘白（成熟橘子果皮内层白色部分）、橘络（果瓤外表筋络）、橘核、橘叶等，分别有不同程度的开胃、理气、清肠、生津、止渴、止呕、润肺、化痰、止咳、散结、止痛等功效。陈皮不仅可作为中药，还可作为食材用于调味烹饪，如陈皮梅、陈皮鸡、陈皮牛肉干等。

古人采用橘叶防治疾病，还衍生了"橘井"典故。晋代葛洪《神仙传》记述，传说汉代苏仙公去世之前对母亲说："明年天下疾疫……庭中井水一升，檐边橘叶一枚，可疗一人。"次年，许多地方果然发生疾疫，患者经上法治疗，结果获愈。后来，"橘井"一词，便成为良药的泛称。

现代科研发现，橘子果实的成分繁多，其中维生素 C 和类黄酮物质丰富。类黄酮物质中的芦丁在橘络里含量尤多，它和橘皮苷能增强血管弹性、扩张冠状动脉而增加对心脏的血供，同时还有助于降血压。橘子中的单萜、三萜等萜类化学物，是使橘子产生芳香的物质，对中枢神经有镇静作用，能降低机体应激反应，有益于缓解疲劳。橘子中略带苦味的成分诺米林（nomilin），能分解致癌物质，而当它与维生素 C 产生协同作用后，将提升人体内的解毒酶含量，增强抑制肿瘤的作用。此外，橘子中的糖分、蛋白质、氨基酸、柠檬酸、枸橼酸、果胶、胡萝卜素、纤维素以及矿物质等，对改善食欲、补血、降低血液黏度、促进伤口愈合、防治便秘等均有助益。

食物记——食海拾趣，人间百味

进食橘子的量应适度，若短时间内进食过量橘子，会使皮肤出现橙黄色，不过停食后，能恢复皮肤正常颜色。进食橘子后的半小时内，最好不要喝牛奶，因为橘子中丰富的枸橼酸、柠檬酸等，能与牛奶中的蛋白质、钙质发生凝结，这不仅减损了人体对这些营养物质的消化吸收，还可能对人体产生危害。反观中国古人曾提醒说，橘子和蟹不可同时进食（例如元代贾铭《饮食须知》所载），虽然当时不知其间关系，但的确符合科学道理。

香蕉

·除疲怡神·

香蕉是地球上很古老的植物，原产地为亚洲东南部热带、亚热带地区。中国的海南、广东、广西、台湾及云南南部和福建东南部，也是香蕉的起源地及主要产地。

植物学家通过对香蕉考察和研究获知，香蕉属芭蕉科，适宜生长于温暖无霜冻（年平均气温在 20℃以上）、降雨量充沛的环境中。在人类的历史长河中，随着各地人民的交往、迁徙、可供果蔬食用的香蕉品种，也被传播引种到环绕南纬 30°至北纬 30° 之间的热带、亚热带地区。现今，全世界栽培的香蕉，据说有 300 多个品种，以巴西、厄瓜多尔、印度、印度尼西亚、中国、泰国、菲律宾等国家产量最丰。

中国古人采食和栽种香蕉的历史久远，晋代郭义恭《广志》一书中称香蕉为芭蕉或甘蕉，"茎如荷芋，重皮相裹……剥其上皮，色黄白，味似葡萄，甜而脆，亦饱人。"北魏贾思

香蕉 （倪珊珊 绘）

颲《齐民要术》载"芭蕉有三种"，其中一种"味最甘好"的"甘蕉""剥其皮，食其肉，如饴蜜，甚美，食之四五枚可饱，而余滋味犹在齿牙间"。如今通常所用的香蕉之名，最早记载的本草书籍是清代赵学敏《本草纲目拾遗》，其中述及广东民间用香蕉喂婴儿的做法，若产妇乳汁少，婴儿吃不饱，可用香蕉"饲之"，当然其前提应该是婴儿能吃半流汁食物之后。《本草纲目拾遗》还记载香蕉"浸酒，味甚美"。此种香蕉可能别有一番滋味。

　　人类采食香蕉，在相当长时期里主要是作为水果食用和充饥，并逐渐认识到它有治疗喉痛、防治便秘、缓解痔疮疼痛与出血等功用。而当香蕉的成分及其作用机制被人们研究探明之后，它对人体的医疗保健功效更受到重视。

香蕉富含糖类，其糖分在人体内能较快转化为葡萄糖被吸收，是一种快速的能量来源，加上香蕉的钾含量较高，钾离子能增强肌肉耐力，因此，香蕉是运动员的合适食物之一。香蕉高钾、低钠的特点，对高血压患者具有辅助治疗作用。

香蕉含丰富果胶和可溶性纤维素，有助于润肠、防治便秘。香蕉皮里含有"蕉皮素"，能抑制真菌，用它外擦治皮肤瘙痒、皮肤皲裂、扁平疣，能取得一定疗效。把香蕉捣成泥状涂敷面部，20分钟之后用水洗净，每日一次，持之以恒，经过若干时日，面部肌肤会变得细嫩有光泽。

香蕉还含有一种能使人脑产生5-羟色胺的物质，具有安神镇静和愉悦情绪的作用。有学者发现，进食香蕉能增加人体白细胞，改善免疫系统功能。香蕉放置于室内三四天之后，外皮表面会出现褐色小点，据说香蕉皮上出现的褐色小点多，表明其免疫活性高。

此外，香蕉含蛋白质、纤维素、若干种维生素（A、B_1、B_2、B_6、C、E）、矿物质（钾、钠、镁、铜、锰、硒等）。其中，含量较多的镁，对调节心肌兴奋性与心律，以及维护动脉功能均有裨益。不过，空腹时不宜进食太多香蕉，若人体内的镁含量骤然升高，有可能导致体内镁和钙的平衡失调，进而对心血管产生抑制作用。香蕉的钾含量高，患泌尿系统疾病者不宜多食。香蕉糖分高，糖尿病患者应慎食。

甘蔗

甘蔗销残醉，醍醐醒早眠。

——元稹《酬乐天江楼夜吟

稹诗，因成三十韵》

　　甘蔗，中国古人很早就已食用了。汉代杨孚《异物志》载："甘蔗……围数寸，长丈余，颇似竹，斩而食之，既甘，迮（榨）取汁，如饴饧，名之曰糖。"甘蔗之所以得名，首先是其味甘甜；而"蔗"字的由来，明代李时珍引吕慧卿的记述："凡草皆正生嫡出，惟蔗侧种，根上庶出，故字从庶。""庶"字加上草字头（艹）也就成为"蔗"了。西晋嵇含《南方草木状》一书称甘蔗为"竿蔗"，是说它的茎如同竹竿之意。

　　甘蔗是制糖原料，在粮食歉收时可代粮。中国古人发现种植粮食收成不充裕的贫瘠地，种甘蔗代粮食抵得上黍稯，对此，明代福建同安人、进士卢若腾（1598—1664）写有《甘蔗谣》，曰："嗟我村民居瘠土……甘蔗之利敌黍稷。"嗟

清·吴其濬

《植物名实图考》

甘蔗

（jiē），感叹之意。

甘蔗可作水果，甘蔗汁还可作药用，中医学认为其味甘能滋补，性寒能清热，具有生津去燥、利咽润喉、止渴止呕、利大小肠、解酒、除心中烦热等功效。饮服甘蔗汁与四分之一姜汤混合之汤液，和胃止呕效果更佳，适于改善妊娠呕吐。民间有以蔗汁与葡萄酒各 50 克混合内服的方法，早、晚各一次，对慢性胃炎、反胃呕吐者有一定的辅助治疗效果。宋代陈直《寿亲养老书》载，老年咳嗽、口干、唾液黏稠、便秘者，除必要的药物治疗，还可用甘蔗粥食疗。

甘蔗含糖量为 18%~20%，主要为蔗糖、果糖、葡萄糖，后两者甚易被人体吸收利用，蔗汁还含铁、磷、锰、锌、钙、维生素等，故有"补血良果"之美誉。不过，糖尿病患者不宜食蔗。发霉的甘蔗有毒性，更应弃之。

除甘蔗汁内服有保健治病功效外，甘蔗渣还有外用医疗价值。明代兰茂《滇南本草》介绍，将甘蔗捣烂可外敷医治疖子脓肿。清代赵学敏《本草纲目拾遗》记载，把干燥蔗渣煅炒研成细粉末，遍撒于皮肤溃疡处，能促进其愈合。

中国历史上，曾有过文化名人食蔗的趣事。东晋时，工于诗赋和书法、尤精绘画的顾恺之（约 345—406），嚼食甘蔗是从尾部开始逐渐推进到头部（根部）。《晋书·顾恺之传》载："恺之每食甘蔗，恒自尾至本，人或怪之。云'渐入佳境'。"顾恺之的食蔗法与众不同，后来有人以"蔗尾"

一词比喻为先苦后甜，情况越来越好。元代文学家李俊民在《游青莲》诗中，就写有"渐佳如蔗尾，薄险似羊肠"之句。

此外，中国古人创造"蔗境"一词比喻为人生晚景的美好，例如南宋进士赵必豫（1245—1294）的《水调歌头·寿梁多竹八十》词："百岁人能几？七十世间稀，何况先生八十，蔗境美如饴。"而由"蔗境"衍生的"蔗境弥甘"词汇，含义也是指嚼食甘蔗从蔗尾开始，逐渐移向蔗头，嚼出的蔗汁越来越甘甜，同样也是比喻人们的生活状况越来越美好。

金橘

暑岸千株绿，秋庭万点黄。
明晶能夺目，圆满要经霜。

——孔武仲《金橘》

　　被称为"似橘非橘，似柑非柑"的金橘，其实是芸香科柑橘类大家族中的一族，起源久远，中华大地西南部是金橘的主要发源地之一。

　　金橘品种繁多，果实大小多数近似鸽蛋或大拇指，椭圆形或圆形，果皮金黄色或淡红色。金橘历来被赋予多种名称，诸如金桔、金柑、金橙、金蛋、金弹、金枣、卢橘、壶橘、山橘、金钱橘、嘉柑、寿星柑等。金橘还有一趣名"给客橙"。李时珍说："给客橙者，其芳香如橙，可供给客也。""给客橙"之名，早在南北朝时期，即见载于农学家贾思勰的《齐民要术》中，书中引述"郭璞曰：蜀中有给客橙，似橘而非，若柚而芳香。夏秋华实相继，或如弹丸，或如手指，通岁食之，亦名卢橘"。而"卢橘"之名，也有说是指枇杷，举一文字证

清·吴其濬

《植物名实图考》

金橘

食物记——食海拾趣，人间百味

明：1787 年，英国人从广东把中国良种枇杷引种到英国，给枇杷取的英文名称 loquat，即是依据"卢橘"广东话的音译。而英文词汇 kumquat，含义为金橘，也是依广东话"金桔"的音译名称。

金橘依不同品种，果实分别在一年四季成熟，但多数在九月至翌年二月结果。因金橘果皮很难与果瓣剥离，所以金橘往往是果皮、果瓣两者同食。人们食用金橘后，逐渐体验到它有多种医疗保健作用，中医学概括为理气、解郁、化痰、止咳、生津、止渴、消食、解酒醉、通便等。

现代学者研究得知，金橘大部分营养成分，果皮高于果瓣，主要富含维生素 C、维生素 P、金橘苷，它们能提高微血管弹性，有助于维护心血管功能。金橘果皮富含芳香性挥发油，有助于改善人的情绪。金橘所含上述成分，加上所含其他维生素（A、B_1、B_2、E）、矿物质（钙、磷、铁、硒等）以及膳食纤维等，对人体产生相应的医疗保健功效，诸如生津、化痰、止咳、止渴、消食、通便、降血脂、解酒醉、润泽皮肤、延缓衰老、提高免疫力等。金橘可以生吃，还可加工为咸金橘、金橘汁、金橘酱、金橘饼等。食金橘前后半小时，不宜喝乳类饮品，避免与金橘的酸性成分凝结成块。糖尿病患者应慎食金橘。

根据植物学知识，金橘属于常绿灌木或小乔木，它枝叶繁茂，四季常青，花朵色白而芳香，果实橙黄，挂果期长，果实

金橘

味美，既给人赏心悦目的美感，还可供人们品尝美味的佳果，所以有的人在庭院里栽种金橘，有的人特选树形小巧的金橘品种作为盆景栽培观赏。由于橘和吉的读音接近，在金橘结果尤其是新年元旦、春节期间，有的人家在家中摆放金橘果实或金橘盆景，寓意吉运、吉利、吉祥！

食物记——食海拾趣，人间百味

荸
荠

·泥中雪梨·

通常每年农历冬、春时节上市的荸荠，是莎草科多年生草本植物。人们所说的荸荠，是指它的地下球茎——地下分生出的多数匍匐茎之末端膨大形成的扁圆球状体。老熟后的荸荠，直径 4~5 厘米，外皮黑褐色或枣红色，削去皮后，肉质色白嫩脆、汁多甘甜。

荸荠是很古老的水生植物，中国长江中、下游地区及南方地区历来有荸荠生长。1936~1937 年，中国考古工作者在浙江杭州附近良渚遗址挖掘到荸荠遗物，据学者考证，良渚遗址距今约 5000 年，佐证了中华大地在很古老的年代就已生长着荸荠。中国古人在很早的年代就已采食荸荠，《尔雅》称之为"凫茈（fúcí）"，凫是一种水鸟，喜食此物（荸荠）。《本草纲目》称荸荠为"乌芋"，说："乌芋，其根如芋，而色乌也。凫喜食之，故《尔雅》名凫茈。"该书还说，后来出现的"凫茨""荸荠"之名称，是因与"凫茈"读音相近而讹变的。荸荠另有蒲荠、荸脐、水栗、地栗、马蹄等名称。

中国古人采收荸荠，主要作水果与蔬菜食用，而在遭遇灾荒之年，灾民以之代替粮食充饥，《后汉书·刘玄传》记载："王莽末，南方饥馑，人庶群入野泽，掘凫茈而食之。"明代朱橚主编的《救荒本草》说，取荸荠"制作粉（熟）食之，厚人肠胃不饥"。

去皮后的荸荠，既可单独烹饪，更可同其他荤素食物搭配，烹饪出名目繁多的菜式与佳肴，诸如荸荠切片炒肉片、炒芹菜，荸荠切丁炒肉丁、炒鸡丁，等等。剁碎的荸荠，常作为增加肉馅鲜味的重要原料之一。驰名的中华美食"扬州狮子头"中就有剁碎的荸荠。以荸荠或荸荠粉还可制成多种甜点，例如冰糖荸荠、荸荠莲子汤、荸荠雪梨汤、荸荠银耳羹、马蹄糕等。在出产荸荠地区的饮食民俗中，常有荸荠的身影。农历十二月初八的"腊八粥"里往往有荸荠。苏州地区农历元月七日所食的"七宝羹"，荸荠便是其中的一宝。

人们在食用荸荠过程中，逐渐体验到它具有生津、止渴、清热、润肺、化痰、利尿、通便、解酒醉、缓解口腔咽喉疼痛、助麻疹透发等作用。清代医家吴鞠通在《温病条辨》中创用的"五汁饮"，即取适量荸荠汁、梨汁、鲜苇根汁、麦冬

清·吴其濬
《植物名实图考》
荸脐

荸荠　（倪珊珊　绘）

汁、藕汁（或甘蔗汁）调匀饮用，具有清热、生津、止渴等作用，可用于治疗高热所致口唇干燥、唾液少而黏等。

据科学研究报道，荸荠含蛋白质、糖类、脂肪、膳食纤维、胡萝卜素、硫胺素、核黄素、维生素 C、维生素 E、磷、钙、铁、钾、钠、硒等，确为有益于人体保健之食物。

荸荠虽可生吃，但还是熟食为妥，以避免吃进可能被寄生虫或微生物污染者。

食物记——食海拾趣，人间百味

坚果干果

坚果干果

红枣

·益寿果·

秋来红枣压枝繁，
堆向君家白玉盘。

——欧阳修《寄枣人行书赠
子履学士》

在各种干果之中，就用途广、益处多而言，可以说莫过于红枣了。所以，红枣在历史上曾被冠以种种美名，诸如大枣、美枣、良枣、吉祥果、长寿果、生命之果等。

中国人食枣和栽种枣树的历史相当久远，从中国历代文献记载中能找到不少佐证。《诗经》中有一首《豳风》[豳（bīn），此处是指古国名或周代豳邑地区，该地区相当于今陕西彬州、旬邑一带]，在这首诗中有"八月剥枣，十月获稻"之句，表明至少在 3000 年前，上述地区的居民，在农历八月和十月，分别有剥枣、获稻的农事活动。《战国策·燕策》记载："……北有枣栗之利，民虽不由（田）作，枣栗之实，足食于民矣。"说明战国时期，在相当于现今河北北部和辽宁西南部一带，枣树和栗树生长茂盛，所结果实竟达到"足

食物记——食海拾趣，人间百味

食于民"的程度。

枣树对生长环境的适应性很强,平原、丘陵、旱涝之地都能生长。北魏时期,贾思勰《齐民要术》就曾载说:"旱涝之地,不任耕稼者,历落种枣,则任矣。"

中国地域辽阔,各地所产红枣,品种繁多,各有特色,通常情况,鲜枣甜脆,味美可口。据《百忧集行》记载,杜甫少年时就曾有在一日内连续上树采食鲜枣的轶事,曰:"忆年十五心尚孩,健如黄犊走复来。庭前八月梨枣熟,一日上树能千回。"

枣子营养价值高,晒干后的红枣,可长期储存备用。中国古代,红枣曾被作为祭祀之用,同时也是小辈侍奉长辈的佳品之一,儿子侍奉父母,媳妇侍奉公婆,都要用红枣,此种礼节见载于《礼记》之中:"子事父母,妇事舅姑,枣、栗、饴、蜜以甘之。"

千百年来,在中国有些地方还留有吃红枣的一些民俗。如人们赠送给即将结婚男女的礼品之中,往往有枣子;新娘进到夫家时,亲友们纷纷对新娘投以枣子;新婚之夜,新郎、新娘同食枣子。这些民俗的含意为"枣子""早子""早生贵子"。

在伊斯兰教中,红枣被视为维持人的生命力之重要食物,因为在伊斯兰教的"斋戒月"里,虔诚的教徒每天在日出之后至日落之前不进食物,所以在日出之前和日落之后,他们都要食枣,为的是防止精神和体力衰竭,预防百病。因此,在伊斯兰教的经典《古兰经》里，枣子被赞为"生命之果"。

枣子用途广、益处多，更充分体现在它的医疗保健作用上，对此，《神农本草经》早就高度评价大枣具有"补少气、少津液、身中不足"，并且能"和百药""久服轻身延年"。《吴普本草》称赞大枣"令人好颜色"。其后，历代中医药书籍屡次述及红枣的保健治疗作用，主要者如：医治脾胃虚弱、食欲不振、大便溏薄、心悸乏力等，同时它在补中益气、养血安神、缓和某些峻烈药物的毒性副作用等方面，均有明显功效。

红枣治病和保健，既可单独食用，又可以同其他药物相配伍。对中医方剂学起了奠基作用的《伤寒论》，其第一首方剂"桂枝汤方"，仅由 5 种药物组成，其中就有大枣 12 枚。据统计，《伤寒论》记载方剂共 112 首，采用红枣配伍者达 36 首，红枣的重要性，由此可见一斑。历代中医采用红枣与其他药物组成的方剂、各地民间用红枣调配加工成的各种补益疗疾食品与美食点心，则更是不计其数。

红枣因产地与品种的不同，鲜品与干品的差异，其各种成分及含量也略有出入，但基本是含有大量糖分。据说中国北方产枣地区的居民认为，一斗红枣不仅相当于两斗食粮，并且还含有大量糖分，因而有"一斗枣，二斗粮，里面还有二斤糖"的谚语。

研究者分析获知，红枣所含氨基酸、有机酸、类黄酮、纤

食物记——食海拾趣，人间百味

维素、胡萝卜素、维生素（B、C、E、P）、矿物质（钙、磷、铁、锌、硒）等，对人体大有裨益。有学者实验证实，红枣确有提高人体免疫力之作用，红枣中的三萜类物质能抑制乙型肝炎病毒的活性，因而有护肝功效。红枣中的类黄酮物质具有抗氧化、抗细胞突变作用。红枣和其他某些中药合用，能产生协同作用，提升药物有效成分的吸收率，增强疗效。

此外，枣树木材坚实细致、纹理美观，适于做工艺品、雕书板、家具、车辆轮轴之用，唐代白居易《杏园中枣树》有赞赏之诗句："君若作大车，轮轴材须此。"宋代王安石《赋枣》对枣树也有赞美之言："在实为美果，论材又良木。"

枣树的树龄比较长，一般为100~200年，结枣果的年限也相当长，真可谓长寿树结出长寿果，所以，经常适当地食枣，将能获得强身益寿的效果。

榛子

·坚果之王·

山有榛，隰有苓。

——《诗经》

　　坚果是有坚硬外壳包裹着果仁的植物果实。栗子、核桃、杏仁、花生等是很多人都有吃过的坚果，然而，从起源之久远和营养之优越而论，榛（zhēn）树的"榛子"却是坚果中之佼佼者，被赞誉为"坚果之王"。

　　据植物学者与考古学者考察研究，榛子的原植物榛是桦木科落叶灌木或小乔木，榛之起源，据推测距今约一万年或更久远，具体年月已难考定。欧洲的榛是源自亚洲小亚细亚地区的黑海沿岸及欧洲的地中海沿岸，土耳其是盛产榛子的国家。就中华大地而言，中国考古工作者在半坡村（位于西安东郊）新石器时代遗址，发现已碳化的榛子果实和果壳，据测定距今约6000年，表明那时候中华民族已开始食用榛子了。

　　《诗经·邶风·简兮》记载："山有榛，隰有苓。"隰

清·吴其濬

《植物名实图考》

榛

（xí），含义之一为低下的湿地，唐代经学家孔颖达注释说："山之有榛木，隰之有苓草，各得其所。"后来衍生的"榛苓"一词，比喻为"贤者各得其所的盛世"。

榛的得名，李时珍根据以前文献的记载，说关中地区（秦代称函谷关以西为关中）生长着很多榛，所以他在《本草纲目》中记述："关中，秦地也。榛之从秦，盖取此意。"可见，秦字加上木字偏旁就成为榛了。榛子还有山板栗、尖栗、棰子等别名。中国古人在食用榛子过程中，体验到它有开胃、明目、益气力、健行等功用。食用榛子能耐饥，所以曾有"山中宿粮"之称。

现代科学研究报道，榛子果仁富含脂肪，特别突出的是，榛子果仁富含单元不饱和脂肪酸和多元不饱和脂肪酸（前者更丰富），其含量高于核桃、杏仁等坚果。不饱和脂肪酸有助于减少人体坏胆固醇，并增加好胆固醇，从而减少心血管疾病的发生。榛子有助于调节 2 型糖尿病患者的血糖，参与维护胎儿和新生儿脑与视觉的正常发育，抑制前列腺增生，延缓免疫功能衰退等，其所含不饱和脂肪酸起了重要作用。榛子富含油脂和维生素 E，前者还有助于人体对脂溶性维生素（A、E、K）的吸收。

榛子也含多量蛋白质，其中 8 种人体必需氨基酸含量高于核桃的含量。天冬氨酸、精氨酸、谷氨酸、亮氨酸含量尤多。榛子还含糖类、胡萝卜素、维生素（B_1、B_2、C、D），以及矿物质（钙、磷、铁、锌、镁）等，对人体均能产生相应的保健作用。其所含芳香性物质，能改善食欲。所含纤维素有助于胃肠道蠕动，防治便秘。长时间使用电脑者，适量食用榛子有一定的保护视力作用。榛子中的紫杉酚，对某些肿瘤患者有辅助食疗作用。

榛子研磨成的榛子酱，食用后较易被吸收，因而能获得较好的保健功效。榛子因油脂含量高，胆功能不良者需慎食。放置时间久而油脂变质的榛子，须弃之。

栗 子 ·『得胜果』·

大栗煮熟，日日食之，甚效。

——《普济方》

在形形色色的果品之中，栗子虽然其貌不扬，但却是香甜味美、补益强身的佳果。在中华大地，野生栗树出现的历史十分久远，栗树对土地的适应性强，平原、山坡、丘陵、瘠土、沙地，几乎到处都能生长，并且容易成材结果。

中国古人很早就认识到，栗子是最好的食品之一，《礼记》把栗、枣、饴、蜜，同列为晚辈奉养父母、舅姑等长辈的重要食物。栗子含有丰富的淀粉，可用以代替粮食度荒年。《史记》载："秦饥，应侯请发五苑枣、栗。"《名医别录》说栗子"益气、厚肠胃、补肾气，令人耐饥"。宋代陶谷《清异录》曾述及栗子被称为"河东饭"的故事。相传唐末晋王李克用担任河东节度使时（按：其辖地大部分相当于今山西省境内），在一次率军追击汴军途中，军粮一时未能得到补充，民

食物记——食海拾趣，人间百味

清·吴其濬

《植物名实图考》

栗

众告知可取当地野生栗子代粮。晋王即命军士速取野栗，蒸熟饱食后，继续奋勇追敌，终于取得最后胜利。事后，晋王之军中官兵称栗子为"河东饭"，而晋王则更欣喜地赞颂栗子为"得胜果"。

食栗能解饥，诗人陆游在《夜食炒栗有感》中写有"齿根浮动叹吾衰，山栗炮燔疗夜饥"的诗句，表达了食栗的实际体验。李时珍亦给予栗子高度评价，将它与莲子相比美："（栗）甘仁如老莲肉。"并且说它"熟者可食，干者可脯；丰俭可以济时，疾苦可以备药；辅助粮食，以养民生"。不仅如此，栗子可用糖加工成美味的休闲食品——糖炒栗子。栗子还可和其他食物比如同鸡一起烹饪成美味菜肴"栗子鸡"等。

栗子的功效，中国古代文献有不少记述。《千金翼方》推荐"（栗子）生食，甚治腰脚不遂"，对于小儿脚弱无力者，介绍了"日以生栗与食"的治疗方法。根据现代医学知识，生食栗子，其中的B族维生素、维生素C等可以少受破坏，对医治因缺少维生素B_1等所引起的腿痛脚软，确有裨益。不过，食生栗每次不可过多，否则难以消化。食入过多生的或熟的栗子，还可能引起便秘等不良后果。

自古以来，腰腿疾病是老年人的常见病症，中国古人常食用栗子治疗，有人还以诗记之。宋代文学家苏辙（1039—1112）就曾写《服栗》一诗，曰："老去日添腰脚病，山翁服栗旧传方。经霜斧刃全金气，插手丹田借火光。入口锵鸣初未

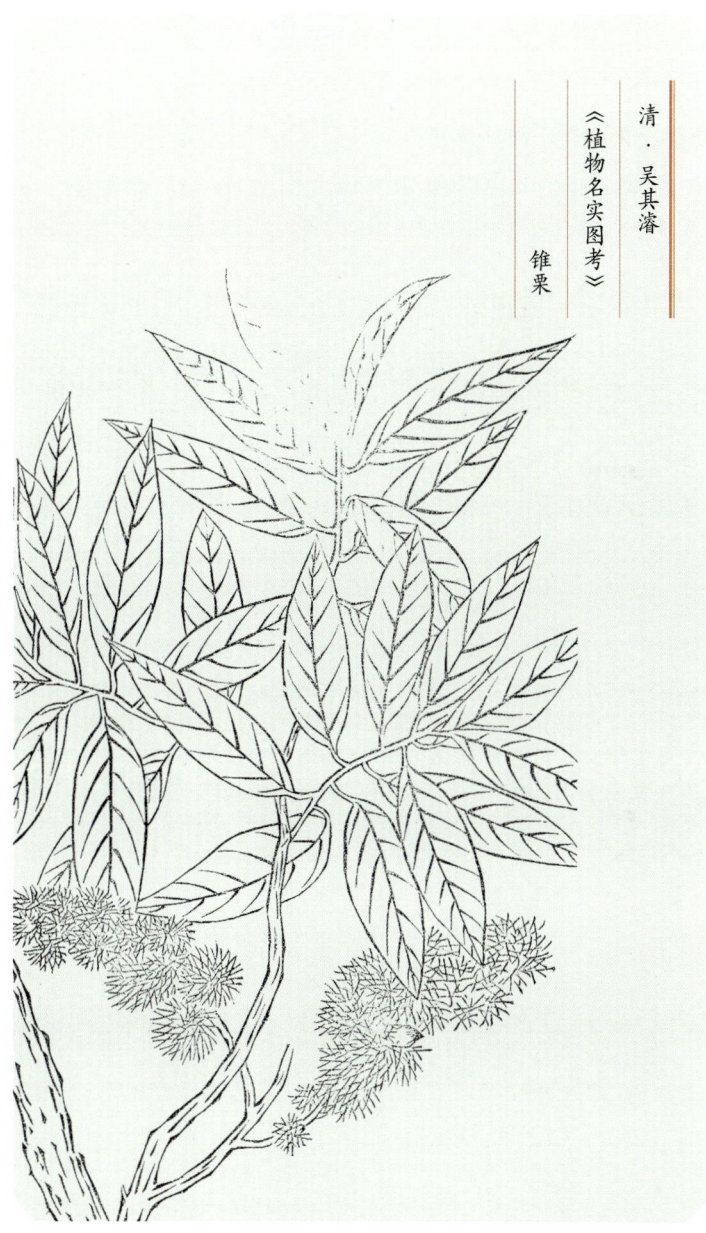

熟，低头咀嚼不容忙。客来为说晨兴晚，三咽徐收白玉浆。"诗句中的"嚼"，含义为咬嚼；白玉浆指生栗汁。明代诗人吴宽则服用煮栗子粥治疗腰痛病，写了《煮栗粥》诗："腰痛人言食栗强，齿牙谁信栗尤妙。慢熬细切和新米，即是前人栗粥方。"

中国古人还用栗子治疗其他一些疾病，孙思邈盛赞："栗，肾之果也，肾病宜食之。"明代《普济方》记载了栗子医治小儿口疮的疗效，曰："大栗煮熟，日日食之，甚效。"

根据现代科学知识，生栗子含糖类、蛋白质、胡萝卜素、维生素（B_1、B_2、C、E、P）、矿物质（钙、磷、铁、钾、硒等），以及不饱和脂肪酸等。蒸熟或煮熟的栗子，维生素 C 有所减少，但较易消化吸收，对人体仍有良好的保健作用。

此外，栗树木质坚实，耐湿抗腐，可供制造轮轴、车辆、船舵等。

核桃

叶底青丝乍委缠，
枝头碧子渐含浆。
燕南山北家家种，
不比齐东枣栗场。

——刘崧《核桃树》

以益寿功效著称的核桃，原植物是多年生落叶乔木。因其对土壤、气候适应力强，故早已繁衍生长于全球广大地区。1999 年 5 月 25 日，新华社报道，1998 年冬，辽宁凌海市有人发现了一块核桃化石，据研究者推测约有 1 亿年历史，表明中国早已有土生土长的野生核桃树。

文献记载，核桃树的品种很多，古代以波斯为起源中心的波斯核桃，虽又被称为"普通核桃"，却是很著名的优良品种。随着年代的推移，波斯核桃逐渐地被传播引种到地中海沿岸国家，并广及亚洲、欧洲与美洲许多国家和地区。

波斯核桃良种传入中国，被称为"胡桃"，古代多种文献认为是经西域传入到甘肃、陕西地区，然后再引种到中国其他地方。西晋张华《博物志》载说，胡桃是"汉时张骞使西

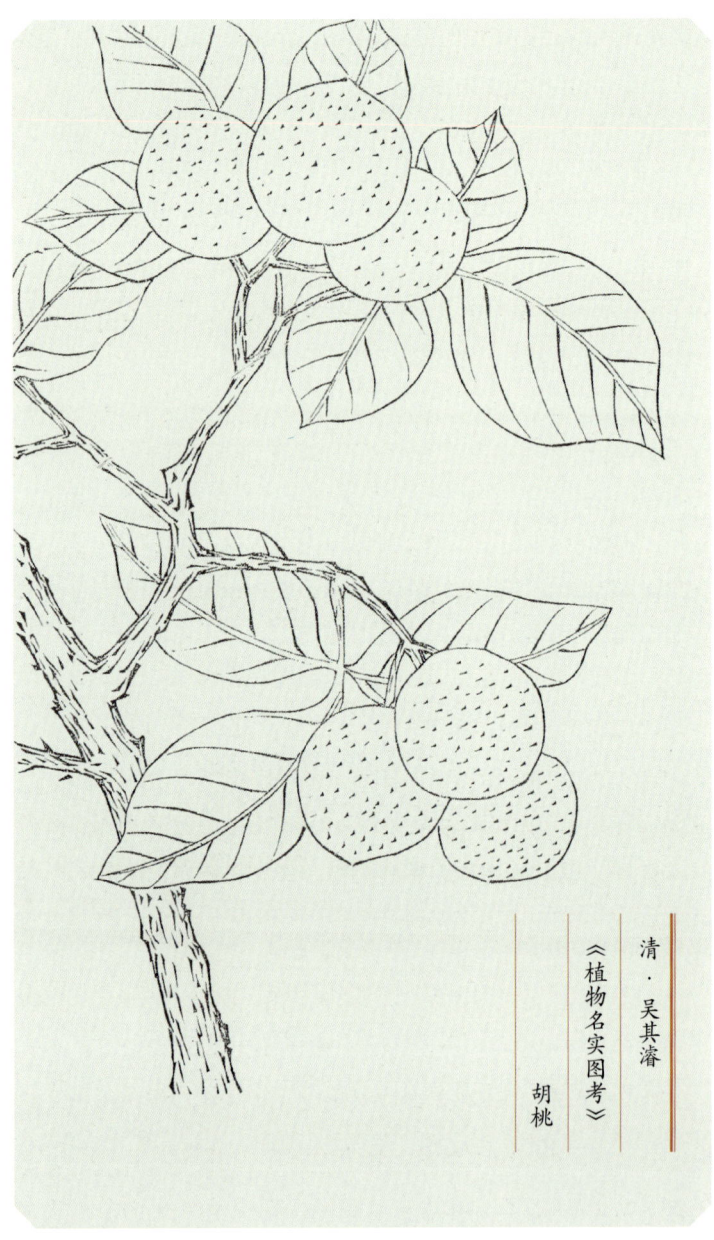

清·吴其濬

《植物名实图考》

胡桃

域，始得种还，植于秦中，渐及东土，故名之"。汉代"秦中"即现今陕西中部平原地区。近年，有文章谈到，西汉历史学家司马迁与西汉出使西域的张骞，生活年代十分接近，据载，张骞逝世于西汉元鼎三年（前114），司马迁《史记》约成书于汉征和二年（前91），书中记载张骞从西域带回西瓜、安石榴、芝麻、绿豆、芫荽、大蒜等果蔬种子，却没有写到胡桃，因而对张华《博物志》记述张骞带回胡桃质疑，可是质疑的文章也没有写明西域良种胡桃在何时如何传入中国。

新种植的核桃树，一般为8~10年开始结果，盛果期40~50年甚至更久，据说一株核桃树每年结果50千克左右，可见是很值得栽种的果树。在中国历史上，曾有一些关于核桃的趣闻轶事，例如宋代《太平御览》记载，晋代一位被皇帝任命为"太傅"的陕西人韩约，曾请求皇帝赐予几颗核桃良种，俾能种植于自己家乡，俟退职后回到家乡安度晚年。此故事反映核桃在当时受到的重视。另有一趣闻，相传历史上有些地区，人们曾把核桃当作货币交换物品的做法。此外，有些地方民俗把核桃视为吉祥象征，用以祝愿新婚夫妻"百年好合"与持久爱情，故核桃又有"合桃"之美称。

中国古人很早就体验到核桃对人体有诸多益处。《神农本草经》说胡桃仁主治瘀血，常食"令人好颜色"。《食疗本草》说胡桃肉"通经脉，润血脉，黑须发，常服骨肉细腻光

明·刘文泰等
《本草品汇精要》
胡桃

润"。《本草图经》说胡桃肉医治损伤和石淋；《本草纲目》记载核桃仁具有补气养血、润燥化痰、温肺润肠、治腰脚重痛、散肿毒等功效；《太平惠民和剂局方》推荐的"青娥丸"，是用胡桃肉、补骨脂、杜仲、大蒜加工制成的丸剂，主治腰痛不能俯仰和转身。食梅子之类酸性太重的水果导致牙齿酸软时，《日华子本草》记述，把核桃仁置于口中慢慢细嚼后，即能解除牙齿酸软症状。

核桃肉除了药用，通常可做成各种食品，诸如核桃粥、核桃饼、核桃泥、核桃酪、糖酥核桃仁、核桃芝麻糊等，既是美食，又是食疗佳品。

核桃　（倪珊珊　绘）

核桃仁含丰富的脂肪油，主要是亚油酸甘油酯和少量亚麻酸与油酸甘油酯，还含有蛋白质、糖类、胡萝卜素、核黄素、维生素 E、纤维素、褪黑素、磷、镁、钙、锰、锌、硒等。现代科学实验证明，常食核桃仁食品，有助于防治高脂血症、动脉硬化和冠心病，并且能健脑和延缓衰老、延年益寿。清代《花镜》赞誉核桃仁为"万岁子"，确有它一定的道理。核桃仁热量较高，研究者认为，每日食用核桃仁以不超过 45 克为宜。

白果

·公孙之果·

金樱相亚罅罅衰,
银杏低垂颗颗圆。

——吴蒂《再和四首》

白果又名银杏,是现存裸子植物中最古老的一种,植物学家和考古学家根据古代植物化石研究分析,推想大约 2 亿年前,银杏树曾经是种类繁多、分布广袤、生长茂盛的多年生落叶乔木,但是,随着年代的推移、气候的剧变与地理环境的变迁,银杏树种逐渐衰退,至大约二三百万年以前,它仅剩下生长于中华土地的一支孑遗树种,因而被植物学家称为植物界的"活化石"。

历史上,银杏树还有公孙树、鸭脚、鸭脚子、鸭掌等名称。"公孙树"的得名,一说是因银杏树的树龄长达千年甚至二三千年,人们把它与相传中华民族数千年前的祖先轩辕氏的复姓"公孙"相比拟;另一说是新栽种的银杏树,需经 10 年左右才开始结成果实,并且年复一年结果,年代久远,意味着

银杏

祖父辈栽种的银杏树，后代一辈辈子孙都能采食其果，所以称为"公孙树"。至于"银杏""鸭脚""鸭掌"之名，元代农学家王祯《农书》记述："银杏之得名，以其实之白。一名鸭脚，取其叶之似。"其后，明代医药学家李时珍在《本草纲目》中进一步叙述："原生江南，叶似鸭掌，因名鸭脚。宋初始入贡，改呼银杏，因其形似小杏而核色白也。"

自古生长于华夏大地的银杏树，据说在秦汉时期，人们已将野生银杏进行人工栽培。但是，唐代以前的文献对它的记述甚少。到唐代，它往往被栽种于寺庙庭院中，这是因为它的树龄绵长，树姿硕大壮观，可以增添寺庙久远和庄重肃穆氛围。

从唐代起，中、日两国人民交往空前频繁，中国银杏树种也在此期间被引种到日本。这是因为从 630—894 年的 260 多年中，日本朝廷派遣到唐朝的"遣唐使"据说有 12 批，其中

明·刘文泰等

《本草品汇精要》

银杏

包括使节、留学生、留学僧等，每批达数百人，他们或多或少吸取了中国多方面的知识、技术和经验并带回日本，其中也可能带去了中国银杏等某些动、植物的物种。还有，唐代高僧鉴真（688—763）应日本僧人之邀请，于754年到达日本，不仅传授佛学，同时还把中国的建筑学、雕塑术、医药学等介绍给日本人民，并且也带去了某些动、植物的物种。759年，鉴真在当时日本首都奈良，规划、设计、指导建成"唐招提寺",该寺庭院中迄今存活的许多白果树,有的很可能是当年鉴真一行带去的树种。

后来,中国的白果树陆续被引种到亚洲、欧洲、美洲许多国家和地区,多数供观赏之用。

宋朝时期,白果的名称由粗俗的"鸭脚""鸭掌",升格为高雅的"银杏"之名,之所以有此变化,不单是因为它"核色白",更主要原因是质优的白果被选作贡品进献宫中。欧阳修在《和圣俞李侯家鸭脚子》中写道:"鸭脚生江南,名实未相浮(符)。绛囊因入贡,银杏贵中州。"北宋时的"中州",狭义指相当于现今河南省一带,而北宋的首都汴京(开封府)正是在"中州"。

白果因在宋代开始被作为贡品,人们对它赋诗的兴致也相应提高。有一次,北宋诗人梅尧臣(1002—1060)以银杏100颗赠送年龄相近的好友欧阳修,欧阳修(字"永叔")收到梅尧臣(字"圣俞")馈赠后,赋诗《和圣俞李侯家鸭脚子》致谢梅尧臣:"鹅毛赠千里,所重以其人。鸭脚虽百个,得之诚可珍。"诗中把100颗白果比喻为千里送鹅毛,礼轻却情意重,"得之诚可珍"!梅尧臣收到欧阳修致谢的赋诗后,也赋诗《依韵酬永叔示予银杏》奉复欧阳修:"去年我何有?鸭脚赠远人。人将比鹅毛,贵多不贵珍。"梅尧臣和欧阳修通过银杏的馈赠与受赠,互相赋诗,怡情怡兴,给名称乍看低俗的"鸭脚"增添了趣事一桩。

银杏既可供单独食用，也可与其他食物烹饪成各种菜肴，既增添菜肴滋味，又能产生一定食疗效果。中国古人虽不知银杏所含各种具体成分，但逐渐发现它的外种皮和种仁有毒性，且前者更为明显。因此对白果的利用应清除其外种皮，并把果仁煮熟后食用，但不可进食过多，每次6~8颗为宜，否则仍有可能引起中毒。明代《本草纲目》引前代文献论述白果中毒症状，主要有"气塞""胪胀"（腹胀）"昏顿"。清代《随息居饮食谱》论述白果中毒者"昏晕如醉""食或太多，甚至不救"，并介绍用白果壳煎汤内服解除轻度白果中毒的方法。此法是否确有解除白果中毒作用，需相关学者验证。

银杏的保健治病作用，元代以后中医文献论述，主要为润肺、止咳、平喘、生津、清热、益肾、活血、收涩，可用于治疗痰嗽、咳喘、尿频、遗尿、遗精、赤白带等。古人以白果和其他药物配伍组成的名方，如"鸭掌散"是取银杏、麻黄、炙甘草三种药物合煎成的内服汤剂，主治痰嗽、哮喘；"易黄汤"是以白果、黄柏、芡实、山药、车前子配伍煎汤内服，主治黏稠量多的赤白带。古人还介绍用白果外治头面癣疮的经验，即将生白果仁切断，以断面对患处"频擦取效"。

民间用白果做成对人体补益或疗疾的点心和食品，相当繁多，诸如：生津、止渴、提神之白果仁甜粥；补益之白果仁红枣汤；补肺、补脾、补肾之白果仁薏苡仁汤；治疗尿频、遗尿之白果仁炖老鸭；等等。

现代科学研究报道，白果仁含蛋白质、糖类、脂肪、维生素 E 和硒，并有钾、钙、锰等。白果所含白果酸、白果酚、白果醇等物质（上述三者分别称为银杏酸、银杏酚、银杏醇，对人体既有药理活性又有毒副作用）。实际上，白果所含成分十分复杂，据说果仁中的氨基酸就有 20 种，新鲜银杏叶中的成分多达 150 余种，因此，虽然不少学者对白果进行多方面研究，但对它的各种成分及其作用机制，迄今并未完全详悉。

新鲜银杏叶的成分中，黄酮类、萜类、奎宁酸等对人体有益，主要有改善动脉、静脉和微血管血流，延缓衰老，改善记忆力，减少因血液供应不足而引起的四肢疼痛，改善因血流减少引起的听力减退，缓解眩晕症状，防止视网膜缺氧而引起的视力减退，改善高血压，提升好胆固醇含量，对前列腺疾病和阳痿有辅助治疗作用，预防癌症等。20 世纪 80 年代以来，有的制药厂从新鲜银杏叶中提取有效成分制成丸剂，剂量准确，长期服用效果良好。

白果固然对人体保健有诸多益处，但并非多多益善，前已提及食用过多会中毒。白果引起中毒的剂量，因人而异，发生症状之前的潜伏期，也不一致，从十数分钟至十数小时不等。症状分别有恶心、呕吐、腹痛、腹泻、发热、头昏、头痛、烦躁、气促、感觉神经与运动神经功能障碍、昏迷、内脏器官衰竭死亡。因此，食用白果须恰当，切忌过量，冀能获得良好效果。

开心果

·益脑护心·

　　坚果之中，开心果可说也是佼佼者之一，但颇长年代里，因它只生长于小范围地区，人们也不详悉它的保健功效，故不广为人知。

　　开心果的主要发源地在古波斯，阿富汗、叙利亚、伊拉克、土耳其、中国新疆阿克苏等地区在古老年代也有野生开心果生长。考古学家在土耳其考古中发现，约在公元前 7000 年，人类已开始食用开心果。最早人工栽培开心果，据认为约在公元前 3500 年的西亚地区。

　　原产于古波斯的开心果，相传最先被引种到希腊，公元前330 年，马其顿王国亚历山大（Alexandros）大帝率军远征古波斯的途中，官兵们在波斯境内多处原野，看到生长着大量结满累累果实的相同果树，他们摘下果壳前端裂开的成熟果实品

　　食物记——食海拾趣，人间百味

尝，发现味美可口又能解饥，当时他们不知道这许多相同果树的名称，后来得知古波斯人称之为 pistah。亚历山大大帝部队班师回国时，把原产于波斯的此种果树种子带回到希腊栽种。1 世纪，开心果被引种到意大利、西班牙。之后，逐渐被引种到欧洲、地中海沿岸以及西亚许多国家。1929 年，美国植物学家威廉·怀特豪斯（William E. Whitehouse）从波斯选取良种开心果的种子，带到美国加州一些地区种植。经过 30 年不断地优化品种，加州出产的开心果产量居伊朗之后，成为世界第二。

开心果何时被引种到中国？应是在西汉开辟"丝绸之路"之后，具体年份尚难肯定，推想最晚在 4 世纪至 6 世纪之间，汉文名称的"阿月浑子"（即后来所称的开心果）很可能被传入中国，据史籍《魏书》记载，从北魏至西魏末年，波斯国先后 11 次派遣使节到中国访问，波斯统治者视为"仙果"的开心果，很可能被选为礼品之一赠送给中国北魏、东魏、西魏朝廷，惜当时文献未见载。8 世纪时，唐代陈藏器《本草拾遗》所写到的"阿月浑子"，是中国现存古代文献对开心果的最早记载。书中简单地提及它的医疗保健作用，曰："阿月浑子味温无毒，主诸痢，去冷气，令人肥健。"开心果何以最初汉文称为"阿月浑子"？未见古代文献详予说明。开心果的汉文名称还有必思答、无名子、绿仁果。"必思答"是开心果古波斯名称 pistah 的音译。无名子是说无名木的种子（因开心果树曾被称为无名木）。绿仁果是因果仁绿色。而"开心果"之名，起初是缘于开心果实成熟后，果壳前端裂开，被称为"开口笑"，后来改名"开心果"，据说是因它滋味好、营养好，有益健康而让人开心，所以春节期间或平日宴客时，有的人家的果盘中摆放开心果，寓意开心吉祥！

据科研报道，开心果仁含有多种营养成分。其富含脂肪，主要是不饱和脂肪酸，有益于心、脑血管保健；蛋白质，其中精氨酸在人体内有多种生理功能，它能促进胶原组织生成，促进伤口愈合，是精子蛋白的重要成分等；维生素（A、B_1、B_2、E、PP），有益于视力、神经、黏膜，可延缓衰老，改善血管弹性等；矿物质（钾、磷、钠、钙、铁等），有益于骨骼、补血等；叶黄素，有助于抗氧化、防御视网膜黄斑病变等；槲皮素，有抗氧化作用等；植物固醇，有助延缓动脉硬化；膳食纤维，能促进肠蠕动排便，吸收肠内胆固醇排出。开心果的果衣有淡紫红色或淡黄绿色，所含花青素是良好的抗氧化物质，并且有益于降血脂、减低辐射危害和肿瘤发病率。

开心果虽然有益人体保健，但其含油脂多，不要进食过量，据介绍，一天不要超过 30 克（50 颗以内），血脂高者更应少食。购买开心果应挑选颗粒饱满、天然浅黄色果壳、紫色果衣、绿色果仁者。有些厂商为开心果的"卖相"好，用药剂（例如双氧水）将开心果的果壳漂白，需仔细鉴别。开心果存放不适当或存放时间过长，果仁受潮或发霉变质，必须弃之。

落花生

·落花入地·

　　"麻屋子，红帐子，里面藏着小白胖子。"这是一则关于花生的民间通俗谜语。花生品种甚多，原产地主要在南美洲安第斯山麓以东、亚马孙河之南部和普拉塔河北部地区。16世纪，西班牙、葡萄牙殖民者把秘鲁、巴西等国家的花生良种带到欧洲一些国家栽种，葡萄牙人还把它从巴西传到非洲东海岸。另外，秘鲁、巴西、墨西哥的花生，经太平洋海路被陆续传到吕宋（今菲律宾）、爪哇（今印度尼西亚），之后，再传入中国东南沿海地区。

　　花生英文名称peanut，是由pea和nut合成，意思是豌豆状坚果。中国古人称花生为"落花生"，《福清县志》记载："落花生……出国外，昔年无之，蔓生园中，花谢时，其中心有丝垂入地结实，故名。"花生形成果实的过程确实如此。即花生的花受精之后，其子房柄逐渐伸长为丝状物，钻入泥土中渐渐发育成为外形像茧的荚果。可见，中国古人给花生取名"落花生"是相当贴切的。另清代檀萃《滇海虞衡志·志果》载述："落花生为南果中第一……宋元间，与棉花、番瓜、红薯之类，粤估从海上诸国得其种归种之。"正因为中国最早的花生种子得之于外国，所以中国古人又称它为"番豆"，明代方以智《物理小识》载此名称。此外，花生还有其他别名，清代张璐《本经逢原》称它为"长生果"。

人们的生活体验和学者们的研究证实，花生是有益健康的食物。花生含卵磷脂、硬脂酸、油酸、棕榈酸、泛酸、生

清·吴其濬
《植物名实图考》
落花生

食物记——食海拾趣，人间百味

育酚、维生素（A、B、E、K）、多种氨基酸、矿物质（钙、磷、钾、钠、硒等）。据报道，优质花生榨取的花生油中，含单不饱和脂肪酸、白藜芦醇和β–谷甾醇，单不饱和脂肪酸能降低血液总胆固醇和坏胆固醇。白藜芦醇能抑制血小板非正常凝聚，改善人体微循环，有助于预防心肌梗死和脑血管栓塞。β–谷甾醇能防治高脂血症，并有抗癌作用。适量食用优质花生油能提高脑细胞活性和记忆力。过量食用花生油则会导致血脂高、脂肪肝等。

花生有生食、油炸、炒、炖、煮等吃法，以炖食为佳，不冷不火，易消化吸收，老少咸宜，但食用量应适当。

花生作为中药，具调养气血、润肺化痰、和胃生乳等功效。花生与其他药物或食物同炖煮食，有着不同的治疗作用。据报道，将带衣花生仁、红枣、龙眼肉共煮食，可治疗血小板减少与贫血；花生仁、红枣、蜂蜜共煮食，治疗久咳；花生仁、黄豆、猪蹄共炖食，能治疗产妇乳汁匮乏。米醋浸泡花生仁5天，每晨空腹吃10粒，可辅助治疗高血压。花生衣制剂则有助于改善血友病患者的凝血功能。

花生对人体虽有诸多功用，但它对极个别人可能引起过敏反应，英国学者报道，孕妇吃花生有可能导致出生的婴儿以后对花生过敏。皮肤油脂高、长青春痘者暂不宜食花生。特别值得重视的是，发霉的花生，尤其是黄曲霉毒素引起者，有很强的致癌性，须销毁之。

葵花子

·平凡闲食·

谈到葵花子，不能不说到它的原植物向日葵，而谈到向日葵，又不能不说说"葵菜"，因为"向日葵"的命名者把它与"葵菜花"相关联而取用了"葵"字。

葵菜，通常简称葵，东汉许慎《说文解字》："葵，菜也。"在中国古代颇长一段时间里，葵菜是人们日常生活中的重要蔬菜之一。《诗经·七月》有"七月亨葵及菽"诗句，此处"亨"字的释义为"烹"的古字，读音也同烹，表明彼时及之前，人们已有烹饪葵菜和菽供蔬食。菽（shū），即大豆。北魏贾思勰《齐民要术》把"种葵"编排在蔬菜类第一篇。元代王祯《农书》则更称葵为"百菜之主"。以上所述，都表明在元代及其之前 1000 多年里，葵菜所受到的重视，然在元代以后趋于式微。葵菜生长过程中，葵菜叶和花持续面向

食物记——食海拾趣，人间百味

向日葵

太阳，并随着地球自转方位变动而相应变动方向，中国古代有的文人特把它的此种特征写到一些诗词中，例如唐代戴叔伦《叹葵花》："今日见花落，明日见花开。花开能向日，花落委苍苔。"又如宋代司马光《客中初夏》："四月清和雨乍晴，南山当户转分明。更无柳絮因风起，惟有葵花向日倾。"正因中国古人观察到葵菜花的"向日""向日倾"特征并予以记载，明末从国外传入中国的"太阳花"（英语国家称为 sunflower），清初人士把它与葵菜花相联系而命名为"向日葵"。

"太阳花"发源地主要在南美洲北部和北美洲南部地区，据载，16 世纪初，到上述地区的西班牙殖民者，于 1510 年把"太阳花"种子带回西班牙马德里，栽种于该市植物园供人们观赏。后来，引种到西班牙的"太阳花"，从西班牙陆续引种到英国、法国、意大利、德国等国家。17 世纪初，英国、法国等国家的天主教、基督教派遣到中国的传教士，把"太阳花"种子带到中国交给一些人栽种，中国人观察到它的花朵类同"菊花"，早期称之为"向日菊""西番菊""丈菊""迎阳花"等，起初一段时间也只是供观赏。明代，赵函于 1617年撰成的《植品》记载："又有向日菊者，万历间西番僧携种入中国。干高七八尺至丈余，上作大花如盘，随日所向。花大开则盘重，不能复转。"引文中载述的"花大开则盘重，不能复转"意思是说向日菊花盛开期满时，其硕大的花盘不能随着

食物记——食海拾趣，人间百味

地球自转方位变动而相应转移方向[注]。1621 年，明代进士王
象晋《群芳谱》记述的"西番菊""丈菊""迎阳花"，说它
"只生一花，大如盘盂，单瓣色黄，心皆作窠如蜂房状，至秋
渐紫黑而坚，取其子种之，甚易生"。上述译名和记述，符合
植物学对"太阳花"特征和属性的认知，它确实为菊科一年生
或二年生草本植物，因从西洋传入中国，所以称"西番菊"；
有的茎高一丈余，所以称"丈菊"。后来的"向日葵"名称，
见载于清代陈淏《花镜》，曰："向日葵，一名西番葵，高
一二丈……六月开花，每干顶上只一花，黄瓣大心，其形如
盘，随太阳回转。"从植物学角度而言，欧洲国家人士传到中
国的菊科 sunflower，汉文译名"向日菊"最为合适，惜未沿
用，而与锦葵科植物葵菜并无关联的"向日葵"之名，却一直
被采用。

　　中国人何时开始食用葵花子仁？年代不详。清朝康熙年
间，臧炳麟编撰的浙江平阳县《桃源乡志》记载："葵花，又
名向日葵，色有紫黄白，其子老可食。"1847 年，吴其濬的

[注]

　　据报道，向日葵在花盘盛开期满以前的生长过程中，在阳光照射下，
向日葵茎部背阳光一面的生长素浓度较高，刺激向日葵背阳光一面茎部的
细胞增长，因而茎部发生逆光性弯曲，导致它向太阳的花盘随着地球自转
方位改变而由东向西缓慢转移。傍晚起，向日葵的生长素重新分布，使向
日葵的花盘缓慢地往回移转，到凌晨 3 点前后，花盘又朝向东方。向日葵
的花盘盛开期满，上述情况不再发生。

葵花子

《植物名实图考》，记载了他在滇（云南）、黔（贵州）一些地方，看到商店出售用佐料炒熟的葵花子、南瓜子和西瓜子，曰："（向日葵）其子可炒食，微香，多食头晕，滇、黔与南瓜子、西瓜子同售于市。"吴其濬写到葵花子"多食头晕"，很可能是加工炒熟葵花子时添入的某些佐料所引起。

据报道，葵花子仁富含植物油（其中不饱和脂肪酸高达 50% 左右，主要为亚油酸），还含有优质蛋白质、糖类、维生素（E、A、B$_1$、B$_2$、B$_3$）、绿原酸、柠檬酸、植物固醇、膳食纤维、矿物质（钾、钠、镁、磷、钙、锌和硒等），其中钾含量较高，钠含量较低。

用葵花子仁榨取的葵花子油，因有丰富的亚油酸，是有益人体保健的优质食用油，可用于炒菜食用，但不宜用于高温煎

食物记——食海拾趣，人间百味

炸食物。食葵花子仁，其丰富的不饱和脂肪酸能降低人体血液胆固醇，有益于血管、脑和心脏保健；其丰富的维生素 E 有抗氧化作用而延缓衰老；其优质蛋白质所含色氨酸，有助改善人的情绪与睡眠；葵花子仁所含其他各种营养成分能产生各种相应的有益作用。

食葵花子仁固然有益人体保健，但需注意：一是不要进食过量，虽然未见规定标准分量，大致一天不超过 100 粒为宜；二是剥葵花子壳最好用手或工具，不要用牙齿咬剥，因长此以往可能损伤唇、舌、牙，并且每次吐出葵花子壳会连带吐掉有益的唾液；三是血脂高、糖尿病、肝病、胆囊切除者应慎食；四是食入有苦味的葵花子仁须吐去，发潮、发霉的葵花子须弃之；五是据报道，加工出售葵花子的厂商，有的为葵花子防潮和"卖相"好，可能添加了含有铝成分的滑石粉或明矾等，食入少量此种葵花子仁，对人体虽无害，若食入多量，有可能妨碍人体对铁和钙的吸收，也可能损伤脑神经细胞，导致智力和记忆力下降，须避免。

向日葵花盘包裹的葵花子，有人计算一个花盘多达 1000 粒左右，因此有"百子葵"别名。有些地方的民俗：新婚人家的果盘里放有葵花子，寓意"多子多福"，这给葵花子增添了趣事一桩！

水产

海带

· 味精之母 ·

俗云食之能消痰、去痔。

——吴其濬《植物名实图考》

海带是生长于海水中、外形似宽扁带子的植物。"海带"之名，据认为，首载于宋代《嘉祐补注神农本草》，但实际上，我国先民食用海带的历史早于宋代。据《本草纲目》引述，唐代文学家刘禹锡（772—824）已谈到："海带，出东海水中石上，似海藻而粗，柔韧而长。今登州人干之以束器物，医家用以下水，胜于海藻、昆布。"在食用海带的过程中，人们体验到它具有活血、化瘀、散结、利尿等作用，尤其是用于治疗瘿病〔瘿（yǐng），主要是缺碘所致的单纯性甲状腺肿大〕，中药处方名为昆布。明代医家王肯堂《证治准绳·疡医》记载的中药方剂"昆布散"，即是取昆布与其他中药配伍组成。

堪称为趣事的是，近代有位富于钻研的学者，在食用海带

清·吴其濬
《植物名实图考》
海带

过程中，还发明了调味的"味之素"。据载，1908 年的一天，日本东京帝国大学化学教授池田菊苗和家人共进晚餐，当他喝进海带黄瓜汤时，顿觉汤味鲜美。为探明其缘由，他对海带进行了研究。半年后，他从 10 千克鲜海带中提取到 0.2 克谷氨酸钠，为验证此物质的鲜味，他在味道平常的普通菜汤中，放入一点点谷氨酸钠，汤味立刻变鲜。之后，他和日本商人铃木三郎合作，改用脱脂大豆和小麦做原料提取谷氨酸，获得批量生产之后，将其命名为"味之素"在市场上出售，成为人们烹调菜肴的新型调味品。后来，其他国家的一些学者与厂家，陆续效仿研制了"味素""味精"等调味剂。

海带又名海草、江白菜等。根据现代科学知识，海带为海

食物记——食海拾趣，人间百味

带科植物海带 *Laminaria japonica* 的叶状体，富含岩藻多糖、甘露醇、海藻胶和碘质，有多量不饱和脂肪酸和多种氨基酸，还含钙、氟、铁、镁、钾、硒、鞣质等，还含有多种维生素（A、B_1、B_2、E、PP）。

岩藻多糖有良好的食物纤维，对人体有多方面保健功效，能延缓胃内容物排空和食糜通过小肠的时间，即增加饱腹感，糖尿病患者食用海带，有助于控制食欲和体内血糖，健康者食海带则有助于减少进食量和减肥；海藻多糖还能降低胆固醇、血脂和血黏度，提高人体免疫力和抗氧化作用，并且具有抑制癌细胞生长和保湿、滋润皮肤的效果。海带中的甘露醇有良好的利尿消肿作用，能减轻肾病患者或其他病患的水肿，并对高血压病人有降血压效用。海带胶有通肠作用，能吸附肠道内有害的重金属和放射性物质，使之随粪便排出体外。海带中的不饱和脂肪酸，能减少心血管疾病、糖尿病、肿瘤和不孕等的发病率。海带中的碘能防治缺碘性甲状腺肿大，并对调节内分泌功能和降低乳腺增生发挥一定作用。海带中的钙能补充人体所需钙质；其所含适量氟则有利于牙齿和骨骼保健。海带是碱性食物，能中和酸性食物，加上海带所含硒元素，有助于防癌（主要是胃肠道肿瘤和乳癌）。

用海带烹调的菜式繁多，进食加醋的海带，既减少海带腥味、改善口感，又有益于人体对它的消化吸收。海带与豆腐同烹调，是有着良好营养价值的理想搭配，长时期以来被视为

"长寿菜谱"。另据介绍，取洗净的海带 600 克，切成丝，放入沸水中余 3 分钟，加白糖适量拌匀腌渍 3 天，慢性咽炎患者每日早晚各食 30 克，两周后能取得疗效。还有人介绍，海带可用于脂肪肝患者的治疗，即取洗净的海带、绿豆各 50 克，同煮熟，用红糖适量调服，早晚各 1 次，可长期食用。海带、冬瓜煮汤，可供夏季酷热天消暑食用。

海带所含海藻胶具有较强吸水性，藻体表面吸水后，产生黏稠胶体，阻碍藻体内部吸入水分，致使海带深层难以浸泡透。为改善此情况，有报道介绍海带用清水洗净后，把它浸泡于淘米水中约半天，能缩短它被泡软的时间；还有介绍将海带洗净后，放入沸水中余烫五六分钟，减少其腥味，捞出，将它打结，另用净水加佐料煮烂，可避免海带粘锅底，并易于被夹起。

因海带富含碘质，甲状腺功能亢进者不宜多食，以免加重病情；孕妇、产妇也不宜多食，以免多量碘经过胎盘或乳汁进入到胎儿、婴儿体内，导致其甲状腺的发育和功能不正常。

紫菜

治瘰疬结气。
——陶弘景《本草经集注》

紫菜，生长于浅海岩礁上的藻类植物。新鲜紫菜的外观颜色，因其所含叶绿素、叶黄素、胡萝卜素、藻红蛋白、藻青蛋白等的含量不同而略有差别，因而呈现红紫、绿紫、黑紫、棕绿等颜色，干燥后主要呈紫色，古人把它烹调成菜品食用，故称紫菜，别名有乌菜、紫英、子菜、索菜。此外，根据它的外形和滋味，还有长紫菜、圆紫菜、皱紫菜、甘紫菜等名称。

西晋左思《吴都赋》记述："吴都海边诸山，悉生紫菜。"南北朝时期，陶弘景《本草经集注》记述，食紫菜能"治瘰疬结气"。瘿，东汉许慎《说文解字》写道"瘿，颈瘤也"，常见者也就是后来所称的甲状腺肿大，多因缺碘所引起。唐代孟诜《食疗本草》说，紫菜"生南海中，正青色，附石，取而干之则紫色。"宋代时，紫菜被作为贡品。

水 产　　　　　紫 菜　　　　　**419**

中国人食用紫菜，形式多样，如单独嚼食紫菜、煮紫菜汤、卷紫菜卷，与其他食物一道煮汤，和其他食物一起烹饪等。在日本菜式中，紫菜是不可或缺的食物，紫菜包饭，不言而喻就是用紫菜包米饭，加入其他食物诸如鸡蛋饼或鱼肉或虾仁或肉松或牛肉等做成的。总之，用紫菜做的菜式，品种繁多，不胜枚举。

根据现代科学知识，紫菜因品种不同而其成分也不完全一致。但不论何品种，都富含碘质，是补充人体碘质的理想食物之一。紫菜的牛磺酸能促进脂肪酶活性，降低人体的坏胆固醇，抑制神经痉挛，减少焦虑，并对肝脏有保护作用。紫菜所含二十碳五烯酸（eicosapentaenoic acid，EPA）、二十二碳六烯酸（docosahexoenoic acid，DHA），能降低血脂，调节血液黏稠度，减少血栓形成，增强脑功能，延缓衰老及抗炎、防癌。紫菜所含胆碱能延缓记忆力下降；所含甘露醇有利尿作用，可作为水肿患者的辅助治疗。紫菜的食物纤维通便，可减少便秘与直肠癌的发生。此外，紫菜还含多种氨基酸、维生素（A、B_1、B_2、B_{12}、E、PP）、矿物质（钾、钙、磷、铁、钠、镁、锰、硒）等，对维护骨骼、牙齿和其他器官功能，以及治疗贫血，均有助益。

总之，紫菜对人体有广泛的生理和药理作用，包括调节人体糖类物质与脂肪代谢、减缓冠状动脉与脑动脉硬化、改善视力、抑制胆结石形成。进食紫菜能获得多方面保健功效，故它被赋予"长寿菜"的美誉。

为尽可能避免钙质与鞣酸或草酸结成不溶性化合物对人体造成不利影响，紫菜不宜与鞣酸或草酸含量较多的食物同烹饪。中医学则认为，脾胃虚寒、腹痛、大便溏薄者，应少食或暂不食紫菜。

虾

· 入汤红色如霞 ·

"虾"的繁体字是"蝦"，是中国古人很早就捕食的水生物之一。中国古人给"蝦"取名，巧妙地把它与美丽的红色彩霞相联系：蝦"入汤则红色如霞也"，这是李时珍在《本草纲目》中对"蝦"的释名，并且说："蝦音霞，俗作虾。"中国古人根据蝦是"水虫"，将"虫"字取代"霞"字上半部的"雨"字偏旁，就成为"蝦"了。所以，古时候"蝦"与"霞"字通用，例如，"霞虹"也可称为"蝦虹"，含义为彩色的云。

"长须公"和"曲身小子"，是虾的有趣别名。虾有多根长须，清代学者李元在《蠕范》中说："虾，长须公也。"中国古人根据虾腰屈伸灵活，所以称之为"曲身小子"。正因虾具有弓腰弹跳迅捷的特点，古人用"虾腰"一词形容人的弯腰

食物记——食海拾趣，人间百味

"鞠躬"行礼的动作；古人还用"虾目""虾眼"词汇，形容煮水初沸时冒出的小气泡如同虾的眼睛。中国古人在许多方面的想象力，不得不令人钦佩！

去除虾头和虾壳的虾肉，通称为虾仁，其质嫩、味鲜美、无腥味、无骨刺、易消化、富营养，自古以来便是人类的美食，如清炒虾仁、红烧虾仁、茄汁虾仁等，菜式繁多。中医学认为虾肉益肾、兴阳、开胃、化痰、通乳汁、利筋骨等。

根据现代动物学知识，虾的品种繁多，近 2000 种，大的长逾 1 米，小的仅几毫米。依其生活大环境分，主要为淡水虾和海虾两大类。前者包括青虾、河虾、草虾等，后者包括明虾、对虾、基围虾、龙虾、大红虾等。

虾肉的成分因品种不同而不尽一致，但蛋白质均很丰富，包括 10 数种氨基酸，其中鲜味很突出的谷氨酸，含量特别高，天冬氨酸、亮氨酸、赖氨酸、丙氨酸、精氨酸、甘氨酸等次之，再则是缬氨酸、丝氨酸、脯氨酸、苏氨酸、酪氨酸、甲硫氨酸以及肌球蛋白等；虾肉中的维生素主要为维生素 A 和维生素 B_{12}、维生素 E，视黄醇也较多，还有少量硫胺素、核黄素；矿物质以钙、磷、钾、钠含量较多，镁和硒也可观，还有少量铁、锌、铜等，海虾还含碘。虾肉的脂肪含量不多，但胆固醇较高，不过，虾肉所含的多量牛磺酸，能抑制胆固醇在血液中蓄积。虾肉所含 $\omega-3$ 脂肪酸，有助于增强人的大脑思维和记忆力，适于儿童和老年人食用。

剥去虾壳的虾肉，经加工制成的虾干，通常称为虾米，也称为海米、开洋、开阳、金钩等。虾米滋味更鲜，对人体的营养价值与虾肉基本相近。虾米因水分比重大为减少，其钙、钾、钠、磷、镁、硒所占比重相应增高很多，尤其是钾和钠，因此，高血压、心脏病、肾病等患者应慎食虾米。

　　虾制品之一的虾皮，是把肉质很少的小虾（俗称毛虾）连壳带肉加工成的小虾干，它也具有良好的营养价值，尤其是青色虾壳中所含虾青素营养价值很高。虾青素经加热游离后变成红色，所以又称为"虾红素"，是一种抗氧化作用很强的物

大黄虾

长须白虾

绿虾

质。研究者把抗氧化物质的效用强度，分为四个等级，由低到高依次：①维生素（A、C、E）；②胡萝卜素；③花青素；④虾青素。有报道称，从抗氧化强度而言，虾青素超过维生素E 500倍。并且，虾青素无论是脂溶或水溶状态，都能有效消除自由基。

此外，研究者还证实，虾青素能延缓衰老、提升免疫力和好胆固醇、降低坏胆固醇、防晒、防辐射、减少皮肤皱纹等。常食虾皮是防治骨质疏松症的措施之一，还能减轻植物系统神经功能紊乱症状。

清·聂璜
《海错图》

虾

大红虾

虾

食虾固然对人体有补益保健功效，但过敏体质、皮肤炎、痛风、支气管炎等患者，不宜或暂不宜食虾。适合食虾者，则需适当食用，忌与含鞣酸多的食物（例如柿子、石榴等）同食，若同食，经化学反应后，产生毒性的三价砷，如食入大量，可能引起中毒。还有人认为，虾与果汁或红枣同食，可能引起腹泻等不良反应，值得有关学者研究探明。

螃 蟹

不到庐山辜负目，
不食螃蟹辜负腹。
——徐似道《游庐山得蟹》

名诗"不到庐山辜负目，不食螃蟹辜负腹"，长期以来，被多数人认为是宋代文学家苏轼所写，其实，宋代诗人徐似道才是此佳句的作者，见之于他的诗作《游庐山得蟹》。

徐似道把游览庐山看成是人们欣赏风景的最高境界，把品味螃蟹看作是人们饮食美味的最高享受。然而，兼得此二者谈何容易！远非人人所能"心想事成"的事。

对此，徐似道早已在同一诗作中发出了"亦知二者古难并"的感叹！不过，二者相比，品味螃蟹则显然是人们较容易办到的事。

螃蟹起初仅称蟹，农历每年霜降前后一段时间，通常是螃蟹肉厚膏肥时节，唐代文学家皮日休已在《寒夜文宴得泉字》里，如实生动地写下了"蟹因霜重金膏溢，橘为风多玉脑鲜"

蝤蛑

石蜖

的诗句。

螃蟹是甲壳类动物，它从幼时的小蟹生长到成熟的大蟹，随着潮水涨落，需经历不少次数蜕壳，每蜕壳一次，其形体即增长一次。

宋代文字训诂家罗愿在《尔雅翼》中认为，"蟹"字之所以有"解"字，是因为蟹"随潮解甲也"，所谓"解甲"，即是指"蜕壳"；而"蟹"字之有"虫"字，宋代《大宋重修广韵》的解释，因它是"水虫"。至于"螃"字，是缘于蟹横向爬行，或称为"侧行""旁行"，宋代陆佃的《埤雅》记述："旁行，故今里语谓之旁蟹。""旁"加"虫"字，也就成为"螃"了。

蟹拥有不少别名，其中如"无肠公子"，李时珍解释为"以

食物记——食海拾趣，人间百味

清·聂璜
《海错图》
蟹

沙蟹

福州膏蟹

其内空则曰无肠"。由于它横行，体表有甲壳，宋代傅肱的《蟹谱》称它为"横行介士"。此外，古人根据螃蟹爬行发出的声音，认为与"郭索"谐音，因此"郭索"也成为蟹的代称；由于蟹的前端有一对粗硬如钳的"螯"，后来"螯"也成为蟹的代称。而"持螯""把螯"则是"尝蟹""食蟹"的意思。

　　中国古人食蟹，历史久远。两千多年前的《周礼》记载的"蟹胥"，即是蟹酱。螃蟹滋味鲜美，营养价值高，历来嗜食者不计其数，文献记载或赞咏者众多。

　　自古以来，中国人在食蟹过程中，不仅品尝到了美味，补充了营养，更体悟到它的药用价值。蟹具有清热、散瘀的作用，对筋骨损伤具有辅助性食疗效果。古代中医还将生蟹捣烂外敷治疗烫伤和漆疮（漆过敏性皮炎）等。值得一提的是，中国古人还有利用蟹壳治疗某些疾病和灭虫的独特经验。《备急千金要方》《证治要诀》《本草纲目》等医药典籍记载，将蟹壳煅烧后研成粉末，内服治疗瘀血、腹痛等，将蟹壳粉末与蜂蜜调成泥状，外敷治疗冻疮。

此外，中国古人在室内焚烧蟹壳，然后关闭门窗，利用焚烧蟹壳产生的烟气，熏死藏于壁缝里的臭虫、虱子。

新鲜活蟹无甚毒性，仅可能引起少数人的过敏反应。中国古代文献曾提到，食蟹又同时进食其他某些食物（例如柿子），可能会引起不良反应或中毒。宋代王璆《是斋百一选方》记载："一人食蟹多食红柿，至夜大吐，继之以血，昏不省人。"文献中还提到，食蟹时不可同时吃石榴、花生、南瓜、芹菜等，值得深入研究。

食蟹卫生，首先须是新鲜活蟹，务必清除其鳃、沙包、内脏，经洗净后予以烹饪熟透，方可安全食用。中医学认为螃蟹性寒，食蟹时需用姜或紫苏及米醋佐之，体质虚寒或过敏者应忌食蟹。虽然，食蟹可能产生某些不利于人体健康的影响，但遵照卫生要求适当食用，还是可以获得对身体补益和保健效果的。

中国历代文人因螃蟹激发的文思，创作了洋洋大观的诗词歌赋。唐代皮日休《咏蟹》："未游沧海早知名，有骨还从肉上生。莫道无心畏雷电，海龙王处也横行。"宋代张耒《寄文刚求蟹》："遥知涟水蟹，九月已经霜。筐实黄金重，螯肥白玉香。"明代徐渭《题画蟹一首》："稻熟江村蟹正肥，双螯如戟挺青泥。"清代曹雪芹《螃蟹咏》："持螯更喜桂阴凉，泼醋擂姜兴欲狂。饕餮王孙应有酒，横行公子竟无肠。"难以胜数。

由于螃蟹的形态与活动特点，人们用"蟹"字与其他汉字组成了若干颇为有趣的词汇或句子，例如，"蟹眼汤"表示初沸水，因煮水刚沸之时，水中会冒出无数小水泡，宛如由螃蟹口器两边吐出的如同蟹眼的细水泡。宋代张元幹《浣溪沙》中的"蟹眼汤深轻泛乳，龙涎灰暖细烘香"，巧用"蟹眼汤"与"龙涎灰"作对子，更增添其韵味。

再如，"蟹行"一词，系指螃蟹爬行，还表示人在弹奏古琴时，手指在琴弦上轮番往返移动的情景。明代陈继儒《珍珠船》中写道："弹琴轮指曰蟹行。"五代前蜀画家、诗僧贯休《听僧弹琴》中，有"琴上闻师大蟹行"之诗句。

又如"一蟹不如一蟹"，借喻"一个不如一个"。对此，佚名的《圣宋掇遗》写有北宋初期的一则故事，大意为北宋朝廷任命陶谷为使节到吴越访问，因陶谷嗜食螃蟹，吴越忠懿王命厨师用不同品种的螃蟹做成多种菜肴招待。可是，陶谷所吃到多种菜肴中的不同品种螃蟹，越吃越小，因此暗中讥笑，一蟹不如一蟹。后来衍生的词语"一蟹讥"，也是指越来越差。

中国古代汉文的书写方式，数千年来都是从上往下竖写。19 世纪以后，拉丁文及英、法、德、意、美、俄、西班牙等国文字的书报，逐渐传入中国，上述外文的词汇和句子的书写方式是从左往右横向写，有些中国人就把它们比拟为螃蟹的横向爬行，称之为"蟹行字""蟹形字""蟹文"。清人黄遵宪就曾将此写入《岁暮怀人》诗中，"教儿兼习蟹行字，呼婢闲调鴂舌音"。梁启超在《论中国人种之未来》中写道："吾尝在湖南，见其少年子弟，口尚乳臭，目不识蟹文，未尝一读欧西之书，而其言论思想，新异卓拔。"另也有人称英文等为"蟹行字"者，郭沫若在《我的童年》中写道："……只有一位英文教员是湖北人，他一上讲堂便用英文来说话，写也写的一些旁行邪上的蟹形字。"这些记述如今读来甚觉有趣。

海参

·海中人参·

生于土为人参，
生于水为海参。
——王士禛《香祖笔记》

素有名贵海产食物之称的海参，经现代科学探明成分，发现并证实其对人体具有更广泛的医疗保健价值后，如今是愈加受到人们的青睐了。

明代谢肇淛《五杂俎》记载："海参……其性温补，足敌人参，故曰海参。"清代王士禛《香祖笔记》说："海参得名亦以能温补故也。生于土为人参，生于水为海参。"

据载，海参是生活于海底的棘皮动物，它没有眼睛，缓慢地匍匐爬行于珊瑚礁、珊瑚沙泥底，附着力很小，易被海浪冲走。它以海中浮游小生物为食，有时吃进沙泥，所以它还有沙噀（xùn，原意为含在口中而喷出）、海鼠等别名。当在海中遇到其他动物的袭击时，海参会迅速吐出肠子缠绕对方，肠子被拉断则趁机逃逸。经过数周，体内又生长出完好的肠子。在恶劣的环境中，它能把身体分成数段，每一段都能各自逐渐生长成完整的海参。

生物学者报道，海参还有及早躲避海洋风暴的本能，当风暴将要来临之前，它会躲避到岩石缝隙里。渔民若发现海底忽然捕获不到海参，就会推想到可能有暴风雨即将来临，于是抓紧时机返航。如此看来，海参是渔民的"益友"。

中国古人捕食海参的历史虽然不短，但对其医疗保健作用的记述却是直到明末清初以后才陆续出现的。清代吴仪洛《本草从新》记载："（海参）补肾益精，壮阳疗痿。"清代王士雄《随息居饮食谱》详细列出海参"滋阴、补血、健阳、润燥、调经、养胎、利产"等多方面食疗功效。另一方面，中医学认为，海参性味滑利，脾胃虚弱、大便溏泄者不宜多食。

海参

海参品种繁多，据说全球海洋中有超过 800 种，其中可供人类食用的有 40 多种，中国的海参约有 20 余种可供食用，以北方刺参营养价值最高。不同的海参品种所含的成分略有出入。大致而言，海参所含硫酸软骨素，有利于人体生长发育、延缓肌肉衰老、提高免疫力；海参黏多糖能促进手术伤口愈合与骨折康复，提升人体抗病力，抑制癌细胞生长；海参糖胺聚糖具有抗血栓作用；海参毒素虽名为"毒素"，其实对人体无甚伤害，却能抑制多种霉菌与某些癌细胞生长，并对治疗再生障碍性贫血和胃肠溃疡病有助益；海参含有多种氨基酸，其中精氨酸尤为丰富，是合成人体胶原蛋白的重要成分，并对改善男性的性腺神经功能和精细胞有益；所含微量元素钒，能参与血液中铁的运输，增强造血功能；所含微量元素硒，有助抗癌作用。

海参还含有维生素 B_1、维生素 B_2、维生素 E、烟酸、矿物质（钙、磷、铁、钾、钠、镁、碘、锰、锌）、牛磺酸等，加上它具有低脂肪、低糖、基本无胆固醇等特点，因此，它是高脂血症、高血压、脑血栓、静脉血栓、神经衰弱、关节炎、糖尿病、慢性肾炎、胃及十二指肠溃疡、肝炎、肝硬化、便秘、肿瘤、贫血、产后体虚、病后体弱等病症的重要食疗佳品。对于年老者，海参也是良好的营养食品。

鲤鱼

·群跃龙门传千秋·

　　鲤鱼是自古以来就受到人们重视的鱼类之一，例如"鲤鱼跳龙门"便是人们喜欢说的一句成语。"鲤鱼跳龙门"是中国古代传说，宋代陆佃《埤雅》解释为："俗说鱼跃龙门，过而为龙，唯鲤或然。"正因此神奇传说，后来"鲤鱼跳龙门"便被人们用于比喻为考科举者的"中举"，或者指某人升官，或者比喻为"逆流而进""奋发向上"，或者指克服种种困难终于取得胜利成果，等等。

　　中国古人看重鲤鱼，还可举出一则有力的佐证。孔子十九岁成婚，次年，其妻生了一个儿子，鲁国君主鲁昭公得悉后，特派人以鲤鱼赠送孔子以表示祝贺，孔子收到鲁昭公的赠礼之后，给儿子取名"鲤"，全名为孔鲤，字"伯鱼"，此事见载于《孔子家语》。

鲤鱼自古以来便生存繁衍于中国的淡水江河湖泊之中。两千多年前，《诗经·衡门》中就载有"岂其食鱼，必河之鲤"的诗句，表明鲤鱼的食用历史久远。

鲤鱼的得名，明代《本草纲目》引前人所述，认为鲤鱼的鳞上有十字纹理，"理"字的"王"字偏旁被"鱼"字取代而成为"鲤"。据学者考证，中国人养殖鲤鱼的历史约有 2400 年了，现今世界上许多地方都有人工养殖鲤鱼。鲤鱼因肉厚、味鲜、刺少、营养价值高而成为淡水鱼之上品，其中黄河鲤鱼尤为驰名。人们在食用鲤鱼的过程中，体验到它对人体具有某些食疗作用，中医学认为主要有利水、消肿、下气、通乳之功，可用于水肿胀满、脚气病、黄疸、咳嗽气逆、乳汁少、营养不良等症的辅助食疗。

根据现代科研报道，鲤鱼的蛋白质含量高且质佳，人体对其消化、吸收率可达 90%。其所含脂肪多为不饱和脂肪酸，能降低胆固醇，有助于预防动脉硬化和冠心病。它还含维生素（A、B_1、B_2、E、PP），以及钙、磷、钾、镁、铁、锌、硒等，对人体也有所裨益，适合大部分人群食用。但有报道称，哮喘、荨麻疹、皮炎、血栓闭塞性脉管炎、疮肿等患者应慎食，并认为鲤鱼忌与绿豆、南瓜、芋艿同食，均有待学者验证。

在中国历史上，鲤鱼还衍生了一些文化内涵和趣闻。"鲤书"一词，是古代衍生于鲤鱼的实例。据载，古人写信给家人或友人，有一种做法是把信放入鲤鱼腹内一同传送。汉代蔡邕

《饮马长城窟行》记载："客从远方来，遗我双鲤鱼。呼儿烹鲤鱼，中有尺素书。"诗句中的"遗"字，含义为赠送；"尺素书"即是书信，因藏在鲤鱼腹中，所以称为"鲤书"或"鱼书"。元代萨都剌《送王伯循御史赴广东金宪时仆将回燕京》记载："曲江水发愿相忆，莫遣鲤鱼音信稀。"诗中更明确地写出了鲤鱼和音信的密切关系。

此外，由于"鲤"和"利"读音相同，自古以来，人们把鲤鱼视为吉利、吉祥的象征，有的饰物以鲤鱼形象制作，喜庆、新年时摆设鲤鱼，画鲤鱼年画或贴鲤鱼图案剪纸等。除夕、新年餐宴特地备办鲤鱼菜肴，寓意为"吉祥吉利""年年有余"。

在唐代，鲤鱼还有一则趣闻。唐玄宗李隆基于先天元年（712）登上帝位，因"鲤"和"李"读音相同，他力行"避讳"，在执政第三年和第十九年，两次颁布诏令，鲤鱼改称"赤鲜公"，不准人们吃鲤鱼，禁止捕捉鲤鱼，渔民若捕获鲤鱼必须放生，违禁和出卖鲤鱼者，将处以拷打六十板的杖刑。之所以颁布上述禁令，是因为"吃鲤""捕鲤""卖鲤"，谐音为"吃李""捕李""卖李"，在唐朝廷看来，无异于对唐朝李姓皇帝犯了逆反与诅咒之罪。对此，曾担任过多种官职的段成式在所撰的《酉阳杂俎》中就曾写道"国朝律：取得鲤鱼即宜放，仍不得吃，号'赤鲜公'；卖者杖六十，言鲤为李也"。

虽然，唐玄宗颁布上述禁令，但当时全国信息不通畅，很多百姓可能并不知晓，加之，各地政府对民间的管制也不可能十分严密，所以社会上对捕鲤和食鲤的禁令并未完全遵行。生活于唐玄宗在位时期的王维在十六岁时就品味过脍鲤鱼，并作诗《洛阳女儿行》，曰："良人玉勒乘骢马，侍女金盘脍鲤鱼。"处于朝廷严禁捕鲤、不准食鲤鱼年代的王维，不仅是堂而皇之地食鲤，还公然赋诗吟咏，实在是"奇闻"中之莫大讽刺！

鲫鱼

『一勺清汤胜万钱』

中国人食用的鱼类之中，鲫鱼以肉质细嫩鲜美而位列前茅。唐代杨晔《膳夫经手录》载说："脍莫先于鲫，鳊、鲂、鲷、鲈次之。"可见，鲫鱼之味美名列前茅，其来有自。又因鲫鱼具有多种医疗保健功用，且它的变种金鱼可供人们观赏，故而鲫鱼历来便广受人们喜爱。

鲫鱼何以得名？"鲫"字结构中有"即"字，"即"字的含义中，有"依附"和"靠近"意思，成语"可望不可即"中的"即"正是"靠近"之意。鲫鱼游动时往往成群相"即"，尾随而进，"即"字加上"鱼"字偏旁就成为"鲫"了。我国古代，鲫鱼又称为"鲋鱼"，也是因为它们游动时喜相"依附"而行，"附"字的"阝"偏旁换为"鱼"字就成为"鲋"了。也正因鲫鱼成群游动的习性，古人据此所造"过江之鲫"

一词，往往被形象地用于形容多而纷乱的人群或事物，如同江河中密密麻麻成群的鲫鱼攒挤游动。另有一趣事：有人编了"鲫鱼跟鲫鱼，鲤鱼跟鲤鱼"的句子，其歇后语是"物以类聚"。

由于成群鲫鱼游动时的"相即""相依附"等特点，在我国历史上，衍生了和鲫鱼相联系的若干有趣的民俗。

《仪礼·士昏礼》记载："士昏礼……鱼用鲋，必肴全。"古代，"昏"与"婚"字通用。对上述记载，古代学者解释古代士人举行婚礼："鱼用鲋者，取夫妇相依附；肴必全者，义取夫妇全节无亏之理。"也就是说，男女结婚喜宴的食品中，须有鲋鱼（鲫鱼），并且必须是完整、无破损也未腐坏者。之所以要食鲫鱼，是寓意为夫妇互相依附；之所以要食完整而无腐坏的鲫鱼，是寓意为夫妇相敬相爱相助、婚姻美满不变质。

"鲫"谐音"吉"，民间在喜庆时，往往喜采用鲫鱼做菜肴，冀望诸事吉祥；有的人家给孕妇、产妇进食鲫鱼菜肴，同样也是征兆吉利。所以，鲫鱼又有"喜头鱼""喜头"之称。而产妇食鲫鱼，不仅是补益产妇和婴儿身体，更有意义的是能有效促进产妇乳汁分泌，一举数得，何乐不为！此外，"鱼"和"余"字读音相同，新年里有的人家用鲫鱼做菜肴、做摆设，既寓意吉利、吉祥，同时也寓意"年年有余"。

用鲫鱼烹饪之菜肴，无不给食用者以美味之享受，而鲫鱼汤尤为突出。清代"扬州八怪"之一的著名画家李鱓，曾任山东滕县知县多年，卸职之后到扬州卖画度余年。有一天，他应邀到好友郑板桥家餐叙，当他品尝到美味鲫鱼汤之后，啧啧称赞，即兴赋诗："作宦山东十一年，不知湖上鲫鱼鲜。今朝尝得君家味，一勺清汤胜万钱。"欣喜赞赏之情，溢于言表！

鲫鱼属鲤科，是中国重要淡水鱼之一，生活于江河池塘中，主要以水中植物及杂食为生，适应性很强，中国陆地大部分水域都适宜鲫鱼栖息繁殖。

中国古人在食用鲫鱼的经历中，体验到它具有和胃、滋养、利水、除湿、治疗口腔溃疡、缓解哮喘等作用，能改善食欲，尤其对产妇有良好的催乳功效。据报道，鲫鱼富含易被人体消化、吸收的蛋白质，其中含量较多的谷氨酸，是产生鲜美滋味的主要成分。鲫鱼的脂肪含量相对较低，据实验，它含有某些特殊性脂肪酸，有一定消炎作用，用于儿童哮喘辅助食疗，能取得一定缓解效果。此外，鲫鱼还含有维生素 A、硫氨酸、烟酸及钙、磷、铁、硒等矿物质，对人体营养和提高抗病力均有裨益，也是高血压、高脂血症、肝炎、肾炎等患者的合适食物。

鲫鱼和其他食物一同烹饪的菜品有很多，这些菜品具有良好的保健治病功效，诸如：鲫鱼豆腐汤，二者协同能提供成人更多量的 8 种人体必需氨基酸（缬氨酸、甲硫氨酸、异亮氨酸、苯丙氨酸、亮氨酸、色氨酸、苏氨酸、赖氨酸），并且其比例更接近人体所需；鲫鱼赤豆汤，二者协同能增强排除滞留于人体内的多余水分，对水肿、肾炎、腹水等患者有辅助食疗效用；鲫鱼白萝卜丝汤，低脂、低糖，是减肥美容的食疗佳品。

人群中对鲫鱼有忌口者较少，但鲫鱼的刺多而细，食鲫鱼应小心鱼刺。进食鲫鱼以煮汤，或做香酥，或用醋红烧较为适宜。

鲈鱼

·触发游子思故乡·

陈尧佐（963—1044），北宋进士、水利专家、书法家、诗人，还做过大臣。其所写《吴江》一诗简述了他于秋日抵达吴江时所见的景色，反映了他为了能有较多时日品味吴江鲈鱼美食而不愿太早乘船离开的心情。

历史上，吴江、松江一带所产鲈鱼，均属上乘之品，因而有"鲈鱼乡"和"鲈乡"之誉称，而松江还曾有"鲈江"之别名，并且，还产生过和鲈鱼有关的典故。

西晋文学家张翰诞生于吴中，中年时期在当时都城洛阳当官。某年，秋风刮起时，触发了他思念故乡的"鲈鱼脍"美食，因而决心辞去官职返回故乡。南朝刘义庆（403—444）的《世说新语》、唐代房玄龄（579—648）等所撰《晋书·张翰传》都记述在洛阳任官职的张翰，"……见秋风起，乃思吴中菰菜、莼羹、鲈鱼脍，曰'人生贵得适志，何能羁宦数千里以要名爵乎？'遂命驾而归"。后来，由张翰此则故事衍生了表示思乡而辞官的"莼羹鲈脍""莼鲈之思""鲈鱼脍"等成语。

鲈鱼的"鲈"字，由"鱼"字和"卢"字构成。"鱼"字表示鱼类，毋庸多言。"卢"字有数种含义，黑色为其含义之一。鲈鱼背鳍和鱼体两侧有黑色斑块，这正是鲈鱼得名的由来。

根据生物学知识，鲈鱼品种很多，总体上分为海鲈鱼和江（河）鲈鱼两大类，两者之下以及各地区有着甚多类别。鲈鱼主要以吞食小鱼虾为生。鲈鱼肉刺少、质嫩，在人体内易被消化吸收。

鲈鱼可以烹饪成多种佳肴美食，诸如清蒸鲈鱼、红烧鲈鱼、茄汁鲈鱼、剁椒鲈鱼、松鼠鲈鱼等，不仅给生活增添了饮食享受与乐趣，同时还给人体提供了多种营养物质。据科学研究报道，鲈鱼虽然品种很多，但所含成分和保健作用大致相近。它富含蛋白质，同时还含有脂肪、糖类、维生素（A、B_2、PP 等）。矿物质钾、钙、磷、镁、锌、硒等，对人体具有良好的保健功效。特别是，鲈鱼含大量二十碳五烯酸（EPA）和二十二碳六烯酸（DHA），它们能降低人体内的坏胆固醇和甘油三酯，降低血液黏稠度，减少血栓形成；延缓动脉硬化，减少发生中风；提升人体免疫功能；有助于人体生长发育等。

DHA 是神经细胞生长与功能维持的重要物质，是大脑与视网膜组织的重要成分，对胎儿和婴儿神经系统发育、智力与视力的正常功能有着重大影响，所以有人称 DHA 是"脑黄金"。

此外，鲈鱼有助产妇催乳，其所含胶原蛋白具有润肤养颜功效。鲈鱼热量低，很适合减肥者及糖尿病、心血管疾病患者食用，尤以清蒸食用为佳。

食鲈鱼虽然对人体有诸多保健功效，但有些人，如体质过敏者、皮肤病患者、痛风者，则不宜食鲈鱼或应慎食鲈鱼。正在服用抗组胺药物（马来酸氯苯那敏、苯海拉明等），也暂时不宜食鲈鱼，因鲈鱼含多量组胺酸，在人体内被转化为组胺，而抗组胺药物会抑制组胺分解，致使组胺在人体内积蓄，可能诱发头晕、头痛、心慌等症状。由于鲈鱼富含蛋白质，肾功能很差者，不宜多食，以免加重肾脏负担。

食物记——食海拾趣，人间百味

桂鱼

·『桃花流水鳜鱼肥』·

西塞山前白鹭飞，
桃花流水鳜鱼肥。
——张志和《渔歌子》

桂鱼，即鳜（guì）鱼。唐代翰林张志和嗜好钓鱼，自号"烟波钓徒"，依此推想，他享用桂鱼做成的佳肴，有的很可能是他亲手垂钓所获。

桂鱼是中国淡水鱼中的驰名者，其体形重要特征之一是背部隆起，不能弯曲。明代《本草纲目》对鳜之得名，解释为："鳜，蹶也，其体不能屈曲如僵蹶也。"引文中的"蹶"含义之一为"翘起"，表明《本草纲目》对鳜鱼名称的解释，的确体现了它背部隆起的重要特征。

据学者研究报道，繁殖生长于江河湖泊的桂鱼，生性凶猛，主要强食其他小鱼虾为生，通常生活于水草茂盛的静水或缓流中，冬季游到深水区越冬，到次年桃花开放时节，更是肉质肥嫩、滋味鲜美，所以上述张志和的《渔歌子》词中有"桃花流水鳜鱼肥"之名句。

桂鱼的鱼鳞细圆，体表有暗绿褐色斑点与斑纹，所以又称为花鲫鱼。此外还有桂花鱼、石桂鱼、鳟花鱼等别名。桂鱼肉质细嫩，刺少，自古以来，人们以桂鱼做出的佳肴有清蒸桂鱼、红烧桂鱼、醋熘桂鱼、松鼠桂鱼等，食用者在享受其美味的过程中，还体验到它良好的补益、养肤美容等功用。

据报道，桂鱼除了富含蛋白质，还含脂肪、维生素（A、B_1、B_2、E、PP）、矿物质（钙、磷、钾、钠、镁、铁、锌、硒）等。桂鱼适于广大人群食用，它在人体肠道内易被消化吸收，尤其适合老人、产妇、病后体弱者食用，但体质过敏、哮喘、痛风、某些皮肤病患者应慎食。

据了解，购买桂鱼，宜挑选其眼球突出，角膜透明，鱼鳞完整、有光泽、不易脱落，鱼鳃色泽鲜红，鱼肉紧实而有弹性，尤其是无臭气。剖洗桂鱼，须保护好手部，避免被桂鱼背部硬棘上附有毒性的尖刺刺破。

顺便提及，我国有些地方食桂鱼还有些民俗。春节期间摆设或食用桂鱼，一是"年年有鱼"寓意"年年有余""年年有益"。二是"桂"与"贵"同音，桂鱼寓意"贵遇"，寓意宝贵的境遇；"贵兆"，寓意美好的兆头；"贵寿"，寓意富贵长寿。"无巧不成书"，这些寓意的民俗为美味营养的桂鱼添加了趣事一桩！

鳙鱼

·并非鱼中之下品·

鳙（yōng）鱼之名，可能有人对它感到陌生，但是说到胖头鱼，想必有很多人都听过或多次品尝过。胖头鱼正是鳙鱼的俗名，这是因为鳙鱼头部特大，长度约为整条鱼的三分之一，因而有胖头鱼、大头鱼之趣称。又鳙鱼背部及两侧微黑，腹部灰白，有浅黑色花斑，体形似鲢鱼，所以又有花鲢、黑鲢、大头鲢等别名。此外，鳙鱼也称为鳠鱼等。

鳙鱼是中国古代特有的鱼类，原产于中国东南部的江河、湖泊中。鳙鱼之名，李时珍说它"鱼中之下品，盖鱼之庸常以供馐食者，故曰鳙，曰鳠"。可见，"鳙鱼"是"庸"字加"鱼"字偏旁所构成的名称。馐食含义为美食，但上述引文中的"馐食"，含义为菜肴。

中国先民在渔猎时代，很可能已开始捕食鳙鱼了。古人开始人工饲养鳙鱼，多认为大约在唐代或之前，到明代时，李时珍说它"处处江湖有之"。之后，中国的鳙鱼还被引种到一些国家和地区。自从许多地方修建水库后，鳙鱼便是饲养在水库中的经济鱼类之一。

据文献载述，鳙鱼属鲤科，通常生活于水草丛生的缓流和静水中，活动较迟缓，摄食水中的小鱼虾、小虫、水草、藻类等，生长速度快，据说两年能达 3 千克左右，它和青鱼、草鱼、鲢鱼是中国淡水养殖业的"四大家鱼"。

中国古人认为胖头鱼肉能补体虚、健筋骨，胖头鱼脑具有益脑髓和除头眩的功效。根据现代学者研究报道，胖头鱼肉含有丰富的蛋白质，还含有脂肪、糖类、矿物质（钙、磷、钾、钠、铜、镁、锌、铁、硒等）、维生素（A、B_1、B_2、D、PP），有补充人体营养，维护心脑血管功能等作用。胖头鱼脑富含不饱和脂肪酸和卵磷脂，有助于改善记忆力，被称为"健脑美食"。胖头鱼的软皮和鳃下近似半透明的鱼肉含较多胶原蛋白，有益于润泽皮肤和延缓衰老。

以鳙鱼烹饪菜肴，人们所熟知的最驰名的菜式莫过于"砂锅鱼头汤"了！为保持其纯正的色香味，配料不宜太繁杂。简单做法：将清理洗净的鳙鱼头表面全部薄抹细盐，腌渍 30 分钟左右，将其两面略煎或不煎，配以切块豆腐、粉皮、姜片

5~6 片，放于砂锅中加净水用旺火煮沸后，改用中火煮 20~25 分钟（筷子能插入鱼肉为度）至鱼汤呈现浓乳白色后，加细盐调味，撒入适量切碎的香葱和胡椒粉即成。此外，红烧胖头鱼、糖醋胖头鱼、茄汁胖头鱼、剁椒胖头鱼等都是众多人士喜爱的菜肴。鳙鱼头菜肴之鲜美，古人早已有真切的体味。李时珍虽然评论鳙鱼为"鱼中之下品"和"庸常"，但也赞赏"鳙之美在头"。据说，民间有俗语："鳙鱼头、草鱼尾，鲢鱼肚皮、鲤鱼嘴。"表明上述四种鱼的不同部位，都能烹饪出各具特色的最佳美食，可见鳙鱼并非"平庸"的"鱼中之下品"。

胖头鱼虽然味美且富营养，但皮肤病和痛风患者需慎食。胖头鱼胆，所有人士均须忌食。

鳝鱼

『无鳞公子』

在鱼类中，鳝鱼是体形比较特殊的一种，鱼体呈圆筒状，体长通常50厘米左右，所以称为长鱼；它外观像蛇，所以有"海蛇"之称；它腹部色黄，故常被称为"黄鳝"；鳝鱼无鳞，所以又被戏称为"无鳞公子"。

文献记述，鳝鱼是很古老的温热带淡水鱼类，属合鳃科，在湖泊、小河、小溪、池塘、水稻田等处的淤泥底，钻洞穴居，夜间觅食水生昆虫、小鱼、甲壳类生物。

古代先民开始捕食鳝鱼的具体年代已难考定，推想早在渔猎时代的先民已开始捕食鳝鱼了。两千多年前的《山海经·北山经》述及一处水域多鳝鱼，这是记述鳝鱼的中国早期文献。

鳝鱼肉多刺少，味鲜美，富营养，历代人民取鳝鱼做菜

食物记——食海拾趣，人间百味

肴，可用快炒、慢炖、清蒸、干煸、红烧、温焖、水煮、油炸等多种烹饪方法，烹调出的菜式名曰，据说可达数十甚至百余种，以至于可以用鳝鱼做出名目繁多、各种菜式的"全鳝席"。清代"举人"徐珂《清稗类钞》曾记述："同（治）光（绪）（年）间，淮安多名庖，治鳝尤有名，胜于扬州之厨人，且能以全席之肴，皆以鳝为之，多者可至数十品……而味各不同，谓之曰全鳝席。"可见，用鳝鱼可烹调出丰富的色香味俱全的菜肴。古人发现鳝鱼具有补虚损、除风湿、治赢瘦、疗寒痹以及产妇恶露淋漓等食疗功效。

现代学者经科学研究得知，鳝鱼富有营养价值，其所含成分较突出者：一是鳝鱼素，有类似胰岛素作用，能抑制血糖升高；二是多元不饱和脂肪酸——二十二碳六烯酸（DHA），中文俗称"脑黄金"，有益于胎儿、婴幼儿脑细胞和神经细胞的正常发育，可延缓老年人大脑衰老，改善认知功能；三是含多量卵磷脂，具有提高记忆力、乳化分解油脂、降低胆固醇和血脂、预防动脉硬化和脂肪肝以及促进肝细胞再生等；四是含多种人体不能自身合成的必需氨基酸，其中以赖氨酸和亮氨酸的含量为高，前者主要为促进人体生长发育和对某些营养素的吸收，提高抗病毒和免疫力，缓解焦虑情绪等，后者主要为防止肌肉分解，改善肌肉质量，使肌肉有力等；五是富含维生素 A 和维生素 D，前者主要维护正常生长发育与视力以及免疫力等，后者主要维持骨骼正常发育和保健等；六是含多种矿物质，其中硒含量较多，有助于防癌。

食用鳝鱼对人体虽有不少益处，但它含多量坏胆固醇，进食鳝鱼应适量，尤其是高胆固醇血清者。有报道说，皮肤病患者、甲状腺功能亢进者等应慎食或不食鳝鱼。

带鱼

　　因体形扁长如带而得名的带鱼，起源古老，主要生存繁殖于西太平洋和印度洋，是长时期以来人类海产食物之一。濒临中国的黄海、渤海、东海和南海，历来都有大量带鱼生存着。大黄鱼、小黄鱼、带鱼和乌贼鱼，是人们通常所说的中国四大海产。生活于上述海岸沿线地区的华夏先民，推想在很古老的年代就已捕捞带鱼食用了。但令人颇为费解的是，中国古代文献却很长时间未见有关带鱼的载述，明代《本草纲目》也未见收载。

　　中国现存古代文献有关带鱼的记述，最先见载于明代谢肇淛的《五杂俎》，但既简略又极贱视："闽有带鱼，长丈余，无鳞而腥，诸鱼中最贱者。"因此认为带鱼是不可以用于宴请款待客人的。

然而，带鱼实际上是有益于人体保健的食物。带鱼另有带柳、裙带鱼、鞭鱼等名称。根据科研报道，生活于不同海洋中的带鱼，其所含成分略有出入，但总体而言对人体具有较高营养价值。带鱼含多量脂肪，因此有"油带鱼"之别名。带鱼含有较多对人体有益的不饱和脂肪酸。舟山地区海域的带鱼还含有俗称"脑黄金"的二十二碳六烯酸（DHA）。带鱼的鱼刺少，蛋白质较细腻，比家畜肉和家禽肉较易被人体消化吸收，其营养成分因而有较高利用率。

　　带鱼体表有一薄层银光闪闪的灰白色黏性物，据报道，它是带鱼的鳞退化所形成的，称为鳞膜，其中含多种不饱和脂肪酸，有降低胆固醇作用。特别是带鱼鳞膜里所含的 6- 硫化鸟嘌呤对白血病、胃癌等有辅助治疗作用，因此认为食用带鱼最好不要刮除鳞膜。带鱼还含糖类、维生素（A、B_1、B_2、E）、烟酸、卵磷脂、矿物质（钙、磷、铁、镁、锌、钾、钠、碘、硒等）。

　　鱼类的胆固醇含量，大体上无鳞鱼高于有鳞鱼。在一段时期里，曾有很多人认为带鱼无鳞，所以胆固醇含量高，其实不然。据报道，100 克带鱼的胆固醇含量低于 100 毫克，显著低于银鱼、鳗鱼的胆固醇含量，并且也低于草鱼、鲫鱼的胆固醇含量。如上所述，表明食用带鱼颇有益于人体保健。孕妇适量食带鱼，有益于胎儿脑组织发育；儿童食用带鱼，有助于提高智力；老人食带鱼，能延缓大脑萎缩。

带鱼体表油腻，腥味重，烹调带鱼前，把它放入碱水中浸泡片刻后，易于用清水洗净且可减少腥味。大多数人可食用带鱼，但皮肤湿疹、皮炎、荨麻疹、红斑性狼疮、支气管哮喘、体质过敏、痛风、肝硬化、血小板减少者等不宜食带鱼。服用某些药物时，例如服止咳药、异烟肼者，也暂不宜食带鱼。

　　此外，有人认为食南瓜、毛豆、西红柿时，不宜同时吃带鱼，需有关学者、研究者确证。

墨鱼

·喷吐黑汁为隐身·

"乌鲗吐沫如玄云，妄冀屏蔽藏其身。"这是清代雍正年间诗人邱迥《乌鲗行》里的诗句。乌鲗（zéi），即是后来所称的墨鱼。"玄"的含义之一为黑色，"玄云"，意思是乌黑的云，也就是说，墨鱼在遇到危险情况时，能从墨囊喷出如同乌云般的黑汁，使其附近的水乌黑，借以掩护自身而逃之夭夭。至于"乌鲗"之得名，是古人认为墨鱼喷出的黑汁（乌汁），类同写字的乌黑墨汁，《本草纲目》载述："有文墨可为法则，故名乌鲗。"并且写道："鲗者，则也。"古人认为乌鲗是鱼类，"则"字加上"鱼"字偏旁就成为"鲗"字了。

古代，墨鱼还有更常用的"乌贼鱼"或"乌贼"之名。清代学者李元《蠕范·物偏》写道："鲗，乌贼也，墨鱼也。"墨鱼何以被称为"乌贼"？据说用墨鱼的黑汁书写的借条、契

食物记——食海拾趣，人间百味

券等，所写的字会逐渐褪色，经过半年后竟变成没有字迹的空白废纸。南宋学者周密《癸辛杂识续集》记述："世号墨鱼为乌贼，何为独得贼名？盖其腹中之墨，可写伪契券，宛然如新。过半年则淡然无字，故狡者以此为骗诈之谋，故谥曰贼云。"

根据生物学知识，墨鱼是软体动物，其肉质可供人类烹饪食用，烹饪前须撕去其表皮，取出脊骨，清除内脏、墨囊、眼珠，用清水数次洗净其墨汁。据报道，墨鱼肉含蛋白质、糖类、矿物质（钾、钠、磷、钙、碘、镁、铁、锌、硒等）、维生素（B_1、B_2、E、PP）以及视黄醇等，对人体能产生相应营养保健作用，特别是富含磷和碘及钾（多量）、钙、镁、硒，更值得重视。

墨鱼的脊骨是墨鱼的内壳，称为墨鱼骨、乌贼骨，成分主要为碳酸钙、壳角质、黏液质，少量磷酸钙、氯化钠、镁盐。古人很早就以墨鱼骨治病，它的中药名为"海螵蛸"，主要有收敛止血、涩精止带、制酸止痛、收湿敛疮的作用。《黄帝内经》对治疗的论述，基本上是针灸的内容，但在所记载的几首中药方剂里，却有用乌鲗骨和茜草、麻雀蛋合制成的丸剂，主要用于治疗出血性贫血和月经疾病。现代学者研究认为墨鱼骨有防辐射作用。

有研究者报道，墨鱼黑汁的成分主要含乌贼黑色素、蛋白质、脂肪、黏多糖和激活吞噬细胞物质，并认为有些毒性，但经加热高温作用后，其毒性能被分解消除。中国浙江沿海一些地方及意大利、西班牙、日本等国家，有人用墨鱼黑汁参与做米饭、面条、面包等，食用后均未发生中毒。

墨鱼含上述多种营养成分，可供大部分人食用，但它胆固醇和钠含量较高，因此，高血脂、高胆固醇、高血压患者应慎食。肝肾疾病、痛风、湿疹或荨麻疹等皮肤病患者、体质过敏者，最好不要食墨鱼。

肉类及乳制品

鸡

平生不敢轻言语，
一叫千门万户开。
——唐寅《画鸡》

中国古人很早畜养的"六畜"里，鸡是其中唯一的禽类。鸡之得名，《本草纲目》引前人徐铉的说法：鸡者稽也，能稽时也。东汉许慎《说文解字》解释"鸡"为"知时畜也"。因为雄鸡每晨鸣叫报晓，能稽时辰，所以古人取了与"稽"同音的"鸡"字。还值得一提的是，《周礼·春官》记载，宫廷内设有"鸡人"官员，掌管"供鸡牲大祭祀、夜呼旦"的职责。"夜呼旦"也就是（公鸡）报晓的意思。

古人畜养鸡，除了供祭祀与报晓之外，另一重要用途是作菜肴和疗疾。鸡对人体的保健治病作用，综合古代中医文献记载，主要有：丹雄鸡有补虚、温中、止血、止尿频等作用；黑雌鸡主治反胃、风寒湿痹及安胎。对于妇女月经量过多或长时间滴漏、产妇虚赢乳汁少，食鸡有补益作用。鸡血有祛风、通络、活血作用。清代袁枚《随园食单》介绍，新鲜鸡血凝块后切成细条，"加鸡汤、酱、醋、索粉作羹，宜于老人"。鸡内金（鸡砂囊内壁）有健胃、助消化、治呕吐、疗疳积等作用。此外，民间有喝鸡汤治疗伤风感冒的经验，据说有一定效果。

现代科学分析，鸡肉含蛋白质（包括人体必需氨基酸8种及其他氨基酸多种）、脂肪、磷、钙、铁、硒、硫胺素、核黄素、烟酸、生育酚、胆固醇等。鸡内金含胃激素、角蛋白和数种维生素，口服干燥鸡内金粉，能增加胃液分泌和胃酸，促进胃蠕动，减少胃内食物积滞，治疗消化不良、胃胀与呕吐。鸡软骨中含多量硫酸软骨素，是弹性纤维中的重要成分，常食鸡软骨，能使皮肤细腻，减少皱纹。

鸡蛋对人体具有很高的保健价值，学者们研究得知，鸡蛋含有人体所需要的多种营养物质。鸡蛋蛋白质与人体蛋白质的组成接近，人体对其的吸收率可高达95%以上，明显高于人体对牛奶、猪肉、牛肉等食物蛋白质的吸收率。鸡蛋内的脂肪主要在蛋黄里，它含有多量卵磷脂、甘油三酯、胆固醇、蛋黄素。卵磷脂在人体内被消化后所释放出的胆碱，是维护人体神经系统功能以及记忆力的重要物质。蛋黄中的卵磷脂能促进人体新陈代谢与肝细胞再生、提升血浆蛋白量、降低血清胆固醇量。鸡蛋中的维生素A、硫胺素、核黄素、维生素E、磷、钙、镁、锌、硒等，对提高人体生理功能和免疫力都很有裨益，尤其是微量元素硒，更有助于减少癌症的发生。鸡蛋黄含

食物记——食每拾趣，人间百味

明·陆治《双鸡图》 台北故宫博物院藏

较多胆固醇，其中包括俗称为"坏"和"好"的胆固醇，每天究竟吃几个鸡蛋对人体才合适？这个问题让不少人感到困扰！颇长一段时间里，多数学者认为每天食一个鸡蛋为宜。2009年，洛杉矶一位心脏专科医师对我说，他"每天只吃一个鸡蛋，蛋黄只吃一半。"可见，包括医生在内的不少人，对进食蛋黄的畏惧！

近十年来，学者们通过对鸡蛋的营养成分及其保健作用进行深入研究后，更明确鸡蛋是很有益于人体的营养食品。虽然鸡蛋的维生素 C 含量少，但它所含蛋白质及其他多种营养成分丰富且易被人体吸收利用。蛋黄虽含多量胆固醇，如前所述其中有"好"的胆固醇，但一些"坏"的胆固醇能被蛋黄里的卵磷脂和 B 族维生素调节。所以，除了对鸡蛋过敏者不吃鸡蛋，或者肾功能不良者慎食鸡蛋外，多数人每天进食鸡蛋可不必限于一个，而每日吃几个合适？医学、科学界尚无一致定论，宜根据个人身体具体情况酌情食用。

还需提及，食鸡虽然对人体有补益，但是有些人不宜食鸡或喝鸡汤，例如肾功能不全患者，因其肾脏不能及时正常处理蛋白质分解物，食后将加重高氮质血症与病情。胆囊炎、胆石症患者喝鸡汤后，其中脂肪的消化需胆汁参与，因而刺激胆囊收缩，这可能加重胆道疾病症状。此外，喝鸡汤后，会刺激胃酸分泌，胃酸过多者也不宜多喝鸡汤。

鸭

竹外桃花三两枝，
春江水暖鸭先知。
——苏轼《惠崇春江晚景》

鸭，是中国古人在很早年代就豢养的家禽。鸭的名称和某些别名，其由来颇为有趣。春秋时期，对鸟类和禽类之形态与生活习性进行过颇多观察的晋国乐师师旷，在所撰《禽经》里认为，鸭因鸣叫"呷呷（gāgā）"而得名。鸭的古名"鹜（wù）"，是指家鸭；"凫"，原是指野鸭，但后来也指家鸭。鸭的别名"舒凫"，清嘉庆年间进士、考释名物专家郝懿行（1757—1825）解释为"谓之舒者，以其行步舒迟也"。北宋陶谷在《清异录》里提到鸭的另一别名"减脚鹅"，他引御史符昭远所说：鸭颇类乎鹅，但是脚短，宜谓之减脚鹅。

虽然，中国古人很早就豢养鸭，但它在中国古代的"六畜"之中"榜上无名"，鸡却赫然在其中（马、牛、羊、猪、狗、鸡），重要原因之一可能是鸭比鸡的臊味重，因而人们通常更喜食鸡。《左传》襄公二十八年（前545）记载："公膳日双鸡，饔人窃更之以鹜。"大意为在春秋时代一段时期，齐国官员的饮食待遇：卿大夫每日的菜肴可享食两只鸡，但某期间，饔人暗暗地用鹜（鸭）代替鸡。饔（yōng）人，即厨师。

如前所述，鸭似不如鸡，但它却也有不少优越之处，"春江水暖鸭先知"，宋代文学家苏轼在《惠崇春江晚景》一诗中，生动地吟咏鸭子较早感受到春天悄悄光临的特点。

鸭对人体的医疗保健作用，也体现了它的某些优越性。中医学认为，鸭肉补中、益气、清热、利尿、消水肿、解毒、化痰。它性凉，炎夏季酷热之日，清炖鸭是适于消暑的食品之一。鸭血煮熟进食，有补血、解毒作用，能帮助清除夹杂在食物中吃进胃肠道内的灰尘和金属碎屑。鸭肫（鸭胗）性味甘平，炖食能健胃促消化；鸭内金（鸭肫内壁黄皮、鸭肫内皮）经干燥研碎为粉末（鸭肫散），内服可助消化、治噎膈、止遗尿。此外，鸭肝能补肝、补血。

将鸭与其他食物或药物共烹调，进食后能分别取得不同治疗效果，诸如，鸭肉与竹笋炖食，对老年痔疮出血、便秘、水肿、慢性支气管炎等，有辅助治疗作用；鸭肉与海带共炖食，有助于降血压及预防动脉硬化；病后体虚、低热、癌症化疗者，进食炖煮的母鸭肉和鸭汤，有辅助食疗之功。

根据现代科学知识，鸭肉的蛋白质含量高于猪、牛、羊肉，而鸭肉中的脂肪含量则低于猪、牛、羊肉。鸭肉内的脂肪较多是不饱和脂肪酸，既容易消化，又有益健康，诸如，可保持细胞正常生理功能；降低血液中的坏胆固醇和甘油二酯，减少心血管疾患；降低血液黏稠度，减少血栓的形成；维护脑细胞活性，保持思维力和记忆力；是合成人体前列腺素的前驱物质；保持一定的免疫力和防癌力。现今的饮食科学常提倡最好用橄榄油、玉米油、茶油等烹调食物，其中很重要的因素，正是它们的脂肪成分主要是不饱和脂肪酸。

鸭肉和鸡肉的营养成分基本接近，对人体的保健价值均优于猪、牛、羊肉。鸭心、鸭肝、鸭肫和鸭血中的铁、硒含量明

北宋·崇惠《秋渚文禽图》　台北故宫博物院藏

显高于鸡心、鸡肝、鸡胗和鸡血中的含量，因而对人体的补益和防癌功效也较优。

鸭蛋和鸡蛋对人体的营养价值，也大体相近，都能提供优质蛋白质和蛋黄中的卵磷脂，并且还能提供若干种维生素、矿物质，但鸭蛋中的维生素 A 和维生素 E 明显高于鸡蛋中的含量，钙、磷、锌、铜的含量也略多于鸡蛋。

用鸭烹制菜食，为了从中获得更好的保健效益，最好是炖食。烧鸭与烤鸭，虽然别有一番滋味，但若加热超过 200℃ 且持续时间过久，鸭肉中的蛋白质、氨基酸等遭到破坏，发生变性，产生杂环胺等致癌物质，对人体可能造成危害。因此，从卫生保健角度，烧鸭、烤鸭和熏鸭，都不宜经常多食。中医学认为，鸭属凉性，体质虚寒、寒性痛经、慢性肠炎、腹泻、风寒感冒者，暂不宜食鸭。

人类豢养鸭虽然主要是为烹调美食并营养身体，但是，鸭对人类还有其他贡献，如鸭的细小绒毛，可用于制作柔软又保暖的鸭绒被、鸭绒枕，给人们的睡眠增添舒适感。鸭绒衣何尝不是如此。

中国人豢养鸭子历史过程中，还衍发了若干意涵、逸闻、趣事。鸭子不能高飞，因而产生了"赶鸭子上架"的成语，寓意为难以办到或很难办到的事。"鸡同鸭讲"，歇后语为"谈不拢"。宋代佚名《豹隐纪谈》以鸡和鸭的鸣叫声，写了一首讽刺抨击官员收取百姓送礼的打油诗："鸡鸣喈喈，鸭鸣呷

　　　食物记——食海拾趣，人间百味

呷，县尉下乡，有献则纳。"中国古代，还有一则以文学家名字给鸭子冠名的趣闻：唐代文学家陆龟蒙（？—约 881），据说在写作之闲暇，嗜好养鸭，精心驯鸭，使其骁勇善斗，后来，人们将陆龟蒙驯养的鸭子称为"龟蒙鸭"。

鹅

· 红掌拨清波 ·

"鹅、鹅、鹅，曲项向天歌。白毛浮绿水，红掌拨清波。"这是唐代骆宾王的《咏鹅》诗，"曲项"含意为弯着脖子。他咏成此佳句时据说才七岁，后来，他成为文学家，与杨炯、王勃、卢照邻被称为文学界"初唐四杰"。

鹅是人类最早驯养的家禽之一，是从驯化飞雁而得，人类开始驯养飞雁的具体年代已难详考。古代文献《管子》载有"鹅鹜之舍"。"鹅鹜之舍"，是豢养鹅和鸭的窝巢。管子原名管仲，是春秋时代政治家，其出生年不详，卒于公元前645年，这表明2600多年前的中国古人，已豢养鹅和鸭并且食用鹅、鸭了。中国古人用鹅做菜肴款待客人，战国时代《庄子·山木》篇，简略记述了早期的一则故事："庄子出于山，舍于故人之家，故人喜，命竖子杀雁而享之。"引文

食物记——食海拾趣，人间百味

中的"庄子"，是战国时代哲学家，生卒年代约为前369—前286；"舍"，此处为动词，指"借住"；"故人"，指友人；"竖子"指仆人；"雁"，此处指饲养的鹅；"享"，此处指"飨"，款待。

正因最初的鹅是大雁经人类驯化成的家禽，所以中国古人把鹅称为"舒雁"，《尔雅·释鸟》解释说："舒雁，鹅。"明代《本草纲目》则称鹅为"家雁"。

自古以来，中国人把鹅烹饪成多种菜肴美食，不仅让人们品尝美味、补充营养，还产生某些食疗功用。中医学认为，鹅肉、鹅血、鹅蛋补虚羸，鹅肝益视力，鹅内金（鹅砂囊内壁）助消化。

鹅肉比鸡肉、鸭肉粗，滋味不如鸡肉和鸭肉，但现代科研报道，其营养成分与鸡肉、鸭肉大致相近，高蛋白、低脂肪，含多种人体必需氨基酸，其中赖氨酸较多，对人体发育、提高中枢神经功能和免疫功能、促进人体对钙的吸收等，有密切关系。鹅肉虽低脂肪，却含较多单不饱和脂肪酸，能减少血液中甘油三酯和坏胆固醇，延缓动脉硬化，降低心脏、脑、肺等器官的病变。鹅肝主要含蛋白质、脂肪、卵磷脂、胆固醇、维生素 A、维生素 B_2、铁、锌、铜、钾、钠、硒等。鹅肝酱[注]，据报道是鹅被人工强制喂饲 2~4 周后的肥大肝脏经加工制成，

[注]

制作鹅肝酱的鹅肝，是给鹅强制大量喂饲 2~4 周后，取其肥大于正常鹅肝数倍的肝脏加工制成。"善待动物组织"和人士，对强制给鹅喂饲，致使其遭受折磨和痛苦的危害行为，屡次反对和抗议，但尚未取得明显效果。

其脂肪含量高达 40%~60%，胆固醇也高，对人体有益的不饱和脂肪酸和卵磷脂也增多，有学者根据后二者，认为恰当少量食鹅肝酱，利大于弊。但是，食鹅肝酱对人体的好处和坏处具体有哪些？似需相关学者全面验证衡量。鹅蛋黄主要含卵磷脂、胆固醇、铁、磷、钙、维生素（A、D、E、B_1、B_2），鹅蛋清主要含蛋白质、核黄素、烟酸。食鹅蛋的口感不如鸡蛋和鸭蛋好，人体对其消化吸收也不如鸡蛋，但人体较少发生过敏现象。

中国人在饲养和食用鹅过程中，衍发了一些民俗与文化内涵。《仪礼》和《礼记》记载：新郎到新娘家迎接新娘，须用雁作为见面礼之一，东汉班固等编撰的《白虎通·嫁娶》解释说："（迎新娘）用雁者，取其随时南北，不失其节，明不夺女子之时也。"并且说："……取（雁）飞成行，止成列也，

家鹅

明嫁娶之礼，长幼有序，不逾越也。"因为雁成群飞行，以"人"字形或"一"字形排列，保持顺序不乱，取雁作迎亲见面礼之一，用意为冀望婚姻顺顺当当、美满久久。然而，雁不是随时都能捕获，而鹅是由雁驯化而得，所以古代有些地方的结婚习俗，是用鹅代替雁作为新郎迎娶新娘的见面礼。另外，中国有些人家养鹅（主要是农村），既供食用，也利用它守卫门户，这是基于鹅对陌生人的敏感警惕，当陌生人走近，它即高声鸣叫，并且会追逐陌生人，甚至钳咬陌生人。

鹅与中华文化关联的内涵之一，体现在鹅字参与组成的不少词汇，例如，"鹅步"，指缓慢斯文步态；"鹅毛雪"，形容如同鹅毛团样的大雪；"鸡争鹅斗"，比喻彼此不和、吵吵闹闹；"鹅毛扇"，源于三国时期政治家、军事家诸葛亮喜用鹅羽毛做成的扇子，诸葛亮富于智慧和才干，所以后来"鹅毛扇"表示智慧才干；"摇鹅毛扇"，表示指导或幕后指挥；而比喻为礼轻情意重的"千里送鹅毛"或"千里寄鹅毛"，更是长时期以来，人们常常用到、见到或听到的富含深意的成语。

此外，有一趣事顺便一叙：据说生活于 4 世纪的东晋著名书法家王羲之，嗜爱观赏鹅与饲养鹅，因他担任过"右军将军"职务，所以人们称他为"王右军"，而他嗜爱鹅，后来又有人把鹅也称为"右军"，历史上，鹅居然享有此头衔，实在是趣闻！

猪肉

·「东坡肉」美食·

　　中国古人豢养动物，通常有"三牲"与"六畜"之称谓，前者指牛、羊、猪；后者指马、牛、羊、鸡、狗、猪。在"三牲"和"六畜"中，猪虽然都排在末尾，可是它并未被"忽视"，对此，汉文典籍及学者对"家"字的解释可作重要佐证。东汉许慎《说文解字》对"家"字的解释："家，居也。"而"家"字的结构中有"豕"字，"豕"的含义为"猪"，由此推想，"家"字最初是指猪舍。中国古人的居处何以采用有"豕"字构成的"家"字？清代文字训诂学家段玉裁（1735—1815）《说文解字注》，对"家"字的注解认为："豢豕之生子最多，故人居聚处借用其字。"由此看来，因为母猪每胎能产下猪仔多只，人的居处借用"家"字，是冀望能生育众多子女，也就是说希望"人丁兴旺"；也正因如此，后来陆续产生了"人家""居家""安家""成家""合家""发家"等词汇。

中国古人豢养猪，除作为祭祀的供品外，主要还是供食用。除了一些特殊情况外，历来喜食猪肉者不计其数，北宋著名文学家苏轼不仅常食猪肉，还专门写了《猪肉颂》。

1079 年，苏轼因"乌台诗案"入狱，次年虽获释，却遭贬谪降职黄州。黄州地方老百姓豢养的猪，肉质上乘，价格低廉。苏轼贬居该地期间，常常购回猪肉亲自烹煮进食，在此期间，他兴味盎然地写作了《猪肉颂》，曰"净洗锅，少著水，柴头罨烟焰不起。待他自熟莫催他，火候足时他自美。黄州好猪肉，价贱如泥土。贵人不肯吃，贫人不解煮。早晨起来打两碗，饱得自家君莫管。"《猪肉颂》既表明苏轼对黄州猪肉的赞赏，同时也总结了他烹饪美味猪肉的经验。其要点是，把洗净的猪肉切成块，拌佐料一刻后，置于洗净的锅内，加适量水，用文火慢慢炖焖，待猪肉渐渐烂熟酥软，其味自然醇厚香美。后来，人们把苏轼所用烹饪方法制作出的红烧肉冠以"东坡肉"美名。

苏轼烹饪红烧肉，本意是使肉质不腻而味美，易于嚼咽消化，而如今看来，它还有更符合保健要求的深一层意义。现代学者研究得知，兼夹有肥肉的猪肉（五花肉），经过文火长时间炖焖之后，其中含量甚高的脂肪酸和胆固醇将减少。日本学者调查发现，冲绳县居民平均寿命明显高于日本全国平均寿命，这虽有多方面因素，但有一个值得研究的情况是，该县居民平时多喜食肥肉，即使是 80 岁以上老年人也如此。经进一步考察发现，冲绳居民进食的肥猪肉均是经文火炖煮两三小时的，据说此种肥猪肉中对人体有害的胆固醇减少了许多，饱和脂肪酸亦减少 30%~50%，而对人体健康有益的不饱和脂肪酸反而有所增加。因此，日本学者认为，冲绳居民常食经过长时间炖焖的肥瘦猪肉，很可能也是其长寿因素之一。

虽然，猪有许多品种，各品种的猪肉成分不完全一致，但据科研报道，就总体而言，猪肉富含蛋白质、脂肪，少量糖类，还含维生素（A、B_1、B_2、B_6、D、E）、矿物质（磷、钙、铁、钾、钠、铜、锌、硒）等。猪肉蛋白质中包含了 8 种人体必需氨基酸，它们较易于被人体吸收利用；瘦猪肉所含铁质和能促进铁质被人体吸收的半胱氨酸，有助于补充人体有机铁质。包括肥猪肉在内的适量动物脂肪，对维护人体健康能产生若干重要作用，诸如有助于人体对维生素 A、维生素 E 等脂溶性物质的吸收；适量动物脂肪参与调节人体内分泌系统功能，其所含四烯酸与亚油酸、亚麻酸等对合成前列腺素，并且参与合成性激素具有重要作用。

适量脂肪与人体正常新陈代谢有密切关系，若长期缺乏，人体长期处于低胆固醇状态，其可能产生的后果如下：一是导致锌、锰等微量元素欠缺，致使味觉减退、食欲不佳、骨质疏松、牙齿易脱落、伤口难愈合等；二是脾气变急躁；三是防御肿瘤的功能降低。

从美容的角度而言，适量进食动物脂肪能促进皮下组织的弹性，猪肉皮内含有大量胶原蛋白，此种物质进入人体组织细胞后，能提高抗衰老与抗癌作用；胶原蛋白还能吸收和保持水分，使皮肤光滑亮泽。

因此，除对红烧肉确需禁忌外，通常不必顾虑重重而忌口。但需强调的是，一烹饪要恰当，忌烧焦烧煳；二进食应该适量，忌过量。力求消除其不利因素，发挥其有益作用，以保持健康长寿。

牛肉

·强肌增力·

牛是人类豢养的动物中很古老的一种。中国古人所称的"六畜"，牛被排列在马之后而位居第二，表明它所受到的重视。中国古人之所以重视牛，是因为它是重要的祭祀品之一。《礼记·王制》记载："天子社稷皆大牢。"所谓社稷，此处是指天子祭祀土神和谷神；大牢是指牛。中国古人重视牛的另一原因，是因为牛（主要是黄牛和水牛）可用于耕田，这不仅可减轻农民的体力劳动，还可增加农作物的收成。

春秋时期，由于冶铁术的发展，进而制成铁质的耕田农具——犁，农民用牛在田间拉犁翻地松土，因此，"犁"字的结构中有"牛"字。春秋时期，大概是因为利用牛拉犁耕田逐渐普遍，人们对牛更增添了重视程度，孔夫子的七十二位著名弟子中，有人选取名字喜欢和"牛"或"牛耕"或"犁"相关

食物记——食海拾趣，人间百味

联，例如，一位学子姓冉，取名耕而成为冉耕，字伯牛。更加有趣的是，一位姓司马的学子，既取名"耕"而成为司马耕，又取名"犁"而成为司马犁，并且他还取字"子牛"而成为司马子牛。由于牛耕对人类做出很大贡献，中国历代人士颂咏牛的诗词难计其数，例如北宋王安石写给好友梅尧臣（字圣俞）的《和圣俞农具诗十五首·耕牛》，以及同是宋代的诗人李纲所写的《病牛》，都是古代咏牛的著名诗作。前者曰："朝耕及露下，暮耕连月出。自无一毛利，主有千箱实。"后者曰："耕犁千亩实千箱，力尽筋疲谁复伤？但得众生皆饱暖，不辞羸病卧残阳。"诗句朴实，意涵深刻。

由于牛的用途和贡献，据有些文献记载，自周代至唐代，朝廷诏令禁止老百姓以及诸侯以下官员宰杀耕牛，违禁者将被处重刑。先秦史籍《逸周书·程典》记载："牛羊不尽齿，不屠。"所谓"尽齿"，是指衰老。"不屠"，不宰杀。晋代孔晁注释说牛："老不任用，食之。"也就是说只有对年老体衰失去劳力之牛，方可宰杀食用其肉。但是，朝廷禁止宰杀耕牛的诏令，社会上并未完全遵行，对于违背禁杀耕牛诏令之情况，《本草纲目》就曾记载："虽严法不能禁，亦因肉甘而补，皮角有用也。"

牛的种类有多种，中国古人食用的牛肉，主要是黄牛和水牛两大类。中国古人在食用牛肉的过程中，体验到它对人体有补气血、强筋骨、增耐力等功效，能治疗体虚羸弱、腰膝酸软等。

明·刘文泰等

《本草品汇精要》

鄞州水牛

　　牛肉的质地、滋味、成分等，是依牛的品种（例如黄牛、水牛）、雌雄、年龄、所在部位等而有所不同。仅以肉的质地和滋味而言，黄牛肉纤维相对较细、滋味较醇厚；水牛肉纤维较粗、滋味较淡薄、较难煮烂。

　　科研报道称，成年黄牛的瘦肉（精肉）所含蛋白质、维生素、矿物质等，与猪的瘦肉（精肉）所含大致接近。但是，牛瘦肉的脂肪、胆固醇含量低于猪瘦肉的脂肪、胆固醇含量。牛肉有较多量肌氨酸和丙氨酸，前者能促进肌肉增长，增强肌力和耐力；后者能促使饮食中的蛋白质转化成糖分，进而产生能量。牛肉还含有较多的亚油酸——人体营养必需的脂肪酸，能降低血脂，减少动脉粥样硬化，有助于预防和减少心脑血管疾病。此外，牛肉所含微量元素硒，有利于提高人体免疫力和防癌等作用。

烹饪牛肉，为使其较易于消化和更多地释出营养成分，最好是用炖的做法。为减轻其膻味，使之易于熟烂。据介绍，宜将牛肉切成小方块，先放入沸水中余烫 5 分钟左右，将有血沫与杂质的沸水全部倒去，然后加进适量清水，放入调料与山楂四五颗，用文火将牛肉炖至酥烂。能减除牛肉膻味之食物有多种，诸如绿豆、杏仁、白萝卜、胡萝卜、姜、洋葱等，而山楂则既能减少牛肉膻味，又能加快其酥烂。

为尽可能更好吸收牛肉的营养成分，宜将其和其他食物搭配烹饪，例如将牛肉、胡萝卜、西红柿、马铃薯、西芹、卷心菜、洋葱等合煮的"罗宋汤"，就是一种很好的搭配，既美味，又富营养。

牛肉虽富营养，但它纤维粗，所以，消化力弱的老人和幼儿不宜多食；肾炎、皮肤病患者也不宜多食。

羊肉

·祥和之喻·

羊，祥也。

——《说文解字》

羊，是中国古人很早就畜养的"六畜"之一，羊分为山羊、绵羊两大类。中国古人观察到羊羔（子羊）吸吮母羊乳汁时，是屈曲双膝的姿态，因此创造了"跪乳"一词，并把羊称为"孝兽"，进而引申到人类的儿孙辈，也应铭记报答父母、祖父母长辈养育之恩。对此，南宋大臣、文学家文天祥（1236—1283）在其《咏羊》诗中写有"跪乳能知报母情"之名句。

正因为上述情况，加上羊的生性温顺，所以羊是中国人畜养的动物中很受重视且和中华文化有不少关联之一种。东汉《说文解字》解释说："羊，祥也。"把羊视为吉祥之物，因而由"羊"字参与组成的美、善、养、羡等字，都是表示美好善良、养育之意。

羊字参与组成的单字或词汇颇多，仅举数实例。

"群"字，有"羊"字参与组成，所以"群"字的第一个含义特别指羊相聚形成的集体。中国古人创造的"群"字，推想很可能是基于观察到羊喜成群吃草、成群走动的群体生活习性。而《诗经·小雅》诗句："谁谓尔无羊，三百维群。"似与羊的群体生活习性有关。

　　"鲜"字，是"鱼"和"羊"字组成，据《说文解字》记述："鲜，鲜鱼也，出貉国。"可见，"鲜"字最初是一种鱼的名称，大概在汉代时，特产于貉国的"鲜鱼"，味道很美，进而，"鲜"字代表味美。后来长时期里，中国人在生活实践中，把羊肉和某些种类的鱼一起烹饪，能做成美味的菜肴，于是，"鲜"又被解释为鱼和羊肉同烹饪即能产生美食。

　　羊的肠子细小而弯曲，中国古人把狭窄弯曲的小路称为"羊肠小道"。羊毫，重要的书画用具，主要是利用青羊或黄羊的须或尾毫制成的。这些都是羊和中华文化密切关联的实例。

　　作为食材，羊肉有不少缺陷，那就是它具有浓重的膻臊气味。《说文解字》说："膻，羊臭也。"总体而言，山羊、公羊、老羊的膻臊气味较重，并且，羊的膻臊还和它的生长环境有关。现代科研表明，羊肉的膻臊气味是其脂肪中的 4- 甲基变酸所散发出的。为消除或减少羊肉膻臊气味，几千年来，人们在生活实践中发现了不少行之有效的办法。诸如：取一些葱、姜、料酒、胡萝卜（或白萝卜）与羊肉同煮二三十分钟后，取去姜、葱、萝卜，然后再单独煮熟羊肉；或者把三四个打破壳的核桃与羊肉同煮；或者以橘皮、几颗红枣和羊肉同煮；或者取几颗草果与羊肉同煮；用几颗杏仁与羊肉同煮，能使羊肉容易酥烂；等等。

据学者对羊肉和牛肉、猪肉的研究比较结果得知，羊肉的蛋白质和所含人体必需氨基酸、维生素（B_1、B_2、B_6）、钙、锌、硒及热量高于后两者，胆固醇和叶酸含量低于后两者，其他营养成分大致相近。羊肉的肉质较细软，较易消化吸收，并有促进产妇乳汁分泌的作用。

将羊奶与牛奶进行比较，结果发现前者蛋白质、脂肪、烟酸、钙含量高于后者；羊奶的蛋白质颗粒和脂肪球小于牛乳汁，较易被人体消化吸收；羊奶的不饱和脂肪酸多于牛奶，并有较好的乳化状态，也有利于消化吸收；羊奶有较多 α- 乳清蛋白，较少酪蛋白，较少引起过敏反应；羊奶球蛋白含量高于牛奶。羊奶的缺点就是缺乏叶酸。

羊肉固然对人体保健有诸多益处，但食用应当得法。据报道，羊肉与冬瓜、白萝卜、白菜、姜搭配烹饪食用较合适；羊肉不宜与竹笋一起烹饪，因后者会破坏维生素 A；食羊肉后，不宜立刻进食含鞣酸量多的食物，以免引起排便不畅或便秘；发热、牙痛、口舌发炎者，应暂不食羊肉等。

中国古人养羊，不仅取羊肉和羊乳食用，以羊皮、羊毛御寒，还把它用于祭祀。此外，人们在食用羊肉的过程中，发现

食物记——食海拾趣，人间百味

它能调治人体虚冷、劳损、羸瘦和恶心腹痛等。东汉名医张仲景创用的"当归生姜羊肉汤"，是温中补虚名方，对产妇体虚、羸弱、腹痛有良好疗效，至今仍为人们所常用。

不仅羊肉有多种食疗作用，羊的不同组织亦可供药用。羊肝明目。羚羊角有镇静、清热、解毒作用，可用于治疗高热谵语、目眩痉厥、狂躁不宁。中国古人创用羊胫骨灰与其他中药细末调配成刷牙粉，有洁牙固齿的功用，明代王肯堂《证治准绳》记载推荐的"牙粉"，其中就包含了羊胫骨灰。

羊在吃草过程中，有时因吃进了有毒植物发生中毒症状，人们观察到此种情况后，逐渐地认识了某些植物的性能，例如对"羊踯躅"的认识即是如此。西晋崔豹《古今注》："羊踯躅花，黄羊食之则死，羊见之则踯躅分散，故名'羊踯躅'。"正因羊踯躅的毒性，所以它又有"闹羊花""羊不食草"之称，人们也因此认识到，若将羊踯躅作药用，须特别谨慎。

古代，羊还曾被中医用于动物实验。清代医家张倬在《张氏医通》里记载治疗白内障的金针拨障术时，要求施术者需双手均能熟练操作，为此，强调施术者必须先在羊的眼球上反复练习，使双手能运用自如，庶几无误。同时，采用的针具也是必须先在羊眼球上试用，确证针具达到安全、便利和适用的要求后，方可正式用于人体针拨白内障治疗。

羊在西医学上的主要贡献，其一是在一段时期里供制造抗毒血清。1891 年，德国细菌学家、免疫学家贝林（E. A. von

Behring，1854—1917）最先用于救治白喉病危者的白喉抗毒素，就是采用羊抗毒血清制成的。其二是西医外科对手术伤口的缝合，相当长时期是采用羊的肠组织制成的"羊肠线"，因为它具有易于被人体吸收之优点。其三是西医学有些新设计的手术，先在羊身上试验，待获得完善效果后，才在人体上施行。其四有些新研制的西药，先在羊身上试用，以测知其有效剂量及毒副作用。

由此可见，羊对于人类的贡献大矣！

酸奶

·益身健体·

　　酸奶，作为人类的一种食品，历史久远。人类最初食用的酸奶，并非人工制成，而是放置于容器里的奶类（羊奶、牛奶、马奶等），在自然条件下经细菌发酵而成的。由此推想，凡是食用动物奶类的古老民族，大概很少人没有吃过自然发酵的酸奶吧，只是生活于古老年代的他们，根本不知道酸奶是奶类经细菌发酵的产物。

　　历史上，究竟在什么年代？哪个民族最先食用酸奶？如今显然无法考定。不过，文献上的论述多认为，约3500年前，生活于巴尔干（Balkan）半岛的色雷斯人（Thracian）是较早食用酸奶者。古代色雷斯（Thrace）民族，过着游牧生活，他们经常赶着羊群寻找草原而迁徙，他们把盛有羊奶的羊皮囊缠于腰间以便需要时饮用。由于受到人的体温和外界气温的影响，羊皮囊内的奶类经细菌发酵形成凝块，这就是最初出现的酸奶。

考古学者认为，色雷斯民族在历史上从未建立过国家，只组成过部落联盟，他们生活居住过的土地，后来分别被周围接壤的土耳其、保加利亚、希腊兼并，最后又被古罗马占领而成为罗马帝国的一个行省。色雷斯人食用的酸奶，土耳其语称之为 yogurt，这个词，据说是由 yog 和 urt 构成，前者含意"浓厚"，后者含意"牛奶"，所以 yogurt 大概是指浓厚的牛奶。之后，英语称酸奶为 yoguat，其渊源即由此。后来，yoguat 一词，音译成汉语为"优格"，音译兼意译成汉语名称为"优酪乳"。而"酸奶""乳酪""发酵乳"，则是根据其性质所定之名词。

人类食用自然条件下发酵的酸奶，历史虽然很久远，但是在很长时间里，对于酸奶的产生过程及其有益于人体的科学依据，却不是很清楚。直至 20 世纪初，它才逐渐被学者阐明。其中，俄国学者梅契尼科夫（Ilyas Mechnikov，1845—1916）的研究与论述具有较大影响。梅契尼科夫青年时期对博物学与动物学具有浓厚兴趣，他在大学选读的专业及毕业后从事的工作都是动物学、生物学门类。后来，因第一位妻子死于肺结核，第二位妻子死于伤寒病，他才转而研究微生物和免疫学。他在研究海星时，发现海星具有吞噬作用，进而认为白细胞能吞噬细菌等有害之物，提出"吞噬细胞学说"。可是，法国著名微生物学家、近代微生物学奠基人巴斯德（L. Pasteur，

食物记——食海拾趣，人间百味

1822—1895）和德国细菌学家、免疫学家贝林（E. A. von Behring）等，起初对之不以为然。不过，梅契尼科夫的"吞噬细胞学说"后来被证明是正确的。

1888 年，梅契尼科夫进入巴黎巴斯德研究所（Pasteur Institut）从事微生物学与免疫学研究。20 世纪初，人类的寿命成为他的研究课题之一。他对不少国家居民的寿命进行调查后，发现保加利亚一些山区有较多百岁以上的长寿老人。经进一步考察，发现他们经常饮用发酵的牛奶，并且观察到该种发酵的牛奶含有较多乳酸杆菌，它们在人体肠道内能抑制大肠埃希菌等有害细菌的繁殖，从而减少肠道内毒性物质对人体健康的危害。因此梅契尼科夫得出结论：酸奶中的乳酸杆菌是人体保持健康和延年益寿的重要因素；保加利亚酸奶中的乳酸杆菌是优良菌种（他称之为"保加利亚乳酸杆菌"），因此，保加利亚酸奶具有更高的保健效果。

1908 年，梅契尼科夫报道了对酸奶及保加利亚乳酸杆菌的研究结果后，原籍希腊的西班牙医生、商人伊萨克·卡拉索（Isaac Carasso，1874—1939）受到启迪，他设法获得保加利亚乳酸杆菌良种，于 1919 年在西班牙巴塞罗那（Barcelona）小规模生产酸奶，以"Danone"之品牌出售，此名称是他从当时才 14 岁的儿子登尼尔（Daniel Carasso，1905—2009）的名字衍生。起初，其出售的酸奶，除了作为饮料，在相当一段时间里，还被用于治疗消化不良、肠炎、腹泻等胃肠道疾病。

1923 年，伊萨克·卡拉索把 18 岁的登尼尔送到法国马赛（Marseille）学习商务。登尼尔留学法国期间，为获得更多有关培养乳酸杆菌的知识和技术，冀能生产出更优质的酸奶出售赚更多的钱，便于 1925 年到巴黎巴斯德研究所进行有针对性的学习。

在掌握了改善培养乳酸杆菌和生产优质酸奶的技术后，1929 年登尼尔在巴黎生产出售的"Danone"品牌酸奶新产品，吸引了不少购买食用者。并且，其他国家有人受到启发也开始生产酸奶出售。1933 年，捷克布拉格有人把水果酱加进酸奶中，制成甜点出售，受到人们喜爱。1947 年，登尼尔把酸奶引进美国，改用"Dannon"品名出售，并且生产加入草莓等水果的酸奶，加上学者们对酸奶保健功效的高度评价，使得酸奶大受青睐。其中，美国营养学家格罗德·豪叟（B. Gayelord Hauser，1895—1984），于 1950 年出版其撰著的《显得更年轻，活得更长久》（*Look Young, Live Longer*）一书中推荐了 5 种对人的容貌和生命起着重要作用的食物，酸奶被列于首位。自 20 世纪 50 年代以来，世界上制售酸奶者之众，食用酸奶者之多，不知凡几矣！

学者们研究证实，酸奶除了保存奶类（牛奶、羊奶等）原有的营养成分，还提升了其中某些营养成分的含量，促进它们被人体吸收。酸奶对人体的保健功效，主要有抑制肠道内的有害细菌（例如大肠埃希菌等）的繁殖，减少它们所产生毒素的危害；调整肠道菌群，防治腹泻与便秘；有些人因乳糖酶缺乏

食物记——食海拾趣，人间百味

或其活性减弱，食用牛奶或羊奶在肠道内不能完全消化分解，导致发生乳糖不耐受症（又称"乳糖消化不良"），症状主要有胃肠道痉挛、胃痛、腹痛、腹泻、胃肠胀气等。酸奶含有多量乳糖酶，因而能减少发生乳糖不耐受症；奶类经乳酸菌发酵后，其蛋白质分解成较细微的肽和氨基酸，因而更易被人体消化吸收；酸奶中含有易被人体吸收的乳酸钙，有益于防治骨质疏松症；酸奶提高了某些维生素（尤其 B_{12}）的含量；乳酸杆菌生长过程中，能促进胆固醇代谢分解，从而降低人体血清胆固醇含量，对防治心血管疾病甚有裨益；因慢性疾病而长期服用广谱抗菌药者，会使肠道内的有益菌也受到抑制，饮服酸奶后，能减轻抗菌药所造成的副作用；酸奶还能减轻辐射对人体的伤害，并有美容、防癌作用。

购买酸奶，宜选购摆放在冷藏柜的酸奶，除了注意其保质期外，购回后还需防止其变质，宜存放在 2~6℃冷藏柜，使酸奶中的乳酸菌的活性处于比较平稳状态，如此则可较好地保持原菌种的良好质地与品味以及营养价值。酸奶存放处的温度若高于上述温度，酸奶中的乳酸菌活性提高而繁殖、死亡，酸奶发酵变质变酸，减损营养价值，甚至危害人体。为保持酸奶对人体的保健功效和避免某些不良作用，酸奶不可加热食用，不可与药物或收敛剂同时食用，也不宜空腹进食酸奶。食用酸奶后应及时漱口，尤其是睡前食用酸奶，更应刷牙，以免引起牙齿过敏、龋齿等。

调味香料

香葱

虽八珍之奇，五味之异，非此莫能达其美。

——王祯《农书》

香葱，又名青葱，简称葱，是一种很古老的草本植物，中华大地是葱的发源地之一，中国西部帕米尔高原有"葱岭"，有一种说法是因生长着很多野葱而得名。

葱是应用频率很高的一种植物，在烹调食物过程中，香葱所发挥的美味清香妙用，很多人都有真切体味。北宋陶谷在《清异录》中就曾写道："葱，和美众味，若药剂必用甘草也，所以文言曰'和事草'。"

葱的异体字为"蔥"，李时珍说："蔥从囪，外直中空，有囪通之象也。"他还列出葱的别名"芤（kōu）""菜伯""和事草"等，并且对葱的各部分及其别名作了解释，说"葱初生曰葱针，叶曰葱青，衣曰葱袍，茎曰葱白，叶中涕曰葱苒。诸物皆宜，故云菜伯、和事"。对于"芤"字，《本草

纲目》记述："茾者，草中有孔也，故字从孔。"葱叶中间有孔，所以也称茾。晋代，王叔和在《脉经》中把脉象归纳为 24 种，其中一种名为"茾脉"，是说手指按测患者的脉搏，指下感觉似乎按在葱管上一样，此种脉象多因失血过多而出现。

虽然，葱通常是供烹饪菜肴调味用，然而，葱却又是大有作为的中药，诸如：感冒风寒初起，用葱白一握，淡豆豉半合，泡汤服之，汗出后即愈；时疾头痛发热，以连根葱白 20 根，和米煮粥，入醋少许，热食，使出汗即解；大小便闭者，《外台秘要》记载其治法，即将葱白捣成泥状，与酒调和，敷于小腹，同时在其上灸 7 壮。此外，痔疮出血者可用葱白 1.5 千克煮汤熏洗患部。

人体局部外伤，葱是一种良好的清洁、消毒、止血、止痛药。唐代骨伤科名医蔺道人在《理伤续断秘方》中，记述了治疗骨折患者的基本步骤，对于开放性骨折患者，在施行手法复位及敷药包扎之前，须用葱汤冲洗破损处，对伤口清洁消毒大有裨益。雕刻于 6 世纪的《龙门药方》记有疗金疮血出不止方："取大葱炙热按汁涂，血即断。"11 世纪末，唐慎微《证类本草》引《梅师方》："金疮出血不止，取葱炙令热，抑取汁，傅（敷）疮上，即血止。"南宋医家王璆辑成《是斋百一选方》说：金疮磕损，折伤出血疼痛不止者，将葱白、白砂糖等分，共研成糊状，涂敷于损伤处，能迅速止痛。

7 世纪时，孙思邈《备急千金要方》介绍：对排尿不畅者，取已剪去尖头之葱管，从尿道口插入三寸，然后"微用口吹之，胞（膀胱）胀、津液（尿液）大通"。然而，就实际情况而言，此法似难施行。《是斋百一选方》也述及用葱管治疗小便不通及膀胱胀满危急者，不过，他是利用葱管把盐吹入尿道内，据云"极有捷效"。李时珍说仿效此法"用治数人，得验"。将葱用于医疗保健，历代民间经验及文献记载繁多，本文所述仅几个例子。

根据现代科学知识，葱的成分主要有挥发油中的蒜辣素，它是产生芳香的物质。葱还含有蛋白质、糖类、胡萝卜素、叶绿素、维生素（B_1、B_2、B_6、C、E、K）、矿物质（钙、磷、铁、镁、锌、硒）、果胶、纤维素等。现代科学研究证实，葱具有多方面作用，包括降血脂、降胆固醇、减弱血小板凝聚、调节血糖、增加淋巴细胞与巨噬细胞活性、提高免疫力和抗癌等。可见，香葱的确是大有益于人体健康的食物和医疗佳品。

姜

『疆御百邪』

不撤姜食，不多食。

——《论语》

　　从很古老的年代起，姜就被人们用于烹调饮食了。曾担任过商代宰相的伊尹，据说原先是商汤王的厨师，他常在烹饪食物时加入姜、桂之类的芳香植物，以增其美味。中国古代伟大的思想家、教育家孔夫子对姜有着特别的爱好，几乎每天都要吃一点姜。《论语·乡党》中就有孔夫子"不撤姜食，不多食"的记载。而明清之际的思想家王夫之（1619—1692），既给自己的书房取名"姜斋"，还给自己取号"姜斋"，他的一本诗集被称为《姜斋诗话》，大概是他对姜的性味特别钟爱的缘故。

　　其实，姜并不仅仅是一种调味品，它还是具有多种功效的中药。姜的繁体字为"薑"，据《说文解字》的解释，姜是"御湿菜也"。王安石的《字说》认为"姜能疆御百邪，故谓

清·吴其濬

《植物名实图考》

干姜

之薑"。"疆御百邪"的"疆"字，略去左边偏旁，顶端加上草字头（艹）就成为繁体"薑"字了。从这个意义看，姜的得名，似乎主要还是根据其医疗保健功效而来。

姜的药用历史悠久。经过长期的医疗实践，人们认识到姜具有发表、散寒、去湿、化痰、温中的功效，是治疗风寒、感冒、呕吐、喘咳、腹胀、泄泻等病症的良药，并且还能解除半夏等药物之副作用以及不洁的鱼蟹食物之毒。

姜的临床医疗价值，历代文献均有不少记述。《神农本草经》里，载明姜具有"温中止血、出汗、逐风"等功用，能治疗胸闷咳逆、湿痹、受冷腹痛、腹泻等疾患，久服去臭气。晋代葛洪《肘后救卒方》说，内服姜汤，可医治霍乱腹胀欲吐却吐不出、欲泻又泻不下的患者，盛赞姜为"呕家圣药"。明代医学家李梴在《医学入门》中强调："姜，产后必用者，以其能破血逐瘀也。"中国民间历来有采用炒姜末加红糖煮汤，让产妇饮服以调理产后身体的做法，此为其主要用意之一。

由于姜在医疗上具有多方面功效，所以人们在日常生活中用姜防治疾病的经验也极为丰富。明代徐霞客（1587—1641）在一次旅游途中因感受风寒致病，结果他自己就用姜汤治好了。此事曾被记于他的游记之中，曰："初四日……是晚予病寒未痊……初五日早，令顾仆炊姜汤一大碗，重被袭衣覆之，汗大注，久之乃起，觉开爽矣。"其中"令顾仆炊姜汤一大碗，重被袭衣覆之"大意为饮服姜汤后，身穿整套衣服卧床盖上厚被。鲁迅在写作生涯中，曾多次采用姜汁医治自己的胃痛、腹痛并获效，在其日记中可见者有：1912 年 11 月 10 日，"饮姜汁以治胃痛，竟小愈"。同月 23 日，"下午腹痛，造姜汁服之"。

用姜治病，内服与外敷，常有殊途同归之妙。对于因饮食失调而引起的腹痛难忍者，《肘后救卒方》介绍在内服姜汤的同时，把姜捣成糊状外敷于腹部疼痛处，能提高治疗效果。该书还首载"隔姜灸"方法：施行艾灸前，在穴位上放置一分厚的生姜片，然后隔着姜片施行艾灸，将能同时获得艾疗与姜治的功效，对医治虚寒病证尤为合适。此外，用姜片外敷"太阳穴"，能缓解头痛、偏头痛；姜片敷"内关穴"，能预防晕车、晕船。

姜除了可单独作药用，还能同其他药物配伍应用，所组成的方剂不胜枚举。东汉名医张仲景擅用生姜同其他药物配伍成许多方剂，其中如著名的"当归生姜羊肉汤"，用于治疗产妇身体虚弱、腹中绵绵作痛，效果颇好。

正因姜在人类饮食和医疗上的众多功用，李时珍总结说："生用发散，熟用和中；解食野禽中毒成喉痹……"称赞它："去邪辟恶，生啖熟食，醋、酱、糟、盐、蜜煎调和，无不宜之。可蔬可和、可果可药，其利博矣。"

据近现代科学家实验报道，姜的主要成分为姜辣素和挥发性姜油，老姜的姜辣素比重相对提高，姜还含谷氨酸、天冬氨酸、丝氨酸、甘氨酸、淀粉、树脂状物质以及某些维生素和矿物质等，对人体有活跃血液循环、降低血小板凝聚、加速新陈代谢、促进消化排泄、延缓细胞衰老、抗菌、抗肿瘤、解毒以及缓解肌肉酸痛等许多方面的功用。可见，中国古人称姜能"疆御百邪"具有一定的科学道理。

正因老姜的姜辣素高于嫩姜，中国古人根据食姜体验，总结出"姜到老愈辣"的特点。中国现存古代文献记载，最早用"姜到老愈辣"表明自己坚定意志的历史人物，是南宋刚正大臣之一的晏敦复，他坚拒逆臣秦桧推行降格与金兵议和的说客，铿锵有力地宣告："吾终不为身计误国家，况吾姜、桂之性，到老愈辣。"（《宋书·晏敦复传》）后来，"姜到老愈辣""姜愈老愈辣""姜还是老的辣"等，不仅用于表示人的忠贞情操，还被引申用于形容人的高尚品德、刚毅性格、深厚学识、卓越才能、优秀成就、丰富经验等等，这也表明姜和中华文化的特殊关联！

大蒜

·日用多助·

汉代以前，中国本土所栽种的蒜品种，没有"小蒜"与"大蒜"之分，至汉代时，由西域传入了根茎较粗而瓣多的蒜品种后，始有"小蒜""大蒜"之名。前者被称为"小蒜"，后者为"大蒜""胡蒜"。对此，后来李时珍曾简要地在《本草纲目》中记述了它们的区别："家蒜有两种，根茎俱小而瓣少、辣甚者，蒜也，小蒜也；根茎俱大而瓣多、辛而带甘者，葫也，大蒜也。……大蒜之种，自胡地移来，至汉始有。"

由于大蒜根茎俱大、瓣多、味辛而带甘，所以人们更常栽种，供做菜与调味食用。尤其是烹调鱼、羊、牛等腥膻肉类食物，如果没有大蒜的去腥除膻，这类食物有时会令人难以入口下咽。而采用大蒜一道烹调，它们将成为美味可口的佳肴。所以，唐代药物学家苏敬称誉大蒜"煮为羹腥，……足为馔中之

食物记——食海拾趣，人间百味

俊"。臛（huò），指肉羹；馔（zhuàn），此处指食物。

元代农学家干祯在《农书》中，也高度赞赏大蒜："味久不变，可以资生，可以致远，化臭腐为神奇，调鼎俎，代醯酱。携之旅途，则炎风瘴雨不能加，食馌腊毒不能害。……乃食经之上品，日用之多助者也。"馌（ài），指食物放置一段时间变质和变味。

大蒜不仅可在烹调食物时发挥微妙的调味作用，还可在诸多方面对人类保健和防治疾病产生良好功效。

中国古人采用大蒜治病，有内服、外治两大类。进食大蒜主要有温中健脾、行气消食、杀虫解毒作用，对胃部因受冷疼痛、消化不良、泄泻、痢疾等有一定疗效。苏敬说大蒜能"下气、消食、化肉"，也是指它对胃肠道消化有助益。

中医用大蒜外治，方法独特。《肘后救卒方》最早记载的"隔蒜灸"，就是中国古人在医学上的又一发明，主要用于治疗未溃烂的小脓肿，方法是把大蒜头切成约两分厚的薄片，铺于脓肿处，然后在蒜上施灸，使大蒜和艾灸产生协同作用，增强对致病菌的杀灭力，以加快脓肿的消散。后来，有的医家将大蒜捣成蒜泥，做成两分厚的蒜泥饼，铺于脓肿处再施灸，疗效更有所提高。苏颂记述了用大蒜外治脓肿的另一种方法：将大蒜头两三颗洗净，捣成蒜泥，加麻油拌匀，外敷于脓肿局部，蒜泥干燥后予以更换。据称"屡用救人，无不神效"。

大蒜捣成蒜泥外敷，还可治疗其他不同的疾病。孙思邈介绍用蒜泥敷于两足底足心部位医治泄泻。宋代医家寇宗奭介绍将蒜泥敷于足心医治鼻出血。李时珍学习此经验后，获得良好疗效，特在《本草纲目》内记载了一实例："尝有一妇，衄血（出鼻血）一昼夜不止，诸治不效。时珍令以蒜傅（敷）足心，即时血止，真奇方也。"

大蒜药性辛温，除了古人所发现的认识之外，20 世纪 50 年代以来，世界上不少学者对大蒜深入研究后，陆续获得了许多新知。

据报道，大蒜的成分有蒜氨酸、蒜酶、大蒜精油、脂肪、

食物记——食海拾趣，人间百味

糖类、钙、磷、硒、碘、维生素等。

蒜头被压碎后，可使其中互不相涉的蒜氨酸和蒜酶发生化学反应，产生挥发性蒜辣素，放置 10 分钟左右逐渐转变为大蒜素。蒜辣素和大蒜素对化脓性球菌、志贺菌属、阴道滴虫以及某些病毒，有不同程度的杀灭作用。

蒜头

研究者发现，大蒜能抗癌，认为其作用：一是抑制胃肠道有害微生物合成亚硝胺，降低亚硝酸盐含量，减少了体内致癌物质的产生；二是大蒜素抑制癌细胞血管增生，促使癌细胞凋亡。有学者根据实地调查得出结论：生活中常食大蒜地区的居民，胃癌、结肠癌的发病率明显低于少食大蒜地区的居民。这可视为大蒜抗癌的一项佐证。

大蒜能降低血中总胆固醇及坏胆固醇浓度，而其中硫化物能提高纤维蛋白溶解活性，减弱血小板聚集力，有助于防止血栓形成，以减少冠心病及脑血管梗死的发生。

此外，还有报道称，每天食两瓣生大蒜头，有助于预防感冒；对于牙齿因过敏而发生的酸痛，将压碎的大蒜头涂擦牙齿酸痛处，几分钟后即能缓解。

1997 年，美国一对百岁高寿姊妹德兰尼（Delany）出了一本书，书名为《我们的话》（*Having Our Say*），其中说到她俩长期以来，坚持每天吃一片新鲜蒜头的饮食习惯。这很可能是她俩获得百岁高寿的因素之一。

正因大蒜有着诸多方面的用途与防治疾病的功效，许多国家和地区的人民也因此对大蒜各有其特殊的爱好。西班牙南部有的地方每年9月举办"大蒜节"，展示并品尝含有大蒜制成的饼干、咖啡等各种食品，同时还演唱歌颂大蒜的乐曲。

虽然，大蒜有多方面用途，但也须恰当食用，因它具有刺激性，多吃生大蒜（尤其是空腹时），可能会损伤胃肠黏膜。再者，因为生大蒜具有较强的杀菌力，在肠道内既杀灭致病菌，同时也累及有益之细菌，结果可能导致维生素 B_2 缺乏症而发生口角炎等症状。其他有些病症如舌红、口干、眼疾、牙疼、慢性胃炎、胃及十二指肠溃疡、肝或肾脏疾病等，也须暂停进食生大蒜，以免加重病情。有青春痘、狐臭者，也不宜食大蒜。

食用大蒜，虽有可能出现一些副作用，然而同它的诸多功效相比，实在微不足道，更何况在恰当的情况下使用，其副作用完全可以避免。20世纪90年代以来，有些药厂研制出品了剂量准确的大蒜丸，服用方便，安全可靠。

元代农学家王祯深为赞赏大蒜对人类"日用多助"的贡献。如今，这个评价依然十分恰当，不过，其内涵和意义，显然是更广泛深刻得多了。

芹菜

·菜之美者·

和羹芹菜嫩，荐酒蕨芽肥。

——柯潜《游灵云寺》

　　具有特殊芳香气息和滋味的芹菜，战国时期的《吕氏春秋·本味》称赞说："菜之美者……云梦之芹。"当时的"云梦"，其位置据认为大部分相当于现今湖北省中南部江汉平原。这表明在战国时期，该地区生长的芹菜享有美菜之誉。

　　早于战国时期之前，芹菜已受到中国古人的重视，并被赋予了文化内涵。《诗经·鲁颂·泮水》的"思乐泮水，薄采其芹"就是佐证。关于"泮水"，古人有一种意见认为，是指学宫前面形状类似半月形的水池。后来，"泮水"衍生出"泮池""泮宫"等词汇，都是表示学宫之意；而"泮芹"，则是指生长于泮水之中的芹菜；继而，它被引申为古代学宫中的秀才。清代蘧（qú）园《负曝闲谈》第十三回写到陈铁血"十三岁上撷了泮芹，一时有神童之目"，文内"泮芹"一词，即是指秀才。

在中国人食用芹菜的历史中，还有过不少趣事逸闻。唐太宗李世民赐宴魏征借以验明其嗜食醋芹之说，即是趣闻之一。唐太宗执政期间，魏征先后被委任为谏议大夫、秘书监、侍中等要职，他向唐太宗提出的"兼听则明，偏听则暗"的谏议，成为屡被引用的后世名言。他和唐太宗很亲近，据说曾在闲谈中向唐太宗表示自己在饮食上无特殊嗜好，但是唐太宗持疑，特向一些与魏征交往密切者探询魏征的饮食嗜好，回答为：嗜食醋芹。为证实此说，某日唐太宗召魏征到宫中饮宴，事前唐太宗吩咐御厨须备办多量醋芹。魏征遵旨赴宴，入座时目睹冷菜中有三杯醋芹，饮宴中他猛食醋芹，宴饮还未完毕，醋芹已全被吃光了。此趣闻见载于柳宗元的《龙城录》，曰："魏征好嗜醋芹，每食之，欣然称快。"唐太宗"召赐食，有醋芹三杯，公见之，欣喜翼然，食未竟而芹已尽"。唐太宗对此也一目了然矣。

芹菜芳香，虽嗜食者甚众，但也有对之嫌弃者，这可能是因芹菜之品种不同导致其滋味有差异，或因烹调不得法，或因食者秉性本就不喜芹菜之气味。相传有人向家乡富豪们推荐称芹菜等数种蔬菜味道甘美，于是富豪们撷取了芹菜品尝，未曾料到却引起口舌刺灼不适和腹泻，富豪们无不对推荐者讥笑和埋怨不已，而那个称许推荐芹菜的人也因之而大为惭愧。这则故事见载于《列子·杨朱》："昔人有美戎菽、甘枲、茎芹、萍子者，对乡豪称之。乡豪取而尝之，蜇于口，惨于腹。众哂而怨之，其人大惭！"

后来，这则故事衍生了由"芹"字参与组成的若干词汇，诸如："芹曝"，谦称自己的贡献微小或自己的建言肤浅，如宋代刘克庄《居厚弟和七十四吟再赋》所言"批涂曾举词臣职，芹曝终怀野老心"；"芹意"，谦称自己微薄的心意，如元代秦简夫《晋陶母剪发待宾》"蔬食薄味，箪食壶浆，不堪管待，聊表芹意，望学士休笑咱"；"芹诚"，谦称自己微薄的诚意，如明代邵璨《香囊记·问卜》"紫火金丹何处有，仙方米授神楼，且尽芹诚"；"芹敬"和"芹献"，都是谦称自己赠礼菲薄或见解肤浅，如清代黄遵宪《度辽将军歌》"愿以区区当芹献，藉充岁币少补偿"；还有"献芹"一词是和"芹献"同样的含义。

此外，中国春节，据说有的人家备办年夜饭之菜肴，喜采用芹菜烹调菜品，因为"芹"和"勤"读音相同，寓意为新的一年里"诸事勤快""勤俭富裕"；又因芹菜茎中空、通透，寓意为"路路畅通""路路通达"。如此看来，芹菜似可说为人们又增添了趣事一桩。

中国古代，芹菜有水芹和旱芹两大类，近代，外国传入中国的芹菜品种则称为西芹。自古以来，水芹和旱芹除了供蔬食，还可作药用，所以也称"药芹"。早在东汉时期，《神农本草经》记述水芹有保血脉、益气、令人嗜食的作用。隋代崔禹锡《食经》记载，水芹有"利小便，除水胀"之效。唐代陈藏器《本草拾遗》载述水芹："茎叶捣绞取汁，去小儿暴热、大人酒后热毒、鼻塞、身热，利在小肠。"清代王士雄《随息居饮食谱》说水芹"清胃涤热、祛风、利口齿咽喉头目"等。

现代研究表明，上述三大类芹菜所含成分基本相近，主要含芳香性挥发油，还有黄酮类物质、维生素、纤维素及某些矿物质等，具有降血压、降血脂、降胆固醇、缓解头痛、健胃等作用，并可能还有减少胃肠道肿瘤的作用。芹菜之所以有"药芹"之别名，由此获得了更多实据。

香菜

食馔中多做香料，
以助其味于蔬菜。
——王祯《农书》

　　说到香菜，有人喜食，有人拒食，而曾经食用过香菜者，对它的独特芳香，可能还留有美好的真切感受。

　　香菜最早发源地主要在欧洲地中海沿岸及中亚地区，据说早期欧洲人把有异味的香菜种子，作为刺激性药剂用于防治胃痉挛等，后来才将香菜用于食物的调味。

　　香菜之传入中国，据西晋张华《博物志》记载，是西汉朝廷派遣张骞率众出使西域返回中原时带回了香菜种子，并对其进行栽培繁衍，后才逐渐扩展到中国大部分地区。香菜传入中国之初，人们称它为"胡荽"，"胡"是指它从西域传入；"荽"的含义，据明代《本草纲目》的解释，是说胡荽的"茎柔、叶细，而根多须，绥绥然也"，所谓"绥绥然"，是形容生长茂盛繁密。

319 年，山西上党武乡人石勒（274—333），在山西及北方部分地区，建立后赵政权，自称赵王，因他是羯族，对羯族被称为"胡人"很是厌恶，故其禁止部下和所统治的百姓提到"羯"和"胡"字。东晋《邺中记》载："石勒讳胡，胡物皆改名。名胡饼曰麻饼，胡荽曰香荽。"虽然，石勒禁止人们用"胡"字，但在许多地方，香菜仍常被称为胡荽、胡菜。另也有把胡荽称为"蒝荽"，"蒝"字是指植物的茎、叶分布聚散状。而胡荽的别名芫荽、莞荽、园荽、延荽等，可能是根据蒝荽谐音所衍生的。至于香菜之名，出现似乎较晚，见载于宋代文献。

香菜的最大特点是芳香独特，《农书》记述："胡荽，其子捣细，香而微辛，食馔中多做香料，以助其味于蔬菜。子、叶皆可用，生熟俱可食，甚有益于世也。"明代屠本畯《野菜笺》载有赞赏香菜的诗句："相彼芫荽，化胡携来。臭如荤草，脆比菘苔。肉食者喜，藿食者谐。惟吾佛子，致谨于斋。"而古人用"热饼裹食"香菜之法，迄今仍被人们所沿用。

香菜的治病效用，归纳中医文献之记述，主要有通窍醒脑、发表升散、麻疹畅透、气香爽口、消食化积、利大小便、化痰、止头痛、减鱼和肉腥臊、促产妇泌乳等。此外，胡荽或胡荽子可外治某些疾患，例如牙齿疼痛。唐代《外台秘要》记载："胡荽子五升，以水五升，煮取一升，含漱。"对于脱肛，唐代《食疗本草》介绍：秋冬捣胡荽子，醋煮熨之，甚效。

现代学者研究得知，香菜之所以具有独特芳香，主要是因为其含有癸醛、壬醛、芳樟醛、乙酸龙脑酯等挥发性成分。香菜中其他含量较高者为胡萝卜素、维生素 C、纤维素和钾，此外还有糖类、烟酸、钙、磷、镁、钠、锰等。据报道，食用香菜主要有帮助消化排泄，促进麻疹透发，防治尿路感染，改善

清·吴其濬

《植物名实图考》

胡荽

血液循环，改善寒性体质手脚发凉症状，增强对风寒感冒的防治效果等作用。

用香菜调配的食疗菜式有很多，简便者如长时间停留在冷气空调房间内，身体对体温的调节受到影响而欠佳，导致轻微头痛、恶心、食欲不振，可取香菜、葱白、冰糖合煮饮服，能纾解上述症状；或者，取陈皮、生姜和粳米煮粥，盛入碗内，拌适量鲜香菜进食，有助于散寒、止头痛、健胃、消食；对于声音嘶哑者，取香菜和冰糖饮服，能生津润燥、恢复声带发音功能。

近年来，日本有些人兴起把洗净的香菜泡于沸水后作茶饮，据说它帮助人体排油脂的效果优于柠檬茶和薄荷茶。还有报道说，2007 年，东京出现了以香菜搭配做成诸多菜肴的餐馆，其中还有香菜冰淇淋。

中医学认为，香菜性味辛辣，有些人不宜多食，例如，孕妇、病后初愈常有气虚、狐臭者、皮肤瘙痒及服补药者。现代医学认为，香菜有促进子宫收缩的作用，如孕妇食用过多，有可能导致流产。

香菜为一年生或二年生伞形科草本植物，现代菜棚栽种，一年四季都有供应，它具有辛香刺激性，虽然虫害少，但食用之前，仍需仔细清洗干净。挥发性芳香成分损失太多以及发黄的香菜不能食用。

食物记——食海拾趣，人间百味

花椒

·异香麻辣·

拜贺君亲，进椒酒。

——崔寔《四民月令》

　　花椒，通常是指花椒的果皮，是中国菜肴——尤其是川菜中的重要佐料。不少品尝过花椒的人，对其芳香的气味和麻辣的风味，可能仍久久难忘！

　　用花椒和其他食物烹调出的菜式，品种繁多，本文不一一罗列，仅以花椒（烘焙研末）与食盐（研细）同炒成的"椒盐"为例，以之为佐料烹调成的椒盐排骨、椒盐鸡翼、椒盐酥鸭、椒盐虾等，莫不给食用者以独特的美味享受。唐代诗僧寒山所写的"蒸豚揾蒜酱，炙鸭点椒盐"正是他对椒盐佐食体验的真实写照。

　　花椒果实的彤红美观果皮和乌黑繁多的种子，又给人们以某些遐想。《诗经·唐风·椒聊》载："椒聊之实，蕃衍盈升""椒聊之实，蕃衍盈匊（掬）"，反映诗人有感于花椒子的繁多"盈升"与"盈掬"（双手捧得满满的），比喻、赞咏妇女多子。

生长于中华大地的花椒，历史久远，别名有大椒、秦椒、蜀椒、巴椒、川椒、汉椒等，或简称为椒。中国古人不仅采集花椒烹调菜肴，还将它用于医疗保健，中医学归纳其主要具有温中散寒、除湿、止痛、驱虫、解腥等功效，可用于治疗呕吐、噫呃、胃肠冷痛、食物积滞、食欲不佳、泄泻、寒咳、水肿、蛔虫病等。东汉名医张仲景治蛔厥的方剂"乌梅丸"，其配伍中的蜀椒，主要是发挥驱蛔作用。根据古人此有效经验，现代有医者以花椒 30 克加水 1000 毫升煎汁，对蛲虫病患者做保留灌肠治疗，每日 1 次，连用 3~4 次，能取得明显疗效。另据报道，哺乳期妇女如需回乳，可取花椒 6~15 克，加水 400~500 毫升煎汤，浓缩成 250 毫升，加适量红糖，趁温热时一次口服，据说多数乳母在服后 6 小时，分泌乳汁明显减少，次日乳房胀痛缓解或消失，每日服 1 次，连服二三次通常能取得回乳效果。花椒子有行水消肿、利尿作用，可用于治疗水肿。花椒还可外治一些疾患，如小虫爬进耳内不出来，可将川椒研细浸米醋中，以此米醋适量灌耳，能驱使小虫逃出；对某些下肢寒湿患者的治疗，宋代《妇人良方》介绍，取川椒 2~3 升盛于布囊内，患者每日光脚踏之，能取得一定疗效。

中医学认为，花椒性味辛温，阴虚火旺者忌食，孕妇也应

食物记——食海拾趣，人间百味

慎食。

根据现代科学知识，花椒为芸香科灌木或小乔木，其果实含辛辣芳香性挥发油，其中花椒素是产生麻辣的根源，它是由牻（máng）牛儿醇、柠檬烯、枯醇等组成的。此外，它还含有甾醇、不饱和有机酸以及某些维生素、矿物质等。动物实验表明，进食花椒有促进新陈代谢作用。多量口服牻牛儿醇对胃肠道和呼吸道有抑制作用，并能使蛔虫、蛲虫死亡。

根据花椒的特性，中国古人陆续创造了由椒字组成的不少词汇，并赋予不同含义。诸如：椒目，花椒果实内的乌黑种子，明代《本草纲目》记述花椒"其子光黑，如人之瞳人，故谓之椒目"（瞳人，通常泛指眼珠）；椒酒及椒浆，用花椒浸制的酒，古代民俗，农历正月初一，人们用椒酒祭祖或进献给长辈致贺或祝寿；椒花和椒花颂，都是以椒花表示新年的祝愿；椒花筵，农历正月初一取椒酒致献长辈表示祝贺，或者在全家聚餐时共饮椒酒，祝愿全家美好幸福；椒芳，香味浓郁的椒酒；椒杯，盛有椒酒的杯子，也指椒酒；椒料，香味浓郁的花椒调料。古人曾讽刺技艺拙劣的厨师（庖丁）只知依赖椒料来烹调食物，借以改善、增加食物的滋味，明代谢肇淛《五杂俎·事部》说："友人王百谷有言，庖之拙者则椒料多，匠之拙者则箍钉多，官之拙者则文告多。"

由于花椒芳香、辛温、多籽，中国古人将花椒子与泥土加水共拌成"椒泥"，用于铺饰道路，称为"椒涂"；中国古代皇后所居之宫殿，因用椒泥涂抹墙壁，故也称"椒房殿"（简称"椒房"）。约成书于南北朝之前的《三辅黄图·未央宫》记载："椒房殿在未央宫，以椒和泥涂，取其温而芬芳也。"其他，如椒宫、椒殿、椒室、椒屋、椒第、椒寝、椒阁等，都是指皇后的居处，而椒房，既泛指皇后妃子的居处，也是皇后妃子的代称。此外，椒廷，指皇宫内；椒繁，指花椒子繁盛，比喻子孙众多；椒馨，指花椒之芳香；椒兰，指花椒与兰花，都是芳香之物，比喻为美好……

一物有着多种用途，涉及饮食、医药、民俗、文化等数个领域，花椒是颇为突出者。小小的花椒，看似微不足道，然而细究之，却从一个细微点，反映出中华文化之悠久、内涵之丰富。

光叶花椒

食物记——食海拾趣，人间百味

茴香

·回味复香·

叶细而雅，夏月开花。

——陈淏《花境》

日常调味品之一的茴香，因具有消除食物异味、并使之回复香味的特性而得名。唐代医学家孙思邈说："煮臭肉，下少许，即无臭气；臭酱入末亦香，故曰'回香'。"回香因是草本植物，"回"字上方加草字头（艹），即成为"茴香"了。

中国古代，茴香还有"懷"（怀字的繁体）香和"蘹香"之名，明代李时珍说，俚俗往往把茴香藏于衣襟内怀（懷）里，因能随时将它放入口中咀嚼以消除口臭，所以称它为懷香，"懷"字上方加草字头（艹）而成了"蘹香"了。

茴香还有一趣事，因"回乡"与"茴香"读音相同，有人以"回乡"替代"茴香"，配以其他谐音中药的词汇嵌入诗词之中，别有一番情趣，兹举二例于后。

其一，宋代诗人、进士陈亚在《生查子·药名闺情》中写道："相思意已深，白纸书难足。字字苦参商，故要檀郎读。分明记得约当归，远至樱桃熟。何事菊花时？犹未回乡曲。"词中每句都写到一种或两种中药。首句"相思"指中药"相思子"，"意已"谐音"薏苡"；第二句"白纸"谐音"白芷"；第三句"苦参"是中药；第四句"檀郎"，是出自《晋书·潘岳传》的一则典故，是古代女子对夫君或英俊男子的美称。词中"檀郎"谐音"螳螂"，中医作药用；"郎读"谐音"狼毒"，此名称虽有"狼"字，但实际上是植物，中医也作药用；第五句"当归"是中药；第六句"远至"谐音"远志"，是中药；樱桃虽是水果，但中医也作药用；第七句菊花，中医也作药用；末句"回乡"谐音"茴香"。

其二，《西游记》第三十六回里，也有一首每句都嵌入一种或两种中药名的抒情诗，诗曰："自从益智登山盟，王不留行送出城。路上相逢三棱子，途中催趱（zǎn）马兜铃。寻坡转涧求荆芥，迈岭登山拜茯苓。防己一身如竹沥，茴香何日拜朝廷？"第一句到第七句分别写到：益智、王不留行、三棱、马兜铃、荆芥、茯苓、防己、竹沥八种中药。末句"茴香"便是"回乡"谐音。

根据植物学知识，茴香有大、小两种，前者为木兰科八角属植物，其果实成熟后分裂成八瓣，每瓣一核，所以称为"八角茴香"，简称"八角"，又称为"大料"；后者为伞形科茴香，果实成熟后称为小茴香子。大小茴香所具有的挥发性成分大致相同，它们都能消除肉类、鱼类等食物中的臊腥气味，历来供食品调味之用。小茴香的叶子和嫩枝还可做蔬菜，或经过剁碎做馅食用。

茴香作为中药，对虚寒性体质或因寒冷引起的胃痛、呕吐、腹胀、腹痛、大便稀薄、腰背疼痛、痛经及四肢寒冷等有治疗功效。此外，茴香还有助于消除产后瘀血，外治跌打肿痛等。大茴香气味偏于浑厚，不似小茴香气味较燥烈，所以祛寒效果稍逊于后者。

据研究报道，茴香的芳香气味主要是源于其所含的挥发性物质，其成分复杂，小茴香主要成分有茴香醚、茴香醛、茴香酮、茴香烯、甲基胡椒酚等。茴香的挥发性物质主要有促进血液循环，刺激胃肠道分泌消化液，促进胃肠道蠕动，排除胃肠道胀气，改善便秘，缓解胃肠道痉挛，减轻胃肠道疼痛等作用。对此，有报道介绍，将小茴香 50 克炒至温热，装入布袋，温熨上腹部或下腹部，能改善胃肠道血液循环，促进胃肠道蠕动，排除胃肠道积气，缓解胃痛和腹痛等功效。

还有报道称，茴香的挥发性成分能促进肝组织再生和胆汁分泌，抑制大肠埃希菌、志贺菌属等生长。其类似雌激素作用，能刺激产妇分泌乳汁。茴香一方面能刺激气管、支气管分泌，产生祛痰效果；另一方面能松弛气管与支气管平滑肌，从而减轻咳嗽与气急。此外，茴香烯能促进骨髓细胞成熟，释放进入外周血液中，并增加中性粒细胞和升高白细胞，对白细胞减少症有辅助食疗作用。

中医学认为，茴香药性辛温，口干咽痛、牙齿疼痛、眼睛红痛、皮肤病患者等暂不宜食。

清·吴其濬
《植物名实图考》
蘹香

食物记——食海拾趣，人间百味

辣椒

·物小用广·

味辣色红，甚可观。

——高濂《遵生八笺》

　　辣椒——辣味主要来源之食物，世界上喜食辣椒者不计其数，就中国而言，民间流传着"湖南人不怕辣，四川人怕不辣，贵州人辣不怕"的说法，另也有"四川人不怕辣，湖南人辣不怕，贵州人怕不辣"之说，总之，湘、川、黔三省，大多数人以敢于和嗜于吃辣椒著称。其实，中国人嗜吃辣椒者，还有江西、湖北、广西、云南、安徽等地的众多居民。实际上，世界各国都有不少人以辣椒烹调菜肴，因此可以说，喜食辣椒者大有人在。

　　辣椒为一年生茄科植物，根据植物学者和考古学者考证，良种辣椒起源于中美洲、南美洲以及北美洲南部热带地区。约在距今 3000 年至 1700 年前，居住生活于中美洲和北美洲南部的玛雅民族和阿兹特克民族，已食用辣椒了，后者还把野生辣椒移植，改变为人工栽种。

古代玛雅人和阿兹特克人用可可豆加工做成的可可食品，辣椒粉往往作为佐料之一。后来，生活于北美洲西南部的墨西哥居民也是喜食辣椒者。1492—1502 年，意大利航海家哥伦布（C. Colombo，约 1451—1506）获得西班牙国王斐迪南二世（Fernando Ⅱ，1452—1516）资助，率船队 4 次横渡大西洋，到达中、南美洲一些地方，他们从当地原住民的饮食习惯中，尝到了吃辣椒的风味，学到了用辣椒烹调食物的方法。他们返回西班牙时，带回的物品之中就有辣椒种子，辣椒因而被引种到西班牙。后来，辣椒良种逐渐被引种到欧洲、亚洲许多国家和地区。

从中国现存古代文献看，辣椒良种传入中国约在明代万历年间，最早见载于明代高濂的《遵生八笺》（1591），书中把从南洋群岛传入中国的辣椒称为"番椒"，写道："番椒丛生，白花，果俨似秃笔头，味辣色红，甚可观。"正因辣椒"甚可观"之特点，所以它在传入中国的最初阶段，曾被作为观赏植物，清代进士朱筠（1729—1781）把自己的书斋名为"椒花吟舫"可资佐证。清代诗人黄景仁（1749—1783）曾经专访"椒花吟舫"，他所写的《访吴竹桥》中有"朝吟椒花舫，暮觞紫藤架"诗句。椒花舫即朱笥河先生斋名，笥河乃朱筠的号。

辣椒品种很多，被引种到中国许多地方后，不仅称"番

食物记——食海拾趣，人间百味

辣椒

椒"，还有海椒、海辣子、地胡椒、狗椒、斑椒、黔椒、秦椒、茄椒、辣子、辣火、辣角等名称。人们栽种辣椒，也不仅供观赏，后来更多是供食用。辣椒可单独做菜食，也可作其他食物之佐料烹调，还可加工成辣椒酱。用辣椒烹饪的菜品之丰富，不胜枚举。四川人傅崇矩（字樵村，1875—1917）撰《成都通览》一书，推崇辣椒是川菜中的重要佐料，记述了诸多特色川菜，"回锅肉""麻婆豆腐""夫妻肺片"等详载于该书。

在有些缺盐地方，辣椒曾被居民作为食盐代用品。康熙三年（1664）考中进士的田雯（1635—1704），后来担任过贵州巡抚，贵州简称为"黔"，他所撰《黔书》之中述及贵州有些缺盐地方的居民，"当其匮也，代之以狗椒。椒之性辛，辛以代咸，只诳夫舌耳，非正味也"。诳，意为迷惑、欺骗。"诳夫舌"，即是用辣椒的辛辣代替咸味"蒙骗"舌头。另外，康熙年间贵州《思州府志》也记载："海椒，俗名辣火，土苗（民族）用以代盐。"

辣椒传入中国后，主要是供食用，故中药文献论述其药用的资料不多。明代姚可成《食物本草》说辣椒消宿食、开胃、除腥气。其后，《药性考》说辣椒"温中散寒，除风发汗，去冷癖，行痰逐湿"。

辣椒种类繁多，依辣味浓淡可分为辣椒、甜椒两大类。据学者研究分析得知，辣椒的辣味主要是辣椒果皮和辣椒籽中的辣椒碱所产生，福建、浙江接壤地区的畲族民谣："番椒若辣连籽辣，猪油若香连渣香。"生动地描述了辣椒籽之辣的"威力"。辣椒碱是辣椒素中的主要成分，它对口腔及胃肠道所产生的刺激作用，会使唾液和其他消化液分泌增加，提高淀粉酶活性和食欲，并且还促进胃肠蠕动、抑制肠道内异常发酵。

红辣椒富含辣椒红素、胡萝卜素，它和青椒都含有防御癌症重要作用的大量维生素 C 以及可观的硒元素；此外还有维生素 B_6、柠檬酸、苹果酸、纤维素、钾、磷、铁、镁等。进食辣椒，有助于促进血液循环、促进脂肪分解、降血脂、减少发生血栓和风湿性关节炎等。寒冷季节，用辣椒浸液适当涂抹手脚皮肤，有预防冻疮效果。有研究者认为，辣椒素能刺激人体产生内啡肽，起到减轻痛感和产生轻微欣快感作用。

辣椒对人体虽有不少益处，但辣椒碱有强烈的刺激性，过食辣味重的辣椒，口腔、食管与胃肠道受到强烈的刺激，会引起口腔、食管等部位充血疼痛，进而导致食管炎、胃炎、胃痛、腹痛、腹泻或便秘、肛门烧灼刺痛等。因此，进食辣椒应适量，支气管炎、肺结核、高血压、心脏病、眼疾、齿病、口腔炎、胃肠道疾病、便秘、痔疮以及皮肤病等患者，不宜吃辣味浓烈的辣椒，孕妇、产妇、幼儿也应慎食或不食。

数千年来，辣椒主要是作为人类的食物之一。近年来，学者们对辣椒进行深入研究后，获得了更多有关它的新知识，发现并发展了它对人类有特殊作用的多项用途。

据报道，以辣椒素、凡士林等制成的单方软膏或复方软膏外用药，用于治疗关节炎、肌肉疼痛、背痛、运动扭伤、带状疱疹的神经痛后遗症等，能获得一定效果。美国环境保护署（US Environmental Protection Agency）确认，未发现辣椒素对人体会产生毒性作用的证据。

用红辣椒研制成的"无味辣椒色素"，主要成分是辣椒红、辣椒玉红素、β-胡萝卜素，是安全天然的优质着色剂，可用于各种食品、药品以及口红、胭脂红等化妆品的着色。

美国学者研究发现，提取高纯度辣椒碱晶体制成的戒毒针剂，是一种广谱而又高效的戒除吗啡、海洛因等毒品的新药，施用于多种类型毒瘾者，能取得一定的戒毒作用。再者，辣椒碱还具有镇痛的特性，近年来有关方面研制成的辣椒碱针剂，对癌症患者持续性剧痛，有一定缓解效果，并且，采用此种止痛针剂不会成瘾。

此外，以辣椒素制成的无毒性驱虫剂，用于防白蚁、防鼠，已证实有实用价值。用辣椒素制成的"生物防污漆"，作为船舶的涂料，能减少海洋生物附着于船舶的外壳。

如上所述，小小辣椒，用途广矣！

胡椒

结椒累累，生青熟红。

——陈淏《花镜》

　　胡椒（黑胡椒、白胡椒），如今是全世界很普通的调味品，但在一千多年前，黑胡椒子从发源地古印度被贩运到阿拉伯、古埃及、古罗马及其他地中海沿岸和欧洲一些地方后，由于贩运路途遥远艰难、耗费时日长、量少、商人辗转层层加价转卖，致使胡椒价格异常高昂，因此仅极少数权贵者能品尝到有胡椒独特芳香辛辣滋味的菜肴，享用胡椒者代表其身份高贵，在一段时期里，胡椒子价值连城，有"黑色黄金"之称，曾被当作一种货币和担保物。据说 5 世纪时，西哥特王国国王阿拉里克和匈奴王阿提拉派军围攻罗马城时，都提出要罗马城进献超过 1 吨的干燥黑胡椒子。

　　胡椒的发源地，文献记载多认为主要在古印度西南部马拉巴尔海岸地区，印度尼西亚的爪哇和苏门答腊岛、泰国、柬埔寨、马来西亚等东南亚一些地区也是胡椒的发源地。随着年代的推移，胡椒逐渐被引种到世界许多地方，据说现今全球约有2000个品种。

胡椒子传入中国的具体年代已难考定，一种观点认为是西汉张骞出使西域回国时带回的汉代及其后颇长一段时期，"胡"字含义之一是泛指国外传入华夏的事物，所以胡椒有"胡"字；而胡椒的"椒"字，《本草纲目》记述"胡椒，因其辛辣似椒，故得椒名，实非椒也"。

胡椒子传入中国后，到唐代时仍属贵重之物。据《新唐书·元载传》记载，唐代宗李豫（727—779）在位时，宰相元载依仗高官权位，贪污豪夺，被判死，其家被查抄，除查出大量金银珠宝外，发现竟然囤积胡椒子800石（此处"石"字读作 dàn，指容器含量的升、斗、石，十斗为一石；一石也称一斛）。后人抨击、讽刺元载此赃物的诗作中，最常被提到的是明代进士、清官于谦所写的"……名节重泰山，利欲轻鸿毛……胡椒八百斛，千载遗腥臊"。

文献记载，胡椒为胡椒科攀缘木质藤本，是常绿植物，其藤上所结细小果实，直径约5毫米。采收未成熟或成熟胡椒果实加工后的胡椒有黑、白、绿、红之分。简言之，黑胡椒粉是采收接近成熟绿色胡椒果实，保留果皮、果肉、果核，干燥后成为黑色皱缩小颗粒，经研磨成细末即为黑胡椒粉；白胡椒粉是采收成熟胡椒果实，经加工除去果皮与果肉后所保留的白色果核（胡椒种子），再经研磨成细末即为白胡椒粉；绿胡椒是采收未成熟绿色胡椒果实，经盐水腌泡、干燥后呈绿色的胡椒；红胡椒是采收成熟红色胡椒果实，盐水腌泡、干燥后呈红色的胡椒。人们最常食用的是经研磨的黑胡椒粉和白胡椒粉，前者烹调西餐和食用西餐者尤为喜用，诸如黑椒牛排、黑椒牛柳、黑椒意大利面等。

胡椒用于烹调菜肴能增加滋味，消减某些食物的腥臊味，同时，对鱼肉、畜禽肉有防腐作用，这是众多人所知晓的。中医学认为，食用胡椒能提升食欲、温中散寒、健胃止痛、解油腻、助消化、治疗受寒呕吐与腹痛等。

据报道，胡椒果实的成分主要为胡椒碱、芳香性挥发油，在果皮与种子内含量较多，白胡椒因果实的果皮和果肉被去除了，所以芳香气和辛辣味都低于黑胡椒。胡椒还含类黄酮物质、有机酸、可溶性氮、维生素 A、钙、磷、钾、镁等。胡椒虽是调味佳品，但也不可长期大量食用，以免刺激胃肠道而导致胃肠道黏膜充血，或可能导致血压升高。口腔黏膜溃疡、胃肠道溃疡、痔疮患者应慎食。

芥末 ·去腥调味·

泛称为芥末的调味品，有黄芥末、绿芥末之区别，因二者的气息和味道类似，所以都有"芥末"之称，但二者的来源不同，前者源于中国，主要是由中国的芥菜成熟种子碾磨成的粉末，又称芥子末，色黄；后者源于欧洲，主要是取山葵根或辣根碾磨后，添加绿色素而成。提到芥末，通常多半是指黄芥末，本文仅述中国黄芥末，也简称为"芥末"。

黄芥末因其具有辛辣与芳香的特性，故而对食品具有调味作用。它的原植物芥菜，《农书》记述芥菜："气味辛烈，菜中之介然者，食之有刚介之象，故字从介。"所谓"介然"，含义为特异或独特；所谓"刚介"，含义之一为刚强正直。所以，芥菜最初可能迳称为"介菜"，但因它是草类，"介"字加上草字头（艹）而成为"芥菜"了。

食物记——食海拾趣，人间百味

《礼记·内则》记载："凡脍，春用葱，秋用芥。"脍，含义为切细的鱼肉，也泛指切细的肉。记述秦汉时期礼仪的《礼记》，明确提到芥末可用于肉类食品的调味，可见，芥末的确称得上是"元老级"的调味品。中国人不仅取芥末用于肉类食品的调味，还用于其他食物的调味，宋代浦江女厨师吴氏的《吴氏中馈录》记述"芥辣"酱，是取芥子粉加温开水和米醋调成的芥末酱。冷盘菜"芥辣瓜儿"，是把切成片的黄瓜用芥末酱腌渍而成的黄瓜美食。

中国古人既把芥末用于食物调味，尤其是消除或减少某些食物的腥臊，提高食欲，还把它用于治疗某些病症，诸如：利用芥末的强烈呛味对鼻腔产生的刺激作用，改善鼻塞症状；口服经润湿的芥末治疗呕吐和下腹部疼痛；调湿的芥末用于关节炎局部外敷治疗，每次片刻，若外敷时间过长，则能引发水疱甚至溃烂。

芥子原植物属十字花科，芥末的成分主要为黑芥子苷、芥子酶、芥子酸、芥子碱、蛋白质、脂肪、糖类、膳食纤维、胡萝卜素、烟酸、维生素（A、B_1、B_2、B_6、E、K）、矿物质（钙、磷、钾、钠、镁、铁、锌、锰、硒）等。

黑芥子苷和芥子酶虽然同时存于芥子里，却并不互相影响，但是，当芥子磨碎遇水之后，其所含黑芥子苷经芥子酶作用生成芳香性挥发油，主要成分异硫氰酸烯丙酯，气味辛辣，刺激性强，鼻黏膜和眼结膜受到此种气味刺激时，往往发生呛鼻和催泪症状。此种物质能刺激微血管扩张，促进血液循环，有发汗、利尿、除臭、轻度抑制微生物生长的作用，对预防蛀牙、血栓、肿瘤有助益。

芥末经过蒸馏产生的芥末精油，主要成分仍是异硫氰酸烯丙酯，添入某些物质加工成的外用品，适当地涂抹面部，据说能使面色红润。

食用芥末虽能促使唾液和胃液分泌，提高食欲，但对口腔、舌头、咽喉、食管、胃肠的刺激性太强，若芥末中添加适量食糖与食醋，既能减轻刺激性，又能改善口感。

鉴于芥末有强烈刺激性，口腔溃疡、胃炎、胃肠溃疡、齿疾、眼疾、皮肤病患者及孕妇等，暂不宜食。

芥末不宜长时间放置，如有油脂渗出，味变苦，须弃之。

明·刘文泰等

《本草品汇精要》

白芥

食物记——食海拾趣，人间百味

豆豉

·五味调和·

　　五味调和，两千多年前东汉学者刘熙所撰的《释名》用此四个字简要概括"豆豉"具有调和、改善菜肴滋味的功用，认为豆豉是烹饪菜肴的重要调味品。

　　豆豉，是中国自古以来的又一独特食品，然最初却是偶然被发现的。据说煮熟的黄豆或黑豆，放置于器皿内若干日，经发酵而形成了另一种豆制食品，因味颇苦，故最初曾被称为"大苦"。后来，中国古人逐渐探索并掌握了利用麹（qū）将蒸煮熟的黄豆或黑豆用于发酵制作豆豉的方法，进而尝试并确定了豆豉经加盐后的"盐豉"，既减少了苦味又增添了滋味。

　　中国古人最早食用豆豉的具体年代难以考定，但两千多年前的文献记载了豆豉的数种名称："大苦"（西汉，《楚辞》）；"盐豉"（西汉，司马迁《史记》）；"麹豉"（东汉，王符《潜夫论》，豆豉是大豆蒸、煮熟之后放置于器皿内若干日子，经麴发酵而成的）；"幽菽"。6 世纪，贾思勰在《齐民要术》中专门写了一篇《作豉法》，详细记述了制作豆豉首先要选取合适的豆子，继而介绍制作豆豉的方法、步骤与要点。明代杨慎《丹铅杂录·解字之妙》记述："盖豉本豆也，以盐配之，幽闭于瓮盎中所成，故曰幽菽。"

豆豉可用于各种菜肴的调味，尤其是烹饪川菜、湘菜、粤菜时更为常用。在回锅肉、麻婆豆腐、豆豉猪排、豆豉鲮鱼等不少佳肴中，豆豉更是必用之品，因而引起历代文人抒发对豆豉赞赏之句。例如，王符《潜夫论》中的"故善者之养天民也，犹良工之为麴豉也。" 梅尧臣《送江阴签判晁太祝》中的"青天折桂香未灭，紫豉煮莼甘更新。"潘飞声《袁仲濂判官招集第一楼》中的"沙鸟风帆归画幌，刀鱼盐豉上晶盘"等。

根据现代科学知识，用黑豆或黄豆制豆豉的发酵过程，是利用曲霉或毛霉或细菌蛋白酶所发挥的作用。豆豉特别含有的尿激酶，具溶解血栓作用，有益于防治血栓。豆豉富含蛋白质，能提供人体所需多种氨基酸，还含脂肪、糖类、乳酸、维生素 A、维生素 B_1、维生素 B_2、烟酸、矿物质（钙、磷、钾、钠、镁、锌、铁、硒等）。豆豉富含膳食纤维，有助于肠道排便。现代学者研究认为，豆豉有助消化、延缓衰老、增强脑力、提升肝脏解毒功能、减少血管内形成血栓及胃肠道发生肿瘤等作用。

中国古人在使用盐豆豉的过程中，体验到淡豆豉的药用价值。据介绍，取淡豆豉二釒四钱（6~12克）煎汤内服，用于风寒感冒初起之发热、头痛、烦躁，或胃胀、食欲欠佳、失眠等的食疗。东汉名医张仲景创用栀子与淡豆豉的内服煎剂"栀子豉汤"，用于清热、除烦、助眠等；他创用栀子、生姜、淡豆豉的煎剂"栀子生姜豉汤"，内服治疗呕吐、心烦、失眠等。历代中医创用豆豉与其他中药组成的方剂之多，难以胜数。

豆豉对人们膳食调味之妙，营养保健之功，长远流传，是中国人对人类之膳食、营养与保健的又一贡献！

饮品

饮
品

茶

烹茶人外世，遗灶水中央。
千载公仍至，茶成水亦香。
——丘崇《和朱子武夷杂咏
十首·其九·茶灶》

"每日开门七件事，柴米油盐酱醋茶"，这是中国民间广为流传的古谚语。在日常生活中，茶是既普通却又为大众所喜爱的传统饮料。数千年来，热情好客的中国人多有这样的习惯，每当亲朋或宾客来家造访，通常总会沏上一杯清茶款待，西晋文学家张载在《登成都白菟楼》中，对茶有高度评价的诗句："芳茶冠六清，溢味播九区。"饮茶诚然是一项高尚的习俗。

起初，茶的名称叫作荼、槚、蔎，也称苦菜。后来，依据采茶时间的先后，又有茗（起初指芽茶，后来也指用茶叶泡出的饮料或饮茶）、荈（起初指老茶，后来泛指茶）之称。此外，还有腊茶、细茶、芽茶、游冬等名。《神农本草经》里，

清·吴其濬

《植物名实图考》

茶

食物记——食海拾趣，人间百味

就把茶称为苦菜和荼草。后来，《本草纲目》解释茶的别名"游冬"，是因它经历了冬春；而"苦菜"，则是因它味苦。其实，茶虽有苦味，但苦后复有甜味，可说是"先苦后甜"，所以《诗经》说"谁谓荼苦，其甘如荠"，此言不虚。

作为中国著名特产之一的茶叶，大部分地区都有其芳踪，尤其是在南方温暖地区更为普遍。由于各地气候、土壤与茶种的不同，以及采茶时间的先后、制作加工方法的差异，因此茶叶的品种繁多，它们的形、色、香、性、味也各有千秋。一般是依制作加工方法的不同，分为绿茶与红茶两大类。对此，唐代陆羽撰著《茶经》，最早对茶叶的产地、性状、品质、采制、茶具及烹饮方法等作了论述。

综观全球饮品，饮用人数最为众多者，茶无疑是首屈一指，因此称茶为"饮品之冠"，完全符合实情。中国历代人士吟咏、赞颂"茶"与"饮茶"所创作的诗词歌赋，数量之多，难以胜数，而在一首咏茶诗作中，同时具有"四最"——最简要概括、最富于特色、最饶有趣味、最能给人留下深刻印象者，莫过于元稹所写的一首咏茶宝塔诗《一字至七字诗·茶》，全诗原文如下：

茶

香叶，嫩芽。

慕诗客，爱僧家。

碾雕白玉，罗织红纱。

铫煎黄蕊色，碗转曲尘花。

夜后邀陪明月，晨前命对朝霞。

洗尽古今人不倦，将知醉后岂堪夸。

自古以来，人们堆砌的宝塔，通常为七层，元稹这首咏茶的宝塔诗也是七层。顶端第七层为一"茶"字，点明了这首诗的主题；第六层简要指出茶叶性状；第五层提到诗人和僧人特别喜爱饮茶；第四层说研细茶叶的白玉碾子和筛取茶末的红纱筛子；第三层表述用铫（diào，此处指带柄有嘴的小锅）煮茶，煮出呈黄花蕊色茶汤，茶汤上面浮现的泡沫；第二层描述饮茶的时光和意境；第一层（即底层）指明饮茶的突出功能。美哉！元稹之咏茶宝塔诗。

特别需指出者，茶不仅仅是日常饮料，它还是一种良药。两千多年前，中国古代文献已记述了茶的医疗作用，但是在文字记载之前，中国的先民把茶用于医疗，无疑要早得多。

茶叶因加工方法之差异，其所含成分不尽一致，对人体所产生的作用也不相同。茶叶中包含的成分，主要为茶素、鞣质、叶绿素、茶碱、咖啡因、挥发油、维生素C，还有少量茶精、烯、矿物质以及其他维生素等。茶叶的芳香，主要来自其挥发油成分。但是在茶叶加工过程中，其叶绿素、维生素、挥发油等，遭到不同程度的破坏，尤其是红茶，其损失更大。因此，绿茶与红茶的味道和治疗作用也就颇有区别。

茶叶的医疗保健作用，中国历代文献屡有记述。《神农本草经》载述，茶能帮助消化、安神少眠和耳聪目明。其后的《名医别录》说茶能医治腹泻。《备急千金要方》说，长期饮茶"令人有力，悦志"。元代《汤液本草》介绍用茶"治中风昏愦，多睡不醒"。陆游在《试茶》中，写有"北窗高卧鼾如雷，谁遣香茶挽梦回"的诗句，正是对茶的醒脑提神功效的说明。元代《日用本草》记载饮茶能"除烦止渴，解腻清神"，并称许茶叶医治痢疾与头痛之功。清代《本草备要》则说，饮茶能解酒食、油腻烧炙之毒，利大小便，多饮消脂。此外，《本草拾遗》记载用鲜茶叶捣汁涂治疖肿。《普济方》介绍用茶医治咽喉肿痛，等等。

总之，中国历代用茶治病的文献记载和民间经验是极为丰富的。早在唐代，顾况在其《茶赋》中已对饮茶的作用归纳为："滋饭蔬之精素，攻肉食之膻腻，发当暑之清吟，涤通宵之昏寐。"现代学者对茶叶药理作用的研究，证实了古代文献所记述的茶叶功效，如提神除疲、生津止渴、解腻消食、强心利尿、消炎解毒、收敛止泻等，都是有科学根据的。

例如，茶叶中所含咖啡因，能兴奋高级神经中枢，消除疲劳，提振精神。有时喝茶过多而失眠，原因即此。咖啡因与茶

宋·刘松年《茗园赌市图》　台北故宫博物院藏

食物记——食海拾趣，人间百味

碱，也能兴奋心脏，扩张冠状动脉，抑制肾小球的再吸收功能，所以茶叶有改善心脏血液循环与利尿的作用。茶碱具有松弛平滑肌的作用，对支气管哮喘、胆绞痛能产生一些缓解效果。茶叶中的鞣质具有收敛作用，能凝固、沉淀蛋白质，有一定的抗菌效能。绿茶的抑菌作用大于红茶，它对志贺菌属、金黄色葡萄球菌、乙型溶血性链球菌、白喉杆菌等有不同程度的抑制作用。此外，茶叶中的维生素 P 与维生素 PP，对保持毛细血管弹性是有利的因素。

有学者研究证实，茶叶能降低血中胆固醇、三酸甘油酯、非饱和游离脂肪酸的含量。茶叶中的儿茶素和茶黄酮有明显的抗氧化作用，在延缓衰老、抗某些肿瘤以及提高化疗的效果等方面颇有裨益。英国威尔士大学心理学教授夏彼洛研究认为，喝茶有助于集中精神和提高工作效能，特别是在必须做一件接一件事情时，更能显示出来。随着人们对茶叶研究的深入，相信今后还会有其他的医疗保健价值被发现。

在中国人民同其他国家人民进行经济、文化等交流的历史过程中，中国的茶叶曾经产生过重要的作用。

日本是较早也较多受到中国饮茶习俗影响的国家。唐代，日本派遣了一批又一批"遣唐使"、留学生到中国，他们回国时，带去了中国的茶叶、茶种、品茶习惯等。唐代高僧鉴真带领众多徒弟东渡日本传播佛学与中国文化。因此，唐代是中国茶叶和饮茶习俗传入日本的重要时期。据王辑五《中国日本交通史》载："茶道亦为宋文化移植于日本者之一，当奈良时期，茶已传入日本，惟仅供药用。"中国饮茶习俗传入日本后，衍发了一些有趣的风情，其中有所谓"茶寿"者，据说是对 108 岁老寿星祝寿的称谓，因汉文"茶"字的结构为廿和八十八，也就是说，廿（代表二十）加八十八正好是一百零八。后来，"米寿"的米字表示八十八，也用于对高寿者的祝福。

中国茶叶输入欧洲，据说是在 16 世纪。1914 年，威廉斯所著《中国》一书载：茶输入西方各国，起初是很慢的，据一些文献记载系由荷兰人于 1591 年带到欧洲。该书还说到，原是英国海军军官的彼普斯（S. Pepys），在 1660 年 9 月 28 日记中有一段记述，译成中文大意为："我曾遣人取一杯茶——中国饮料来，这是我从未饮过的。"7 年后，彼普斯进一步写到茶的医疗功用，译成中文大意为："……回家看到妻子在备茶，据药店店员对她说，茶用于治疗伤风感冒是颇为有效的。"

起初，荷兰商人在中国收购的茶叶是由厦门出口的，"茶"字的厦门话读"荻（dí）"，所以荷兰文把茶称为 thee，就是根据"茶"字的厦门话音译而成。后来，茶字在德文称 tee、英文称 tea、法文称 the、意大利文称 te，同样也都是源于"茶"字的厦门话读音而来。中国茶叶传入英国之早期，也有称茶为 chaa，这是依照中国普通话"茶"的音译。

早期中国茶叶传入英国时，价格相当昂贵。据 1917 年考林（S. Couling）编著的《中国百科全书》（*Encyclopaedia Sinica*）记述，译成中文大意为："……伦敦第一间茶店是1657年开设，每磅茶叶价格六至十英镑。中国茶树移植锡兰岛是在1839年，从此，印度和锡兰茶与中国茶争夺市场，而后者乃逐渐失势。"锡兰岛乃今斯里兰卡。

1763年，西方的商船主曾从中国带了一株活的茶树到瑞典，赠给著名的植物学家林奈。林奈欣喜地在自己的植物学著作中增添了有关中国茶树新的内容，此事被载于罗伯特（F. M. Robert）所写的《到中国的西方旅行家》（*Western Travellers to China*）一书中。

1784年，美国商船"中国皇后号"（Empress of China）首次远航到中国进行贸易，在中国福建、广东等省份的城市中购买了大量红茶、绿茶、漆器、瓷器等特产运回国，这是中国茶叶第一次直接从中国传入美国。翌年，以"中国皇后号"为首的5艘美国商船筹备第二次远航到中国进行贸易启航前，当时担任美国大陆军总司令的华盛顿（G. Washington）写信给筹备者，嘱托他们到达中国后帮助购买中国熙春绿茶和一套中国上等瓷茶杯、茶碟，这表明华盛顿对中国茶叶与茶具的喜爱。

现今，世界上许多国家爱好饮茶者不计其数，并且形成了不同的习俗，有些国家的茶叶虽然不是直接从中国传入，但"饮茶思源"，他们用茶作为有益的饮料，其源头在中国则是肯定无疑的。

咖啡

·提神抗疲·

与茶、可可同享世界三大饮料盛名的咖啡，原植物是茜草科多年生常绿木本，原生地在非洲东北部。

人类最初是如何发现咖啡果实可供食用的，有种种不同的传说，何者为准？已难确定。不过，有一种传说因与咖啡名称的读音接近而被较多引用：不知多少年以前，非洲埃塞俄比亚西南部伽法（Kaffa）地区，有牧羊人放牧羊群经过一片树林，羊群啃食树木的红色果实后，逐渐亢奋蹦跳、竞相追逐，牧羊人目睹此景，自己也摘取该种果实嚼食后，亦产生精神振奋情状，故称该果实为"提神果"，并且以当地之名，把它称为"Kaffa"。

考古学、历史学者认为，在两千多年前，埃塞俄比亚某些民族已食用咖啡豆了，他们最初不是用咖啡作饮料，而是咀嚼咖啡果实里的咖啡豆提神，后来改为把咖啡豆研成粉抹以黄油、淀粉等，做成咖啡小团嚼食提神。传说古代埃塞俄比亚有些部族间发生冲突、战争时，战斗者往往嚼食咖啡小团以提高战斗力，战士们行军或站岗放哨时，也习惯嚼食咖啡豆提神和抗疲劳。

随着年代的推移，各地区人们的交往增加，咖啡逐渐被引种到非洲、欧洲、美洲、澳洲、亚洲等许多地方。而它的名称依 Kaffa 原名，分别被音译为 Qahwa（阿拉伯语）、Kaweh（希腊语）、Kahve（土耳其语）、Caffe（意大利语）、Cafe（英语）、Café（法语）、Кафе（俄语）、珈琲（日语）等。

咖啡饮料及其树种传入中国后，汉文译名有磕肥、高馡（fēi）、加非、咖啡等。馡，含义为香、芳香。在 Cafe 的汉文音译各种名称中，笔者认为"高馡"最贴切、最好，它反映了咖啡独特的浓郁芳香，兼有音译和意译之巧！堪称颇为恰当美妙的汉文译名，可惜未被一直采用。至于"咖""啡"二字，清代《康熙字典》及以前的汉文字典均不见载，1915 年出版的《辞源》较早收载"咖啡"条目，可见，此二字是有关人士专为 Cafe 汉文音译名称所造的新字。

咖啡豆的成分，研究者报道称，主要有咖啡因、芳香性挥发油、咖啡酚、丹宁酸、糖分、蛋白质、矿物质、纤维素等，还有许多尚未研究清楚的成分。咖啡因是咖啡苦味的主要来源；咖啡经烘焙后，其中糖分变成焦糖，与丹宁酸结合后产生苦味；焦糖与炭化纤维结合，也会造成苦味。咖啡的独特芳香，主要是源于所含的酸、醇、乙醛、酮、脂、苯酚、氮化合物等，构成种类繁多的挥发性成分。

咖啡对人体的作用涉及多方面。据报道，咖啡因刺激中枢神经引起兴奋作用，能提振精神、提高思考能力和记忆力；咖啡因还能加速人体新陈代谢、利尿、促进胃肠道蠕动及消化液分泌。咖啡中的绿原酸能升高白细胞数量，并有助于抗菌、消炎、利胆、解毒和抗癌。咖啡的酚类化合物能抗自由基，减少血栓形成。长期适量喝咖啡，有助于预防脂肪肝，也有利于减少帕金森病发生。英国一位运动营养学者认为，喝咖啡结合有氧运动，能增加体内脂肪的消耗，有助于减肥。

喝咖啡对人体虽然能产生某些有益作用，但须适当饮用，包括合适的身体状况、咖啡浓度、咖啡量、饮咖啡的时间等。

哺乳期的妇女不宜喝咖啡，以避免咖啡因通过乳汁被婴儿吸收而造成不良影响，如导致婴儿躁动不宁、睡眠不安稳，乃至影响婴儿脑部组织发育等。孕妇不宜过量喝咖啡，以免对胎儿造成可能的不利影响，甚至流产。经常失眠、精神疾患、高血压、冠心病、胃及十二指肠溃疡、胃炎、肠道过敏症、腹泻、肾病、B族维生素缺乏症者、老年人尤其是老年妇女（因加重骨质流失，导致骨质疏松，但有少数学者不认同）及癌症患者等不宜喝咖啡或应少喝咖啡。近年来，有口腔科医生认为，咖啡因妨碍唾液分泌，致使口干而增加蛀牙的发生率，多喝咖啡对牙齿健康不利。

合适浓度的咖啡，以每杯约 100 毫升计，一般认为一日以不超过四杯为宜。若长期过量饮用，将有成瘾的可能，并且可能出现"咖啡因综合征"，其症状主要为精神紧张、手颤、焦虑不安、失眠、心悸、肌肉紧张等。一旦停喝，则精神不振、乏力、乏味等。

速溶咖啡是将咖啡豆高温焙炒、粗磨后，经高压抽提加工成的干燥粉剂，在其生产过程中，会产生一种称为"丙烯酰胺"的物质。据认为，丙烯酰胺可能有致癌性，所以有人主张饮用现磨现煮的咖啡较速溶咖啡对健康有益。

咖啡伴侣多采用植脂末（俗称奶精）、葡萄糖浆、蛋白酸钠、稳定剂等制成，它虽使咖啡产生奶味、甜味和速溶效果，但同时也增加了热量，并且植脂末有些是反式脂肪酸，会增加坏胆固醇，减少好胆固醇，对人体健康不利，最好少用或不用。

可可

·怡人健体·

　　"可可"一词，早在古代汉语中就已有之，唐代诗人元稹《春六十韵》曰："九霄浑可可，万姓尚忡忡。"诗句中的"可可"，是形容隐约的意思。唐代诗僧寒山的长诗里，有"昔时可可贫，今朝最贫冻"之句，此处的"可可"是少许之意。除此之外，可可还有不经心、恰巧等含义。本文所述"可可"，则是汉语音译的世界第三大饮料 Cocoa。

　　据考古学者、植物学者等考证，可可树的原始生长地主要是在中美洲、北美洲南端以及南美洲北部亚马孙平原等处的热带雨林地区。人类究竟何时开始食用可可果实？可可又是如何从原始生长地向其他地方传播的？因年代久远，传说不一，难以详考。

　　世界上最早食用可可的民族，较多学者的观点认为，生活

食物记——食海拾趣，人间百味

于北美洲南端的奥尔梅克（Olmec）人，约在公元前 1000 年就已开始食用了。此外，生活于中美洲的玛雅人，也是较早食用可可的民族。考古学者从玛雅人生活遗址出土的陶器上，检测出约为公元前 600 年的可可残遗物，并且推想约在公元前 500 年，玛雅人可能已将野生可可树进行移种驯化。

玛雅人食用可可，最初阶段只吃其新鲜果肉，而包裹于果肉里的种子可可豆，因质地坚硬，所以被抛弃。后来，可可种子偶然被扔入火中烧灼爆裂，散发出奇特香味，促使人们将烧灼变脆的可可豆捣碎，予以品尝，而后发现其味虽苦涩，却能减轻人体困顿感觉，具有提神、止泻等作用，于是他们把可可树称为"神赐之树"，把此种树的种子称为 Cacau，后来，衍生了 Cacao（意大利语、荷兰语、法语）、Kakao（德语）、Cocoa（英语）等名词。由于可可豆对人体能产生提神等效用，玛雅人逐渐利用生的可可豆，将其打碎成浆，加水调制成饮料；或把可可豆焙干研碎为粉，拌入玉米粉、辣椒粉等，加工成食物、药物。

古代玛雅民族强盛时期，其势力向北扩张，曾抵达尤卡坦半岛，并在该地区建立了若干古城。后来，崛起的阿兹特克民族击败玛雅民族后，于 1325 年在北美南部建立阿兹特克帝国，都城为特诺奇蒂特兰（Tenochtitlán），后来的新墨西哥城（Ciudad de México）即是兴建于此。

阿兹特克人从玛雅人的生活习俗和经历中，学习到食用可可豆的方法和种植可可树的经验，并且对食用可可豆进行了改进，即将可可豆烘烤后研成细粉，加入玉米粉、肉桂、香草兰等，用水调匀，反复搅拌，使之成为泡沫状饮料，称之为Xocoatl（汉语音译为巧克脱里），意思为"苦水"。此外，他们还把可可豆作为交换其他物品的媒介，据说4颗可可豆换一个南瓜，10颗可可豆换一只兔子，50颗可可豆换一匹骡子，更多可可豆可以换一个奴隶。

15世纪末以前，起源于中、南美洲的可可树及可可豆，似尚未被其他地区的人所知晓。1492—1502年间，哥伦布（C. Colombo）受到西班牙国王斐迪南二世（Fernando Ⅱ，1452—1516）资助，率船员四次横渡大西洋，远航至中、南美洲的一些地方，他们返回西班牙时，带回进献国王与王后的奇珍异物之中就有可可豆，可是，它未引起国王和王后的丝毫兴趣。

1519年，西班牙新国王卡洛斯一世（Carlos Ⅰ，1500—1558）执政的第三年，派遣科特斯（Hernan Cortés，1485—1547）率军侵入阿兹特克帝国。1521年，阿兹特克国覆亡，西班牙国王将该地区命名为"新西班牙"，任命科特斯为"新西班牙督统"。科特斯执政该地区期间，了解到阿兹特克人饮用Xocoatl可可饮料，是借以驱散疲劳、提振精神、温暖肠胃、治疗腹泻、利尿和预防感冒等，他亲身体验到其中某些效用后，派人把精制的可可粉献给西班牙国王，并大力推荐其功用。国王收到可可粉之后，特召集一部分臣子和官员到宫中品

食物记——食海拾趣，人间百味

尝此种饮料。获邀品尝者，事先不知其味苦涩，当饮入第一口可可饮料，发现浓重苦涩之味竟是那样"难以下咽"！当下虽不敢太明显流露心中不满，但有人怀疑科特斯在故意戏弄人。

1528年，科特斯返回西班牙，带回之物品中，有可可种子及可可食品。他鉴于以往西班牙国王与大臣等对阿兹特克可可饮料的苦、涩、辣之反感，特改动调制可可饮料配方，可可粉内不加辣椒与胡椒，但加入香草兰、肉桂、肉豆蔻、丁香、蜂蜜、蔗糖，用水调匀，煮沸之后热饮。此种新口感的可可饮料，备受国王、王后及官员们的赞赏，他们用西班牙文称之为chocolate，含义为"热饮"。后来，意大利语的cioccolato、荷兰语chocolade、德语schokolade、法语chocolat等，都是渊源于西班牙对该种"热饮"的最初名称。而汉文"巧克力"则是根据英语chocolate的音译。

当初，可可传入西班牙的一段时间里，因为是稀珍之物，只有极少数统治者与上层人士才有机会享用，所以，它成为饮用者的一种高贵身份的标志。1615年，西班牙公主安妮（Annie）和法国国王路易十三世（Louis XIII，1601—1643）订婚，西班牙均把可可制品选为订婚礼品之一馈赠法国国王。

西班牙对改进的可可饮料配方与调制法起初保密，1606年，意大利商人卡勒蒂（Carletti）获知其配料和调制法后，将其传至意大利。之后，它陆续被传播到法国、德国、英国、比利时、瑞士、瑞典等国。随着可可饮料日益受到欧洲国家人们的喜爱，有人企望把可可引种到欧洲，但因该地区的土壤、温度、雨量、荫蔽程度等并不适合可可树的生长要求，故而引种到欧洲的可可树虽能成活、能开花，却不会结果，仅能供人观赏。不过，美洲、非洲、东南亚的许多地区，都有适于可可树生长和结果的自然条件，所以，自17世纪以来，它已陆续在很多地方"安家落户"了。可可饮料和以可可为主要原料做成的食品例如"巧克力"等，也日益风行于世，经久不衰。

可可对人体有着多方面的保健益处，诸如提振精神、愉悦情绪、提高思考力和记忆力、促进人体新陈代谢和消化液分泌、抗氧化作用、降低胆固醇、减少血栓形成、利尿、控制体重等。但因它能兴奋中枢神经，故食用应恰当，尤其是情绪易亢奋及失眠者。另外，可可含有减弱血小板凝集作用的成分，有出血倾向状况者、接受外科手术者，暂时不宜食用。孕妇、哺乳期妇女最好也应少食，避免可可碱、咖啡因对孕妇、产妇、胎儿以及婴儿的健康造成不利影响。